Kultur Anamnesen

Schriften zur Geschichte und Philosophie der Medizin und der Naturwissenschaften

Herausgegeben von
HEINER FANGERAU, RENATE BREUNINGER und IGOR POLIANSKI

Band 12

Die *Ephemeris* des Ulmer Arztes
Johann Franc (1649–1725)

Reichsstädtisch-territoriale Netzwerke
in der frühneuzeitlichen Arztpraxis

———————

Herausgegeben von
Hans-Joachim Winckelmann, Gudrun Litz,
Kay Peter Jankrift und Heiner Fangerau

Franz Steiner Verlag

Umschlagabbildung: Beginn des Kapitels Hernia in Johann Francs *Ephemeris*;
StadtA Ulm, H Franc 8b, fol. 91v (Detail). © Stadtarchiv Ulm

Bibliografische Information der Deutschen Nationalbibliothek:
Die Deutsche Nationalbibliothek verzeichnet diese Publikation in der Deutschen
Nationalbibliografie; detaillierte bibliografische Daten sind im Internet über
<http://dnb.d-nb.de> abrufbar.

© Franz Steiner Verlag, Stuttgart 2021
Layout und Herstellung durch den Verlag
Druck: Beltz Grafische Betriebe, Bad Langensalza
Gedruckt auf säurefreiem, alterungsbeständigem Papier.
Printed in Germany.
ISBN 978-3-515-12606-9 (Print)
ISBN 978-3-515-12611-3 (E-Book)

Inhalt

1. Vorwort

Das vorliegende Buch fasst die Ergebnisse eines über mehrere Jahre laufenden Projektes zu den Schriften des Ulmer Stadtarztes Johann Franc (1649–1725) zusammen. Möglich wurde diese Studie durch die Förderung der DFG, wofür die Herausgeber herzlich danken. Im Mittelpunkt der Untersuchung stand das zweibändige Manuskript ‚Ephemeris‘ von Johann Franc, das im Ulmer Stadtarchiv aufbewahrt wird und seit 2007 im Rahmen mehrerer Dissertationen untersucht wurde.

Der Schwerpunkt des Projektes lag auf Francs reichsstädtisch-territorialen Netzwerken, die rekonstruiert und in ihrer Bedeutung für das Verständnis der Gesundheitsversorgung durch Ärzte in der frühen Neuzeit ausgewertet und interpretiert wurden. Das Buch stellt diese Ergebnisse vor, kontextualisiert aber darüber hinaus den Arzt Franc in der Ulmer Gesellschaft und sein ärztliches Wirken vor dem Hintergrund eines beeindruckenden, nicht immer gradlinigen Lebenslaufs. So soll die Bedeutung Francs und seines Manuskripts über die Ulmer Region hinaus auch für die Medizingeschichte der Frühen Neuzeit deutlich gemacht werden.

Viele Personen waren an der wissenschaftlichen Aufarbeitung von Francs Werk und dem Zustandekommen des Buches beteiligt. Zu erwähnen sind hier zunächst die Doktorandinnen und Doktoranden (vgl. Anhang 1), die in ihren Arbeiten die größtenteils lateinische Handschrift themenbezogen übersetzt und die Quelle kontextbezogen analysiert haben. Darüber hinaus gilt es, den Autorinnen und Autoren der einzelnen Kapitel des Buches zu danken. In historischen, philologischen und editorischen Fragen unterstützen uns Dr. Gebhard Weig, Dr. Henning Petershagen, Ursula Silberberger, Helmut Ehing und Lorenz Kohl. Für Hilfe bei der Redaktion danken wir Yvonne Gavallér und Ulrich Koppitz. Allen diesen Personen möchten wir herzlich für Ihre Hilfe, Unterstützung und die zahlreichen Kommentierungen und Diskussionen danken.

Die Herausgeber im Herbst 2020

2. Einleitung

Heiner Fangerau / Kay Jankrift / Hans-Joachim Winckelmann / Gudrun Litz

Die ärztliche Praxis bildet in der Medizintheorie und im ärztlichen Selbstverständis ein Kernstück dessen, was die Medizin als eigenen Wissens- und Handlungszweig konstituiert. Entsprechend haben auch historische Studien der Praxis eine besondere Aufmerksamkeit geschenkt. Der konkrete medizinische Alltag des 17. und frühen 18. Jahrhunderts stand hier immer wieder im Mittelpunkt sozial- und alltagsgeschichtlicher Analysen, auch weil diese Epoche der Medizingeschichte heutigen Betrachter/-innen immer wieder durch die paradoxe Gleichzeitigkeit von Fremdheit der medizinischen Gedanken- und Lebenswelt und Vertrautheit der Handlungsmotivationen imponiert.[1] Mehrere Studien haben daher die ärztliche Praxis als Handlungsraum und als Zentralort der Interaktion zwischen Arzt und Patient genauer analysiert.[2]

Durch die Quellenlage bedingt, betreffen vorhandene Forschungs- und Wissenslücken in besonderem Maße das Geschehen in der ärztlichen Praxis als Spiegel eines städtisch-territorialen Raumes: Fragen zur Praxisführung, zu Konsultationen, zu Krankheitsspektren und zur Behandlung, zu Patientenschaft, Motiven für den Arztbesuch, der Bezahlung, dem Arzt-Patienten-Verhältnis oder dem Verhältnis des Arztes zu anderen Anbietern von Gesundheitsleistungen sind für das frühe 18. Jahrhundert bisher nur wenig im Hinblick auf ihr relationales Gefüge innerhalb eines städtisch-territorialen Netzwerkes untersucht worden. Der Begriff der „Ärztlichen Praxis" bezieht sich dabei weniger auf den konkreten institutionalisierten Ort einer „Praxis" als auf die Tätigkeiten des Arztes in einem polykontextualen Handlungsgefüge. Gerade quellennahe regionale Betrachtungsweisen versprechen für die Analyse eines sich hier

---

1   Jütte (1991), Ärzte; Jütte (1987), Medizinische Versorgung; Stolberg (2003), Homo Patiens; Stolberg (2007), Patientenbriefe; Rieder (2010), La Figure; Dietrich-Daum/Dinges/Jütte/Roilo (2008), Arztpraxen im Vergleich.

2   Bresadola (2011), A Physician; Dinges (2008), Arztpraxen; Jankrift (2013), Die Journale; Jankrift (2014), Johann Christoph Götz; Jankrift/Kinzelbach/Ruisinger (2012), Ernst von Metternich; Kinzelbach/Grosser/Jankrift/Ruisinger (2016), Observationes; Jankrift/Kinzelbach/Ruisinger (2012), Arztpraxis; Schilling (2012), Raum und medizinischer Markt; Schilling/Schlegelmilch/Splinter (2011), Stadtarzt; Schlegelmilch (2011), Johannes Magirus; Kassel (1999), Simon Foreman's Casebooks.

konstituierenden „medizinischen Netzwerkes" eine kritische Überprüfung, Modifikation und Ergänzung theoretischer Generalisierungen.[3]

Das hier vorliegende Buch, das die Ergebnisse eines von der DFG geförderten Projektes zusammenfasst, möchte in dieser Hinsicht an die bisherigen genannten Forschungsarbeiten auf diesem Gebiet anschließen und einen weiteren Beitrag zur Erweiterung bislang gewonnener Erkenntnisse zur ärztlichen Praxis in der frühen Neuzeit leisten. Es zielt auf die Rekonstruktion eines sich in Netzwerken abbildbaren Gesamtrahmens eines städtisch-territorialen Medizinalwesens ab. Dabei konzentriert es sich auf die Reichsstadt Ulm im ausgehenden 17. und beginnenden 18. Jahrhundert, eine für Ulm bewegende Zeit, in der die Stadt von Belagerungen, Besatzungen und drückenden Schulden gebeutelt war.

Für die ehemalige Reichsstadt Ulm gilt, dass bislang die Medizingeschichte im Allgemeinen und die Rolle der Ärzte im frühneuzeitlichen Ulm im Besonderen in der vielgestaltigen und reichen Stadtgeschichtsforschung nur eine untergeordnete Rolle gespielt hat. Theodor Schön hat am Ende des 19. Jahrhunderts eine Skizze zum reichsstädtischen Medizinalwesen entworfen, die sich allerdings auf nur wenige Seiten beschränkt.[4] Daneben hat bereits 1825 Carl Ludwig Reichard einen Überblick zur Geschichte der Apotheken vorgelegt, in dem er auf Basis urkundlicher Belege vor allem die Apotheker und die besonderen Verhältnisse in Ulm in den Mittelpunkt der Betrachtung stellte.[5] Anhand der handschriftlich überlieferten lateinischen Biographien verfaßte Hermann Klemm 1929 eine Übersicht zu den Ulmer Ärzten bis zum Ende der Reichsstadt.[6] Die Arbeiten von Annemarie Kinzelbach legen – etwa in ihrer vergleichenden Studie zu den Reichsstädten Überlingen und Ulm bzw. den Wundärzten in Ulm – den Schwerpunkt auf die sozial- und alltagsgeschichtlichen Komponenten des Krankseins bzw. der Patienten in den Jahren 1500–1700.[7] Alexa Grob befasste sich in ihrer Studie mit dem Collegium Medicum als Standesvertretung der Ärzte in städtischen Diensten sowie mit dessen Organisation und Aufgaben.[8] Einem der bedeutendsten Ärzte und „Sohn" der Stadt Ulm, Johannes Scultetus, ist ein Faksimile-Band seines Lehrbuches der Chirurgie gewidmet, den Anneliese Seiz mit einer Einleitung versehen hat.[9] Weitere kurze medizinhistorische Untersuchungen zu Ulm beschrieben entweder Krankheiten und Epidemien, die große Gefahren für die Einwohnerschaft darstellten,[10] oder Institutionen, die sich der medizinischen und karitativen Versor-

3   King/Weaver (2000), Lives, S. 175.
4   Schön (1897), Medicinalwesen.
5   Reichard (1825), Beiträge.
6   Klemm (1929), Ärzte; StadtA Ulm, H Leopold, Memoria physicorum ulmanorum I (1733).
7   Kinzelbach (1995), Gesundbleiben; Kinzelbach (1994), Alltagsgeschichte eines Handwerks.
8   Grob (2007), Collegium Medicum.
9   Seiz (1974), Johannes Scultetus.
10 Erdel/Specker/Winckelmann (1986), Ansteckende Krankheiten; Erdel/Specker/Winckelmann (1986), Pest.

gung der Bevölkerung widmeten, so etwa das Spital oder das Funden- und Waisenhaus.[11] Darüber hinaus liegt eine Studie zur zahnärztlichen Versorgung in Ulms reichsstädtischer Zeit vor.[12] Auch das Hebammenwesen der Reichsstadt wurde bereits in seinen Grundzügen skizziert.[13] Vorarbeiten zur Geschichte der Wundärzte und Bader sind jedoch rar.[14] Eine detaillierte Studie zur Rolle der Stadtärzte im frühneuzeitlichen Ulm sowie zu ihren Netzwerken unter Einschluss der Apotheker sowie der Hebammen, Wundärzte und Bader stellt gerade angesichts des in Ulm vorhandenen Materialreichtums wie auch der damaligen Bedeutung der Stadt im Reich ein wichtiges Desiderat dar.

Allem voran Praxisjournale können zahlreiche Auskünfte über zentrale Aspekte des Geschehens in der Arztpraxis liefern.[15] Praxisjournale dienten dem Arzt zur Dokumentation seiner Klientel, deren Krankengeschichten und Behandlung. Enarrationen, Observationen oder Tagebücher wurden natürlich auch publiziert. Bekannte Beispiele hierfür stellen die Schriften von Fabricius Hildanus oder von Domenico Panaroli dar.[16] Eine kritische Lektüre der Journale ermöglicht es (ähnlich wie die Analyse von Fallgeschichten und Krankenakten), nicht nur die ärztlichen Haltungen und Handlungen, sondern auch die mehr oder weniger explizit erwähnten Motivationen und Verhaltensweisen der Patienten zu eruieren.[17] Aber auch Fallsammlungen von Patientengeschichten oder von beispielsweise in der Frühen Neuzeit ebenfalls populären Sammlungen forensicher Gutachten[18] vermögen es, diese Angaben trotz oder gerade wegen ihrer Kompilation und Ordnung zu geben.

Für die Darstellung des Medizinalwesens der Reichsstadt Ulm und ihres Territoriums um 1700 bietet die in diesem Buch zentral behandelte ‚Ephemeris‘ des Dr. Johann Franc den Grundstein, auf den wir immer wieder zurückkommen werden. Es handelt sich um ein reich bebildertes Manuskript, an dem Franc über mehrere Jahre arbeitete. Die hier aufgezeichneten, in lateinischer und frühneuhochdeutscher Sprache verfassten klinischen Beobachtungen und theoretischen Abschnitte geben mit ihren zwei Bänden, 136 Kapiteln und 1.464 Seiten sowohl einen breiten Überblick über die medizinische Praxis des 17. Jahrhunderts als auch vielfältige Einblicke in den Kreis der von Franc behandelten Personen (Alter, Geschlecht, Verwandtschaftsverhältnisse, Herkunftsorte, sozialer Stand, Beruf, Krankheitsspektrum, Militär im Territorium, Francs Wirkungsgebiet, Vernetzungen).

---

11   Seiz (1992), Spital; Greiner (1907), Geschichte; Rinnab (2000), Entwicklung; Kurz (1929), Funden- und Waisenhaus; Griemmert (2019), Comoedien.
12   Wahl (1990), Zahnmedizinische Versorgung.
13   Bernhard/Specker/Winckelmann (1986), Hebammenwesen.
14   Kinzelbach (2016), Chirurgen.
15   Schilling/Schlegelmilch/Splinter (2011), Stadtarzt.
16   Hildanus (1619), Oberservationum; Panaroli (1654), Iatrologismorum.
17   Balint (2008), Tagebuch; Warner (1999), Patient Records.
18   Vgl. hierzu Fangerau/Müller (2017), Forensische Begutachtung.

Seine ‚Ephemeris' unterscheidet sich aber in mehrfacher Hinsicht von bisher bekannten Patientenjournalen, lassen letztere durch regelmäßige Einträge über Jahre
oder Jahrzehnte hinweg doch die alltägliche Funktionsweise einer Praxis erkennen
und aussagekräftige Statistiken zu Alter, Geschlecht, Berufsstand, Art des Leidens,
Behandlungszeiträumen, Häufigkeit und Zahl der Konsultationen rekonstruieren.
Diese Angaben finden sich in anderen zeitgenössischen Patientenjournalen in der Gestalt, dass einem bestimmten Patienten in einem größeren Zeitraum Tage zugeordnet
sind. Die Schrift des Ulmer Arztes bietet entsprechend derlei Einblicke nur bedingt:
Die Bedeutung des titelgebenden Begriffs ‚Ephemeris' changiert zwischen Tagebuch,
Journal und Almanach und umfaßt den Charakter des Manuskripts als Zwischenstück
zwischen tagweise erstellten Patientenjournalen und einer systematischen retrospektiven Kompilation von Fällen besser zusammen. Die Einträge erfolgten nicht in bestimmter Regelmäßigkeit, strebten keinerlei Vollständigkeit an und reichen zum größten Teil bis zum Ende des 17. Jahrhunderts. Ihr Zweck war offensichtlich nicht, eine
fortlaufende Dokumentation der Patientenkontakte zur eigenen Gedächtnisstütze an-
zulegen, sondern vielmehr – wie schon der Name des Werks verrät – Beobachtungen
zu Lehrzwecken für Zeitgenossen und die Nachwelt systematisch festzuhalten. Diesen
veränderten Bestimmungszweck legen auch die reichen Illustrationen nahe. Sie haben
nur bedingt einen Bezug zum Text. Auch ein im Rahmen der Restauration des Manuskripts angefertigtes Lagenprotokoll[19] und freigelassene Seiten des Manuskripts deuten darauf hin, dass Franc die Seiten geplant und in einer vorher von ihm festgelegten
Ordnung beschrieben hat.

Die Angaben der ‚Ephemeris' zu Patienten und ihrem Umfeld, ihren gesundheitlichen Beschwerden und deren Behandlung sind mithin für eine rein statistische Auswertung nur bedingt und überblicksweise geeignet. Gleichwohl bieten die hier erfol-
genden Angaben doch ein einzigartiges Material, mit dessen Hilfe Francs Netzwerke
aufgedeckt und der medizinische Markt in Ulm und den angrenzenden Territorien
annähernd kartiert werden kann. Darüber hinaus bietet das zweibändige Manuskript
einen vielfältigen und umfassenden Einblick in die Medizin an der Wende des 17. zum
frühen 18. Jahrhundert. Seine Bedeutung und sein Wert für die Medizingeschichte
wurden schon im Jahre 1850 vom Neu-Ulmer Gerichtsarzt Dr. Jochner erkannt; sein
Kollege Eichhorn veröffentlichte diese im ‚Medicinischen Correspondenz-Blatt bayerischer Ärzte'. Dabei wurde besonders das zweibändige Tagebuch hervorgehoben, alle
Kapitel aufgelistet und einige Beispiele von Krankheitsfällen hinzugefügt. Ausdrücklich betonte er Francs ausgedehnte Praxis „und sein weit verbreitetes Vertrauen" zu
seinen Patienten.[20]

---

19   Vgl. unten S. 31, Abb. 3 (Abschnitt 3.3.1).
20   Vgl. Breuer (2012), Plagiattechnik, S. 11; Jochner (1850), Rückblicke, S. 771.

Eine umfassende wissenschaftliche Auseinandersetzung mit den Texten findet seit 2007 durch das Institut für Geschichte, Theorie und Ethik der Medizin der Universität Ulm/Düsseldorf in Zusammenarbeit mit dem Stadtarchiv Ulm[21] statt. Im Rahmen dieser Bearbeitung wurden inzwischen zehn Dissertationen unter der Betreuung von Prof. Dr. Dr. Hans-Joachim Winckelmann fertiggestellt und veröffentlicht (vgl. Anhang 1), zwei weitere sind in Bearbeitung und stehen kurz vor dem Abschluss. Elisabeth Maria Balint leistete hierbei 2007 Pionierarbeit und bearbeitete neben der Biographie des Autors insbesondere die gynäkologischen Kapitel. Christoph Holweger untersuchte in seiner 2010 veröffentlichten Dissertation die urologischen Kapitel, Rudolf Breuer 2012 die von Franc verwendeten Quellen und stellte über diese eine ausführliche Hintergrundrecherche an. Lothar Netzel erforschte 2013 den beruflichen Werdegang des Autors, seine problematische Beziehung zum Ulmer Collegium Medicum sowie das beschriebene Krankheitsbild der Tuberkulose. Tobias Holweger veröffentlichte 2015 die Ergebnisse seiner Untersuchung zur zahnärztlichen Therapie. Joseph Weimert befasste sich in seiner Dissertation aus dem Jahr 2017 mit Francs Behandlungsmethoden kardiologischer Krankheitsbilder. Victoria Schaefer untersuchte die Fieberkapitel, während Christoph Maier die dermatologischen Kapitel durchsah, Florian Fries die Geschlechts- und Männerkrankheiten und schließlich Sonja Maier die Frauenkrankheiten bearbeitete.[22] Einige der Promovend/-innen konnten an der Erstellung des vorliegenden Buches beteiligt werden, die Arbeiten aller kommen in den einzelnen Kapiteln immer wieder vor.

Wir hoffen mit diesem Buch über Johann Franc und seine ‚Ephemeris‘ nicht nur die Geschichte des Medizinalwesens einer Reichsstadt um einige Facetten bereichern zu können, sondern auch einen Beitrag zur Geschichte der ärztlichen Praxis in der Frühen Neuzeit im Allgemeinen leisten zu können, die eben die angesprochene vielfältige Gedanken- und Lebenswelt ebenso abbildet wie Wissensbasen, Handlungsmotivationen und Netzwerke eines Arztes in seiner frühneuzeitlichen städtischen Umgebung.

---

21   Vgl. die Projektseite auf der Homepage des Stadtarchivs unter https://StadtA.ulm.de/projekte/ franc. Dort werden auch die Nachträge eingestellt.

22   An der Universität Würzburg wurde 2012 Maximilian Mayer mit einer Arbeit über ‚Verständnis und Darstellung des Skorbuts im 17. Jahrhundert – Mit einer Edition und Übersetzung der Fallgeschichten zu ‚Skorbut‘ bei Johannes Frank‘ promoviert. Vgl. https://opus.bibliothek.uni-wuerz burg.de/frontdoor/index/index/docId/6241.

3. Johann Franc und die ‚Ephemeris‘

3.1 Wer war Johann Franc?

Hans-Joachim Winckelmann / Gudrun Litz

3.1.1 Francs Eltern und Geschwister / Herkunft

Johann Franc wurde am 11. Juni 1649 im Ulmer Münster als Sohn von Bartholomäus Franc und dessen Frau Rosina Elisabetha, geb. Stix, getauft. Die Hochzeit seiner Eltern hatte zwei Jahre zuvor, am 8. Juni 1647, stattgefunden.[1] Sein Vater Bartholomäus Franc war Maurer.[2] Francs Großvater väterlicherseits hieß Hanns Franc. Beide Eltern Francs werden in seinem ‚Tagebuch‘ im Rahmen von medizinischen Behandlungen erwähnt.[3]

Franc hatte mindestens drei Geschwister: eine ältere Schwester, Anna Catharina Franc, welche am 24. März 1648 getauft wurde, und zwei jüngere Schwestern. Seine jüngere Schwester Sara wurde am 17. Januar 1652 getauft, die jüngste Schwester Anna Maria erwähnte Franc wie seine Eltern in seinem ‚Tagebuch‘.[4] Ihr Geburtsjahr war 1654

---

1   Landeskirchliches Archiv Stuttgart, Kirchenbücher Evangelische Münstergemeinde Ulm: Taufbücher 1649 fol. 628v; Ehematrikel SII 7293 1055/1, fol. 269r; Totenbücher 1725, fol. 565v. Für die Bereitstellung der biographischen Angaben aus den Ulmer Kirchenbüchern danken wir Herrn Helmut Ehing (Senden) sehr herzlich.

2   StadtA Ulm, A 3530, RP 125 (1675), fol. 196v: *Barthlome Franken, Maurern* [...].

3   Holweger (2015), Augen-, Hals-, Nasen-, Ohren- und Zahnheilkunde, S. 145, Kapitel *Ophthalmia*: „Mein werter Vater Bartholomäus Franc, 70 Jahre alt, hatte einen kleinen Nagel im rechten Auge. Ich wandte folgendes Rezept erfolgreich an (...)"; Breuer (2012), Plagiattechnik, S. 272, Kapitel *Inflammatio lienis*: „Meine liebe Mutter Rosina Elisabeth Stixia, die ungefähr 50 Jahre alt war und keine Regelblutung mehr hatte, litt an einer Melancholie und hatte erst kürzlich mehrere Schlaganfälle erlitten. Sie hatte mit ständigem Fieber und häufigem Nasenbluten zu kämpfen".

4   Holweger (2015), Augen-, Hals-, Nasen-, Ohren- und Zahnheilkunde, S. 163, Kapitel *Odontalgia*: „Nachdem nun seit wenigen Tagen, seit dem 7. August 1677, meine jüngste Schwester Anna Maria, 22 Jahre alt und von gedrungener Gestalt, an Zahnschmerzen litt, wurde sie am 20. August gegen zehn Uhr abends von so schrecklichen Schmerzen heimgesucht, dass sie singend und lachend herumlief und schließlich ganz von Sinnen war."; ebd., S. 168 f., Kapitel *Odontalgia*: „Zur selben Zeit, nämlich am 13. Mai 1682 wurde meine jüngste Schwester Anna Maria von einem ähnlichen Schmerz heimgesucht. Da ich nicht anwesend war, nahm sie auf den Rat eines jungen Chirurgen

oder 1655, da sie zum Zeitpunkt einer Behandlung wegen Zahnschmerzen im Jahre 1677 laut ihrem Bruder 22 Jahre alt war.

3.1.2 Francs Familie und Heirat

Nach seinem Medizinstudium und seiner Rückkehr nach Ulm (vgl. unten) heirate-te Franc am 19. August 1679 Veronica Müller, Tochter eines gewissen David Müller.[5] Das Ehepaar hatte drei Kinder: David Jonathan Franc, getauft am 27. Juni 1680, Johann Bartholomäus Franc, getauft am 28. April 1682, und Rosina Regina Franc, getauft am 23. Juni 1685. Seine Frau Veronica findet in seinem Tagebuch mehrmals Erwähnung.[6] Sie starb bereits Anfang des Jahres 1696.[7] Im Ratsprotokoll vom Montag, den 13. Januar 1696 findet sich die Genehmigung eines Antrages von Franc, seine Frau erst am Mittwoch der kommenden Woche beerdigen zu dürfen:

> Ad Protocollum wurde zu nehmen befohlen, dass auff gehorsames ansuchen Hr. D. Johann Franckens, dessen verstorbene Haußfrau Veroniken Müllerin erst auf nächst künftig Mittwoch dispensando begraben zu lassen verwilliget worden.[8]

Franc wollte weiterhin für seine drei Kinder sorgen. Zwei Monate nach dem Tod seiner Frau wurde ihm im März 1696 vom Rat die Erlaubnis erteilt, ohne eine genaue Festlegung der Bedingungen für das Wohl seiner Kinder sorgen zu dürfen, da man davon ausging, dass er dazu finanziell in der Lage sei und darauf vertraute, dass er stets um ihr Bestes bemüht sein werde:

---

hin warme und kalte, salzige und süße Mittel, freilich vergebens. Am anderen Tag verschrieb ich eine Wurzel, die folgendermaßen regelmäßig eingenommen wurde, mit bestem Erfolg".

5   Vgl. StadtA Ulm, G 2 alt, Franc, Johann, Hochzeitscarmina.
6   Vgl. Netzel (2013), Ulmer Stadtarzt, S. 394, Kapitel *Tussis*: „Meine sehr geliebte Frau Veronica fing in den vergangenen Wintermonaten an, von einem ziemlich grauenhaften Husten mit Erbrechen befallen zu werden, vor allem nachts wurde sie davon geplagt, ich verordnete einen Wasserabguss aus Süßholz, kleinen Feigen, Alantwurzel und Violenschwertel, welcher mit Eisen nicht sehr Erbrechen erregend ist. Ich verordnete freilich auch einen anderen Abguss aus Ehrenpreis mit Rosinen und Zimt, der, als sie ihn über vier Tage genommen hatte, den Husten beruhigte, er fing an sie zu verschmähen und von ihr abzulassen".
7   Breuer (2012), Plagiattechnik, S. 366 f., Kapitel *Chilificatio laesa*: „Diese Patientin ist noch vor Ausbruch weiterer Krankheitssymptome gestorben. Der Tod ist schneller eingetreten, als ich ihn vorhersehen konnte. Einige Menschen sterben ohne Krankheit in ihrer Krankenakte. Manchmal wird die Erkrankung bei einer Obduktion entdeckt. Es ist jedoch auch möglich, dass sich am Leichnam überhaupt keine Hinweise auf die Krankheit finden lassen. Unzählige Menschen versterben auf solch mysteriöse Weise: Polypen, Ödeme oder rupturierte Geschwüre (die Todesursache meiner geliebten Frau Veronica), die Schlaganfälle, Ohnmachten oder den Erstickungstod verursachen. Der Tod kann auch durch plötzliche Fehlfunktionen der Lebensgeister, Verstopfungen im Blutkreislauf oder andere Stoffwechselstörungen bedingt sein. Wie soll man eine Erkrankung vorhersagen, die den Patienten noch vor ihrer Diagnosestellung tötet?".
8   StadtA Ulm, A 3530, RP 146 (1696), fol. 25r.

dem gehorsamen ansuchen des Hr Johann Frankens, Medicinae Doctoris, hat man in gl. refe-
riert, und Ihm, als dermahligen wittiber, die permission gegeben, daß Er ohngeachtet kein ver-
dingter heyrathsbrief zwischen Ihm und seiner verstorbenen haußfrauen seel. auffgerichtet wor-
den, seinen kindern gewiße beystände erbitten, und also mit formalen klegern verschont werden
möge, dagegen man das guthe vertrauen zu Ihme setzen wille, daß Er bemelten seinen kindern
nichts destoweniger getreulich vorstehe, Ihnen Ihr mütterliches conferieren, und auch sonst Ihr
bestes allezeit suchen und fördern werde.[9]

Noch im April desselben Jahres erhielt er vom Rat die Erlaubnis, mit seiner neuen
Verlobten, Anna Mayer aus Memmingen, in einem Hause zusammenleben zu dürfen:

Dem Hr. D. Johann Francken, ist auff sein darinn beschehenes gehorsames ansuchen, die ggl.
[gnädigliche] Permission gegeben worden, daß er sich, mit seiner Verlobten jfle [jungfräuliche]
Annen Mayerin von Memmingen privatim im einem Hause copulieren lassen möge.[10]

Francs Sohn, Johann Bartholomäus Franc, schlug keine medizinische Laufbahn ein,
sondern wurde Ingenieur und stand in militärischen Diensten. Er starb vermutlich
vor seinem Vater 1725.[11] Seine Tochter Rosina Regina heiratete 1719 den Arzt Heinrich Daniel Enkelmann[12] aus Bremen. Dieser hatte im Januar 1719 seine Aufnahme ins
Ulmer Collegium Medicum beantragt.[13] Sein Antrag wurde jedoch abgelehnt mit der
Begründung, dass bald einige Söhne der Stadt ihr Medizinstudium beenden würden
und dann aufgenommen werden sollten.[14] Im Juli 1719 (eventuell nach der Hochzeit)
wurde Enkelmann auf erneuten Antrag ohne Besoldung doch noch ins Collegium aufgenommen.[15] Die Ehe hielt allerdings nicht lange. Bereits Ende des Jahres 1719 flüch-
tete Francs Tochter Rosina in die Obhut ihres Vaters zurück, Enkelmann reichte Beschwerde beim Rat gegen Franc und seine Tochter ein.[16] Der Rat entschied jedoch,
Rosina Franc dürfe bei ihrem Vater bleiben, da Enkelmann gedroht habe, seine Frau
hart zu traktieren.[17] Ende Dezember 1719 reichte Franc beim Rat eine Beschwerde gegen
seinen Schwiegersohn ein, der Rat schlug vor, man solle versuchen, sich gütlich zu
einigen, sonst müsse ein Verfahren eröffnet werden.[18] Im Februar 1720 ging der Fall
Enkelmann/Franc schließlich vor das Ehegericht.[19] Im März 1720 kam es zu heftigen

---

9   Ebd., fol. 206v.
10   Ebd., fol. 258r.
11   Vgl. Weyermann (1829), Fortsetzung der Nachrichten, S. 106 f.
12   Vgl. StadtA Ulm, H Leopold, Memoria physicorum ulmanorum I (1733), S. 290; Weyermann
     (1829), Fortsetzung der Nachrichten, S. 81 f.
13   Vgl. StadtA Ulm, A 3530, RP 169 (1719), fol. 57r.
14   Ebd., fol. 103v.
15   Ebd., fol. 424r.
16   Ebd., fol. 735r.
17   Ebd., fol. 754r–754v.
18   Ebd., fol. 802r.
19   Vgl. StadtA Ulm, A 3530, RP 170 (1720), fol. 83v.

Auseinandersetzungen zwischen Enkelmann und der Mutter einer Magd, welche Enkelmann anscheinend geschwängert hatte.[20] Enkelmanns Untreue war vermutlich Aus-
löser für die Ehekrise. Noch im Jahre 1720 wurden Enkelmann und Francs Tochter vor
dem Ehegericht geschieden,[21] Enkelmann musste daraufhin die Stadt verlassen.[22]

3.1.3 Studium und Karriere als Arzt

Nach dem Besuch des Ulmer Gymnasiums[23] studierte Franc ab 1670 Medizin in Tübingen[24] und ab dem Sommersemester 1673 in Jena.[25] Ein von Weyermann beschriebenes
Studium in Leipzig[26] lässt sich anhand der Matrikel der Universität Leipzig nicht belegen, Franc wird in den Matrikellisten[27] nicht erwähnt. Es ist jedoch möglich, dass er auch
in Leipzig studiert hat: Im Kapitel *Chilificatio laesa* der ‚Ephemeris‘ bedankt sich Franc
lobend bei seinem ehemaligen Professor Georg Wolfgang Wedel aus Jena[28] und seinen
Vorbildern Michael Ettmüller aus Leipzig,[29] Daniel Ludewig aus Gotha[30] und Friedrich
Hoffmann aus Halle[31] für seine medizinische Ausbildung und die Vermittlung ihres Wis-
sens.[32] Im Kapitel *Vigiliae nimiae* erwähnt er nicht zuletzt Dr. August Fasch (1639–1690)
als eine Person, die ihm während seiner Ausbildung in Jena 1673 begegnet sei und die
ihm „ewig mit seiner großen Tüchtigkeit in Erinnerung bleiben" werde.[33] Sein Vater
Bartholomäus Franc beantragte 1675 beim Rat schriftlich ein Stipendium für seinen zu

---

20   Vgl. ebd., fol. 178r.
21   Ebd., fol. 342r–342v.
22   Vgl. Weyermann (1829), Fortsetzung der Nachrichten, S. 81 f.
23   Vgl. StadtA Ulm, A Gymn 84, fol. 30r.
24   Vgl. Hermelink (1953), Matrikel Tübingen, S. 341: Tag der Immatrikulation 7. April 1670, Matri-
     kel-Nr. 26523; Netzel (2013), Ulmer Stadtarzt, S. 25.
25   Vgl. Jauernig (1977), Matrikel Jena, S. 270.
26   Vgl. Weyermann (1798), Nachrichten, S. 218.
27   Vgl. Erler (1909), Matrikel Leipzig, S. 111–113.
28   Netzel (2013), Ulmer Stadtarzt, S. 307 (StadtA Ulm, H Franc 8a, fol. 144v, Kapitel *Coryza*). Zu
     Georg Wolfgang Wedel (1645–1721), 1667 Landphysikus in Gotha, 1673 Professor der Medizin in
     Jena, ab 1685 fürstlich sächsischer Leibarzt, vgl. Pierer (1865), Universallexikon 19, S. 3.
29   StadtA Ulm, H Franc 8b, fol. 27v. Zu Michael Ettmüller (1644–1683), Professor der Botanik, Che-
     mie und Anatomie in Leipzig, vgl. Zedler (1734), Universallexikon 8, S. 2044.
30   StadtA Ulm, H Franc 8b, fol. 27v. Zu Daniel Ludewig oder Ludovici (1625–1680), deutscher Arzt,
     Studium in Weimar und Jena, ab 1650 Arzt in Königsberg in Franken, 1658 Stadt- und Landphy-
     sikus in Salzungen, 1662 Landphysikus in Gotha, 1666 Leibarzt und Vorsitzender des Collegium
     Medicum in Gotha, vgl. Zedler (1738), Universallexikon 18, S. 952.
31   StadtA Ulm, H Franc 8b, fol. 27v. Zu Friedrich Hoffmann (der Ältere) (1626–1675), Professor in
     Halle, vgl. Fink (1832), Hoffmann, S. 260.
32   Breuer (2012), Plagiattechnik, S. 363, Kapitel *Chilificatio laesa*: „Ich will daher kurz einigen heraus-
     ragenden Persönlichkeiten der Praxis danken: Wedel aus Jena, Ettmüller aus Leipzig, Ludovici aus
     Gotha und Hoffmann aus Halle. Diesen Ärzten verdanke ich, was ich bin" (StadtA Ulm, H Franc
     8b, fol. 27v).
33   StadtA Ulm, H Franc 8a, fol. 163r.

diesem Zeitpunkt in Jena studierenden Sohn. Es war damals nicht ungewöhnlich, dass die Stadt ihre Medizinstudenten finanziell unterstützte, um ihnen das Studium zu ermöglichen.[34] In den Ratsprotokollen von 1675 findet sich folgender Eintrag vom 2. Juli:

> *Barthlome Franken, Maurern, will Ein Löbl. Magistrat, auf dessen schriftliches supplicieren für seinen zu Jena Medicinam studierenden Sohn, Johann Franken, pro subsidio semel pro semper, und mit dem anfang, fünf und zwanzig gulden ab dem Steuerhaus gl. gedeyen lassen, daß er füraus deß vor hier sehr hoch beschwährten aerarii verschonen und gleichwol zustehen solle, wie vor benannter sein sohn das bisher continuirte Studium Medicum, ohne fernern in commodiern gemeiner Statt, vollführen und zu einem glücklichen ende bringen möge.*[35]

Für den Maurer Bartholomäus Franc waren die finanziellen Aufwendungen für das Studium seines Sohnes wahrscheinlich zu groß geworden. Wenige Wochen später bedankte sich Johannes Franc schriftlich beim Rat. Dieses Dankesschreiben wurde folgendermaßen protokolliert:

> *Alß Johann Francen eines allhie verbürgerten Medicinae studiosi zu Jena, schrifftlich gethane undertähnige danksagung, für das ihme neulich geraichte subsidium von 25 fl. [Gulden] auf sich selbsten.*[36]

Dieses *subsidium* für Franc bedeutete jedoch keine Dauerfinanzierung seines Studiums, sondern war nur eine einmalige Hilfe (semel pro semper = ein für allemal). Am 3. Februar 1677 immatrikulierte er sich erneut an der Universität Tübingen[37] und wurde am 22. Oktober 1677 aufgrund seiner Disputatio medica inauguralis zum Doktor der Medizin promoviert. Thema seiner zwölfseitigen Dissertation war ‚De Sterilitate muliebri' (,Über die Unfruchtbarkeit der Frau'). Zur Finanzierung seiner Promotion bat Franc selbst den Rat um Unterstützung:

> *Auf allerseits beschehenes undertähiges und demühtiges bitten will ein Löbl. Magistrat an folgenden supplicanten ein werk der barmhertzigkeit erweisen und Johann Franken Medicinae Candidato zu seiner vorhabenden promotion fünfundzwanzig gulden ab dem Steuerhaws gedengen.*[38]

Ob es sich bei der auf dem Widmungsblatt der Schrift ‚Castorologia' von 1685, ein vom Ulmer Arzt Johann Marius verfaßtes Manuskript, das von Heilmitteln aus Bibermaterialien handelt und von Franc weitergeführt worden war, um ein Portrait Francs han-

---

34 Vgl. Grob (2007), Collegium Medicum, S. 52: Über einen Zeitraum von drei bis vier Jahren konnte man als Student ein *subsidium academicum* beantragen. Zum Beispiel erhielt der Medizinstudent Johannes Süß im Jahre 1778 die stattliche Summe von 300 Gulden (50 Gulden für Bücher, 150 Gulden für *die Kosten auf das bevorstehende Semestre* und 100 Gulden zur *Bezahlung seiner contrahirten Passivarum*).

35 StadtA Ulm, A 3530, RP 125 (1675), fol. 196v-197r.

36 Ebd., fol. 236r.

37 Vgl. Hermelink (1953), Matrikel Tübingen, S. 367: Matrikel-Nr. 27235.

38 StadtA Ulm, A 3530, RP 127 (1677), fol. 14r.

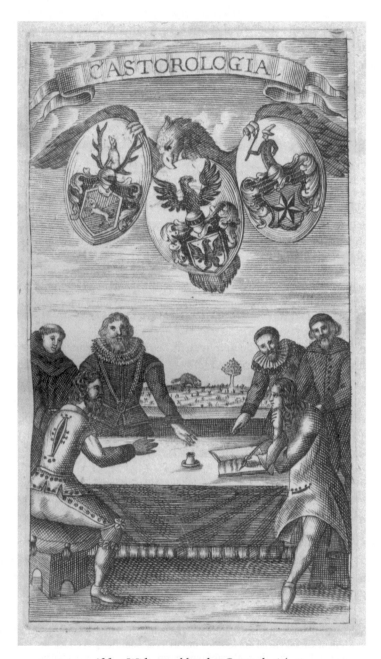

Abb. 1 Widmungsblatt der ‚Castorologia'
Auf dem Bild sind hinter einem Tisch stehend und mit ihren Wappen gekennzeichnet
Sigismund Baldinger, Christoph Erhard Schad und David Wick zu erkennen, am linken
Blattrand dazu noch ein Mönch, von Seiz mit Verweis auf das anschließende Titelblatt
des Bandes als Hl. Chrysostomus identifiziert. Die vor dem Tisch sitzenden Personen
werden von Seiz als der ältere Johann Marius (links), der dem jüngeren Kollegen Johann
Franc (rechts) in die Feder diktiert, angesehen. StadtB Ulm, Schad 13550.

delt (Abb. 1), wie Anneliese Seiz vermutet hat,[39] ist nicht gesichert. Sicher ist aber, dass Franc nicht ins Collegium Medicum der Reichsstadt Ulm aufgenommen wurde. Es blieb bei dem einmaligen Versuch, 1683 Landphysikus in Geislingen zu werden und die Nachfolge von Johannes Butz anzutreten, der jedoch scheiterte.[40]

Nach bescheidenen Anfängen, für die Franc zum Beispiel schildert, wie er es als junger Arzt nicht wagte, im Beisein umstehender Personen einen Aderlass zu verweigern, weil diese ihn offensichtlich für notwendig hielten,[41] konnte er sich etablieren. Offenbar führte Franc eine gutgehende Praxis, da er sich einen gewissen Wohlstand erarbeiten konnte, was man am Erwerb eines Hauses in der Sattlergasse 8 im Jahre 1705 (ehemals Radgässle, A 151a)[42] und der Sammlung seiner umfangreichen Bibliothek sehen kann. Neben seinem ‚Tagebuch' publizierte Franc viele weitere Schriften zu verschiedensten Themen, die in lateinischer oder deutscher Sprache neben Krankengeschichten von der Botanik, über Rezepte bis hin zu den Bädern reichten (vgl. Anhang 2). Sein schriftstellerisches Schaffen hielt bis kurz vor seinem Tod an, 1725 erschien die Schrift ‚Gründliche Untersuchung der unvergleichlichen Sonnenblume oder sogenannten Heliotropii magni von Peru'. An Briefen Francs oder an ihn gerichtete Briefe sind allerdings nur wenige überliefert, bisher konnten nur vier in der Sammlung des Nürnberger Arztes Trew ausfindig gemacht werden.[43] In der Schrift ‚Praxis Medica' aus dem Nachlass Francs,[44] in der Franc eigenhändig verschiedene Rezeptsammlungen abgeschrieben hat, finden sich noch zwei weitere Briefe, einer des Kölner Arztes Matthäus Seuter an Franc und einer von Franc an einen unbekannten Adressaten.[45] In seinem Tagebuch hat Franc darüber hinaus Kopien dreier Briefschreiben an den Schreiber Michael Miller in Schelklingen, an den Schelklinger Pfarrer Peter Ernst[46] und Johann Sebastian Junker, Pfarrer in Dornstadt.[47]

---

39   Vgl. Seiz (1972), Johann Franck.
40   Netzel (2013), Ulmer Stadtarzt, S. 43.
41   StadtA Ulm, H Franc 8a, fol. 88r.
42   Das Gasthaus und Herberge Goldenes Rad bestand aus zwei großen Gebäuden (Sattlergasse 8–10). Eines davon gehörte Franc seit 1705, nach seinem Tod erbte es seine Tochter Rosina. Vgl. StadtA Ulm, H Schwaiger, Karl, Nr. 5 (5781), ebd., Nr. 12 (A 151[2]); Müller (1930/2010), Gastronomie in Ulm, S. 65.
43   Vgl. http://digital.bib-bvb.de/R/P6GV3339LFLLJ5LV6QGB7FUKDGPYJBEU9BJYJ2JCJGXC 44RUFS-01983?func=collections&collection_id=2397&local_base=UBE&pds_handle=GUEST s. v. Franck (Zugriff: 04.03.2020). In einer Schrift des Arztes Rosinus Lentilius finden sich zwei weitere Hinweise auf Briefe Francs; vgl. dazu die Einträge in der Würzburger Datenbank „Frühneuzeitliche Ärztebriefe des deutschsprachigen Raums (1500–1700) unter www.aerztebriefe.de/ id/00042690 und www.aerztebriefe.de/id/00042761 (Zugriff: 09.12.2020).
44   StadtA Ulm, H Franc 11.
45   Vgl. StadtA Ulm, H Franc 11, fol. 13v–15r (Seuer an Franc) und fol. 15v–16v (Franc an Unbekannt). Künftig dazu Becher (2021), Rezeptsammlung, S. 72–74 und S. 81–83.
46   Vgl. StadtA Ulm, H Franc 8b, fol. 70v–71r, Kapitel Lumbricus; H Franc 8a, fol. 230r, Kapitel Memoria.
47   Vgl. Weimert (2017), Kardiologische Kapitel, S. 373 f. (StadtA Ulm, H Franc 8b, fol. 111r).

Zu anderen städtischen Gelehrten, v. a. den Münsterpredigern Johann Konrad Mayer (1628–1695), Johann Peter Miller[48] (1665–1740) und David Algöwer[49] (1678–1737),
dem Hospitalgeistlichen Christophorus Rinck oder dem Lehrer und Mathematiker
Michael Scheffelt[50] (1652–1720), der mit seiner Schwägerin Anna Christine Miller ver-
heiratet war, pflegte Franc persönliche Kontakte. Der Kontakt mit Johann Matthias
Schwarz (1643–1695), der als Jurist und Beamter in Diensten des nur wenige Kilometer östlich von Ulm gelegenen Reichsklosters Elchingen tätig war, spielte vermutlich
bei der Übermittlung einer Rezeptsammlung aus Tirol eine wichtige Rolle.[51] Viele der
Mitglieder der Schwarzschen Familien waren Patienten Francs. Auch mit auswärtigen
Ärzten und Gelehrten, etwa Johann Georg Volckhamer d. Ä. und d. J. in Nürnberg,
Johann Seutter in Köln oder Christian Franz Paullini, pflegte Franc Kontakte.[52]

3.1.4 Späte Jahre

Ein Blick auf Francs Bibliographie zeigt, dass er bis zu seinem Tode als Arzt und Gelehrter tätig war. Zeitzeugen wie Johann Peter Miller und Christophorus Rinck würdigen die Schaffenskraft des Autors im Vorwort zu seiner im Jahre 1720 erschienenen
Schrift: ‚Thappuah Jeruschalmi seu momordicae descriptio medico –chirurgico-phar-
maceutica, vel eius praeparatio & usus in plerisque corporis humani incommodis'.[53] So
schreibt Miller:

> *Der lang berühmte Frank will noch bey grauen Haaren*
> *Die Kunst erfahrne Stück verwahren für dem Grab /*
> *Diß ist die Canans-Frucht von seines Fleisses Jahren /*
> *Die seine Praxis Ihm und uns bewähret gab*
> *Schlägt man die Mittel auß / so kann man nicht curieren /*
> *Drum brauche diese Schrifft Machanons edle Schaar /*
> *Du wirst von diesem Mann vortrefflich profitieren /*
> *Und meinem schlechten Kiel bald Glauben reichen dar.*
> *Dich aber / theurer Mann / woll Zions Artzt bestärcken /*

---

48   Zu Mayer und Miller vgl. StadtA Ulm, H Franc 8a, fol. 177r/v, Kapitel *Paraplegia*; Franc (1720),
     Thappuah Jeruschalmi, S. 15.
49   Zettel mit Prediger auf Vorsatz von StadtA Ulm, H Franc 8a; vgl. unten 3.3.1 Zu den Münsterpredi-
     gern vgl. Appenzeller (1990), Münsterprediger, Nr. 88, 102 und Nr. 103.
50   Vgl. Rudowski (2017), Scheffelt, S. 65.
51   Vgl. Seelentag (2019), Empirica, S. 10–14.
52   Zu den Briefen Francs vgl. oben Anm. 43 und unten S. 85, Anm. 37 sowie S. 137, Anm. 177–178. Im
     Kapitel *Memoria* in Francs ‚Ephemeris' ist auch ein Brief an den Schelklinger Pfarrer Peter Ernst
     überliefert (StadtA Ulm, H Franc 8a, fol. 230r).
53   Vgl. Franc (1720), Thappuah Jeruschalmi.

Daß Deine treue Kunst im Alter junge sey!
So wird Dein Ruhm erhöht mit tägllich – neuen Wercken.

Und Christophorus Rinck schließt sich Miller mit den Worten an:

Hier ist ein Arzt von grossem Ruhm /
Der fast ein halbes Seculum
Die Praxis glücklich hat getrieben /
Den nicht nur Ulm in Ehren hält /
Besondern die gelährte Welt
Erkennt mit Danck / was Er geschrieben.
Sein neu erpreßter Apffel-Safft /
Zeigt jener Salbe Werth und Krafft /
Und ist deß Franken-Lobs Erhalter /
Der HERR verleih Ihm am Gerücht
An deß Gemüths – und Leibes – Liecht
Ein neu – erjüngtes Adlers Alter.

Im Vorwort würdigen Rinck und der spätere Nachlassverwalter Francs, der Apotheker Adolph Wilhelm Leuchterhand, den Gelehrten. Rinck beginnt mit folgenden Worten:

GOTT laß sein hohes Alter grünen,
Und unverändert fruchtbar seyn,
Mit Rath und That dem Volck zu dienen,
Biß sein erleucht'er Augen – Schein,
Den, der das Licht ist, selber sihet,
Wohin er alle Blicke ziehet,
Zu schauen in der ew'gen Freud
Die Sonne der Gerechtigkeit!

Und Leuchterhand fährt fort:

So recht, dein Francker Geist sucht stets verborg'ne Sachen,
Durch unverdroß'nen Fleiß der Nach-Welt kund zu machen,
Daß niemand ihme selbst gebohren an das Licht,
Erinnert sich allzeit der eingeseelten Pflicht,
Denn unverdrossen seyn, und keinen Fleiß zu spahren,
Daß das Talentum nie vergraben zu bewahren,
Verursacht grossen Ruhm, und Ehre mit Gewinn,
Und zeigt offenbar den Kunst – begabten Sinn.
Drum werther Herr jetzund Er höchstens ist beflissen,
Was von der Sonnen-Blum und dessen Krafft zu wissen,
Zu schauen die Natur, den Wachsthum eig'ne Blüht,

Und was die Kunst daraus zu zeigen ist bemüht.
Er fahre ferner fort preyß-würdig zu beschreiben,
Und laß der Welt zu Nutz gar nichts zu rücke bleiben.
Dein edle Sonnen-Blum uns weiset das dabey,
Daß in dem Schwaben-Ulm annoch ein Francke sey.

Am 27. November 1725 starb Franc im Alter von 76 Jahren in seiner Heimatstadt Ulm.[54] Für seine Beerdigung hatte er selbst das nachstehende Leich- und Abschiedslied (Abb. 2) verfasst.[55]

Ich bin satt der Erden-Freude, die nicht länger dauert als heut, und mit Kummer, Angst, und Leyde, wie mit Blumen ist bestreut; Freud ohn Leyd hat selten statt,

drum bin ich der Freude satt.

Ich bin satt der Doctors-Würde, mein! Was ist sie endlich mehr? als ein bitter-süsse Bürde, ja bißweilen Centner schwer: Doctors Ehr Beschwerde hat,

drum bin ich auch Ehren satt.

Ich bin satt der lieben Bücher; und die holde Mahlers – Lust, wechsle nun mit Grabe-Tücher, so verhüllen Haupt und Brust, Schreib-und Mahler-Feder hat, jetzt ein End, und ich bin satt.

Ich bin satt von derer lieben, die wie Freunde sich gestellt; und doch mehrten mein Betrüben, wie es gehet in der Welt, daß sich gähling wendt das Blat,

drum ich bin derselben satt.

Ich bin satt der Glückes-Güter, aus Gnad bescheret mir, mein Allmächtiger Gebieter, Dem ich billich danck darfür; wer nun GOtt und Gnüge hat, sag, wie ich,

jetzt bin ich satt.

Ich bin satt und müd zu leben, Würde, Freunde, Freud und Haab, euch sey gute Nacht gegeben, JEsus rufft mir in das Grab, und zur rechten Lebens-Stadt,

wo ich ruhig bin und satt.

---

54   StadtA Ulm, A 3530, RP 175 (1725), fol. 768r–768v, Eintrag vom Mittwoch, den 28. Nov. 1725: „Des in der verwichenen nacht mit tod abgegangenen Herrn D. Johann Franken seelig Frau Tochter hat man die Vergünstigung ertheilt, dem verblichene Leichnam erst biß künftig Sonntag geb es Gott beerdigen zu lassen, derhier zu auch gebetene bedeckte Sarg aber ist alß dem herkommen zuwider abgeschlagen worden." Francs Beerdigung fand somit am Sonntag, den 2. Dez. 1725 statt.

55   StadtA Ulm, G 2 alt, Franc, Johann.

Ich bin satt, gibt mir am Ende, JEsus einen sanften Tod, und verbirgt in seine Hände, meine Seel vor aller Noth, wann mich nimmt an Kindes-statt, JEsus auf,

so bin ich satt.

Satt genug will ich erst werden, wann der letzte Donner brüllt, und erwachet auß der Erden, GOtt nach deinem Ebenbild, da mein Leib und Seele hat, GOtt genug,

und ewig satt.

Diese Zeilen reflektieren in vielfältiger Weise Francs Leben. Sie zeugen von tiefer Dankbarkeit für das Erreichte, geben aber gleichzeitig auch Hinweis auf „falsche Freunde", die ihm stellenweise seine Tätigkeit vergällten. Was er schuf ist beeindruckend, was er hinterließ inspirierend.

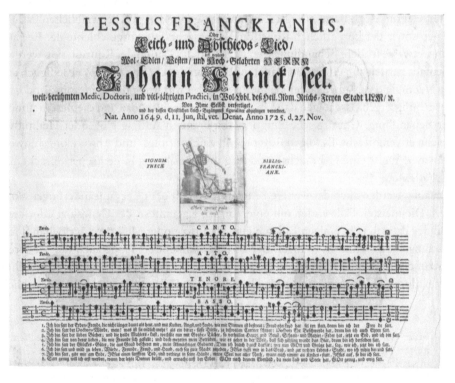

Abb. 2 Leich- und Abschiedslied für Johann Franc;
StadtA Ulm, G 2alt Franc, Johann, Nr. 1.

3.2 Die ‚Ephemeris‘

3.2.1 Aufbau des Praxisjournals

Johann Franc dokumentiert in seinem Praxisjournal Krankenberichte seiner Patienten sowie Abhandlungen zur Entstehung dieser Krankheiten, zu Behandlungsmethoden oder zu allgemeinen Theorien. Daneben findet sich eine Vielzahl von Rezepturen und Herstellungsanweisungen für Heilmittel. Der Inhalt des Praxisjournals repräsentiert somit die Verbindung der universitären Medizin mit dem Erfahrungswissen eines praktischen Arztes und stellt die Verbindung dieser beiden Ebenen in der alltäglichen Praxis dar. Es hat damit sowohl deskriptive als auch präskriptive Funktion.

Die Krankenberichte sind von sehr unterschiedlichem Umfang. Zum Teil werden die Anamnese und die Patienten sehr genau beschrieben und Angaben zum Namen, Alter, Herkunftsort, Beruf oder Beruf des Familienoberhauptes bei weiblichen Patientinnen sowie der körperlichen Konstitution gemacht. Die Vorgeschichte der Erkrankung, etwaige frühere Behandlungsversuche und das Datum der Konsultation werden ebenfalls partiell aufgeführt. Bei anderen Patienten beschränkt sich Franc lediglich auf die Nennung des Namens oder des Berufs. Nach Erörterung der Symptome und Untersuchungsergebnisse folgen dann in der Regel seine Diagnose und die Beschreibung der Behandlung: Chirurgische Eingriffe, die Franc in Auftrag gibt, oder Heilmittel, welche er verabreicht. Es folgen Rezepte mit Zubereitungs- und Anwendungshinweisen sowie meist eine Gebrauchsanweisung und Dosierung in deutscher Sprache für die Patienten.

Häufig werden auch der weitere Krankheitsverlauf oder Therapieänderungen skizziert. Die meisten Fälle enden mit einer kurzen Katamnese, der Genesung oder dem Tod des Patienten, in einigen Fällen bleibt der Erfolg oder Mißerfolg der Behandlung allerdings unerwähnt. In wenigen Berichten dokumentiert Franc auch den weiteren Verlauf der Krankheit nach seiner Behandlung und berichtet von nachfolgenden Therapien durch andere Ärzte[56] oder Heiler.[57] In einigen Fällen gibt er auch einen Ausblick

---

56 Maier (2018), Dermatologie, S. 150, Kapitel *Empyema*: „Als aber der von mir verschriebene Pferdemist zu diesem gebracht wurde, nahm er wegen der Übelkeit und des zu mir angespannten Verhältnisses die Dienste eines anderen, zum Beispiel des Dr. Rommel [Dr. Peter Rommel *1643, † 1708], in Anspruch. Dieser war aber nicht erfolgreicher als ich und am Ende wurde er innerhalb von zwei Monaten von ihm zum Grabstein begleitet." (StadtA Ulm, H Franc 8a, fol. 101v); Maier (2018), Dermatologie, S. 126, Kapitel *Empyema*: „Nachdem er dieses gehört hatte, wurde ich am 17. Oktober entlassen und der Herr Doktor Alphons Khon hinzugerufen, in dessen Anwesenheit er zwei Tage später verstarb." (StadtA Ulm, H Franc 8a, fol. 97r).

57 Maier (2018), Dermatologie, S. 353, Kapitel *Vitia cutis*: „Als ich ihm aber über seine Lebensweise Vorschriften machen wollte und sich auch das Wetter änderte, erzählte der Patient mir, dass ein gewisser fremder Mann, ungefähr 30 Jahre alt, mit schwarzen Haaren, schlanker Gestalt, gut gekleidet und wohl gepflegt zu ihm gekommen sei und als er über das lange bestehende bösartige Geschwür hörte, verabreichte er jenem 4 Tropfen irgendeiner bestimmten schwarzbraunen

und erwähnt, dass die Patienten für viele Jahre oder sogar bis an ihr Lebensende von der Krankheit geheilt blieben.[58] Die theoretischen Abhandlungen haben von Kapitel zu Kapitel sehr unterschiedliche Anteile am Gesamttext und weisen nicht immer einen direkten inhaltlichen Bezug zu den textlich davor oder danach behandelten Krankheitsbildern auf. Sie sind nachweislich zum größten Teil aus anderen Werken übernommen worden; in den erwähnten Dissertationen zu der ‚Ephemeris' wurde versucht, die Autoren oder Werke zu identifizieren.

3.2.2 Datierung

Eine genaue Datierung der Aufzeichnungen des Johann Franc in ihrer Gesamtheit ist nicht möglich, da sein Werk nicht als Niederschrift aus einem Guss, sondern durch das Dokumentieren von Fällen, Sammeln und Textpassagen aus anderen Werken über einen langen Zeitraum entstanden ist. Eine erste Orientierung bietet insoweit allenfalls die Datierung der einzelnen Patientenfälle.

Die früheste Krankengeschichte befindet sich am Anfang des Kapitels *Vitia cutis* und ist auf den 3. August 1677 datiert.[59] Insgesamt gibt es lediglich drei auf das Jahr 1677 datierte Krankengeschichten. Zusätzlich berichtet Franc von einer Behandlung, welche er durchführte, „bevor ihn der Doktorhut bekleidete",[60] die also vor dem 22. Oktober 1677, dem Tag seiner Promotion[61] an der Universität zu Tübingen stattgefunden hat. Bei den zwei weiteren Behandlungen aus dem Jahr 1677 beschreibt Franc die Behandlung seiner Schwestern.[62] Wenn man von einer korrekten Datierung dieser Fälle

---

Flüssigkeit, die mit Fleischbrühe einzuehmen sei. [...] Der Kranke fühlte sich von Tag zu Tag besser und am Ende war diese Krätze gänzlich innerhalb eines Zeitraums von vier Tagen beseitigt worden." (StadtA Ulm, H Franc 8b, fol. 329av-329br).

58   Maier (2018), Dermatologie, S. 127, Kapitel *Empyema*: „Nachdem er dieses Heilmittel verwendet hatte, wurde er wieder gesund und war einige Jahre lang davon befreit." (StadtA Ulm, H Franc 8a, fol. 97r).

59   Maier (2018), Dermatologie, S. 347, Kapitel *Vitia cutis*: „Die unverheiratete Tochter des Herrn Bartholomäus Miller hat mich am 3. August 1677 wegen der Entfernung von Flecken, die häßlich das ganze Gesicht sogar im Winter beständig bedeckten, um Rat gefragt." (StadtA Ulm, H Franc 8b, fol. 329ar).

60   Maier (2018), Dermatologie, S. 108, Kapitel *Rosa*: „Da ein Schmied aus Erfurt unter einem Erysipel litt und ich ihn durch einen glücklichen Zufall erblickte, bat er mich seiner Gemahlin, die von der Herkunft her eine Schwäbin und meine Landsmännin war, und häufig noch schwerer von der Krankheit des Ehemanns befallen wurde, mit einem häuslichen Heilmittel zur Hilfe zu kommen. Obwohl mich noch nicht der Doktorhut bekleidete, habe ich veranlasst, dass auf den kranken Fuß Holundermus in Form eines Pflasters aufgebracht [...] wurde." (StadtA Ulm, H Franc 8a, fol. 42v).

61   Vgl. Netzel (2013), Ulmer Stadtarzt, S. 26 f.

62   Maier (2018), Dermatologie, S. 349, Kapitel *Vitia cutis*: „Am 18. November des Jahres 1677 erkrankte in meiner Familie meine mittlere Schwester namens Sara, die 26 Jahre alt war, an Flechten im Gesicht." (StadtA Ulm, H Franc 8b, fol. 329ar); Holweger (2015), Augen-, Hals-, Nasen-, Oh-

ausgeht, haben diese Behandlungen stattgefunden, bevor er seine ärztliche Tätigkeit in Ulm aufgenommen hatte. Mit dem Anfertigen seiner Aufzeichnungen jedenfalls beginnt er erst ab März 1678 in größerem Umfang.

In Francs Schrift ‚Castorologia' von 1685 findet sich eine Aussage, in welcher Franc die Veröffentlichung seines Tagebuchs als ‚Praxis Clinica' in einem absehbaren Zeitraum selbst andeutet. Er schreibt: *Casus circumstantialiter descriptus in Praxi Clinica propediem edenda.*[63] Im Jahr 1685 schien Franc also noch von einem Ende der Arbeit an seinem Tagebuch in naher Zukunft auszugehen.

Die überwiegende Mehrzahl der im Tagebuch beschriebenen Fallbeispiele umfasst die Zeitspanne von 1677 bis 1688. Damit liegt das letzte Fallbeispiel bereits drei Jahre nach Veröffentlichung der ‚Castorologia' und Francs oben beschriebenen Plänen zur Publikation seines Tagebuchs.

Zur Datierung des Tagebuchs findet sich jedoch im Kapitel *Mensium emansio* ein Hinweis, aus welchem geschlossen werden könnte, dass der Zeitraum, in welchem Franc das Tagebuch verfasste, noch später liegt, als bisher angenommen wurde. Bei der letzten Patientin des Kapitels *Mensium emansio* ordnet Franc nämlich an, dass die Pillen, die er der Patientin verschreibt, in der Gerhardschen Apotheke angefertigt werden sollen.[64] Damit ist sehr wahrscheinlich die Apotheke eines Adam Otto Gerhard gemeint. Im Stadtarchiv Ulm findet sich eine Urkunde vom 16. März 1718, die den Verkauf der Apotheke in der Langen Gass (Löwenapotheke) an Adam Otto Gerhard im Jahre 1718 belegt.[65] Auch in einer Darstellung mit Biographien zu den Ulmer Ärzten des Collegium Medicums von Johann Dietrich Leopold wird das Jahr 1718 als Jahr des Beginns der Tätigkeit Adam Otto Gerhards als Apotheker der Löwenapotheke in Ulm angegeben.[66] Daraus könnte man schließen, dass Franc zumindest dieses letzte Fallbeispiel des Kapitels, wenn nicht sogar am ganzen Tagebuch, bis nach dem Jahr 1718 geschrieben haben muss. Der späteste klar datierte Fall stammt aus dem Jahr 1696.[67]

Als Gegenargument könnte man anbringen, dass sich Franc möglicherweise beim Namen der Apotheke verschrieben hat, da die Apotheke zuvor von einem Johann Wolfgang Gebhardt geführt wurde und „Gebhardt" und „Gerhard" sich ähneln. Denkbar wäre auch, dass Franc – wie bisher angenommen – den Großteil des Tagebuchs in

---

ren- und Zahnheilkunde, S. 163, Kapitel *Odontalgia*: „Nachdem nun seit wenigen Tagen, seit dem 7. August 1677, meine jüngste Schwester Anna Maria, 22 Jahre alt und von gedrungener Gestalt, an Zahnschmerzen litt, wurde sie am 20. August gegen zehn Uhr abends von so schrecklichen Schmerzen heimgesucht […]." (StadtA Ulm, H Franc 8a, fol. 184r).

63   Marius/Francke (1685), Castorologia explicans, S. 82; Übersetzung: „Diesen Fall mit all seinen Sachverhalten habe ich in der ‚Praxis Clinica' beschrieben, die bald herausgegeben wird." Vgl. BUND (2015), Ulmer Castorologia, S. 35.

64   Maier (2019), Frauenheilkunde, S. 174; StadtA Ulm, H Franc 8b, fol. 239v: *Ut in officina Gerhardiana seqq. Pilulae praeparentur.*

65   Vgl. StadtA Ulm, H Maurer, Irene Nr. 1.

66   Vgl. StadtA Ulm, H Leopold, Memoria physicorum ulmanorum I (1733), S. 214.

67   Vgl. unten S. 80–89 (Kapitel 5).

der Zeit bis 1688 verfasste, jedoch einzelne Nachträge, wie das oben genannte Fallbeispiel, später hinzufügte. Für ein solches nachträgliches Hinzufügen in manchen Kapiteln spricht auch der jeweils längere Zeitraum zwischen dem letzten Fallbeispiel am
Kapitelende und den Fallbeispielen zuvor, wie z. B. in den Kapiteln *Fluxus mensium
nimius* und *Febris alba virginum*.[68] Auf solche bewusst nachträglich eingefügte Ergänzungen weisen auch die Leerseiten am Ende einiger Kapitel im Tagebuch hin. Franc
hatte hier also absichtlich Platz für Nachträge gelassen.

Nach dem Aufbau und der Schriftform zu schließen, hat Franc die einzelnen Kapitel seines Praxisjournals parallel bearbeitet und niedergeschrieben. Am Anfang der
jeweiligen Kapitel und oft auch am Beginn eines jeden Absatzes finden sich in der Regel aufwendige Zeichnungen und kunstvoll in Farbe gestaltete Initialen. Zum Ende
der Kapitel nehmen diese Verzierungen ab und auch die Handschrift wird zum Teil
deutlich unleserlicher. Weiterhin ist auffällig, dass in den bearbeiteten Kapiteln des
Manuskripts so gut wie keine Streichungen festzustellen sind. Dies ist ungewöhnlich
bei solch langen Textpassagen, zumal sie nicht in der Muttersprache, sondern in Latein abgefasst wurden. All dies spricht dafür, dass es sich beim Praxisjournal des Johann Franc nicht um ein „Tagebuch" im Sinne einer zeitlich parallelen Aufzeichnung
seines Praxisalltages handelt, sondern um eine im Rückblick erstellte und redigierte
Zusammenfassung seines medizinischen Wirkens von mehr als 40 Jahren, bei welcher
die unterschiedlichen Kapitel zeitgleich und nach einem einheitlichen Plan bearbeitet
wurden.

Der Zusatz mehr oder weniger bekannter Ulmer Namen unter Angabe eines Behandlungsdatums verleiht den Ausführungen eine größere Authentizität. Die ‚Ephemeris'
erscheint so als Musterbeispiel einer zeittypischen wissenschaftlichen Kompilation.[69]

3.2.3 Intention

Während man bislang davon ausgegangen war, dass das Praxisjournal von Johann
Franc nur zum Eigengebrauch und nicht zur Veröffentlichung vorgesehen war,[70] muss
nach Studium der ‚Castorologica' diese Aussage hinterfragt werden.[71] Da ein solches
Werk von Franc nicht bekannt ist, er aber zumindest beabsichtigte, eine Fallsammlung
herauszugeben, ist es durchaus wahrscheinlich, dass das Praxisjournal ursprünglich,
wenn auch in anderer Form, zur Veröffentlichung vorgesehen war.

---

68 Beispielsweise dokumentiert Franc im Kapitel *Fluxus mensium nimius* Fälle aus den Jahren 1679 bis
    1684, und das letzte Fallbeispiel des Kapitels stammt aus dem Jahre 1687. Im Kapitel *Febris alba vir-
    ginum* dokumentiert er Fälle aus den Jahren 1679 bis 1683; auch hier datiert ein letztes Fallbeispiel
    aus dem Jahre 1687.
69 Büttner/Friedrich/Zedelmaier (2003), Sammeln, Ordnen, Veranschaulichen, S. 7–14.
70 Breuer (2012), Plagiattechnik, S. 82–84; Netzel (2013), Ulmer Stadtarzt, S. 79.
71 Vgl. unten S. 82, Anm. 15.

3.3 Materialwissenschaftliche und sprachliche Aspekte

Elisabeth Maria Balint

3.3.1 Materialwissenschaftliche Aspekte

Die ‚Ephemeris‘, zu deutsch ‚Tagebuch, Almanach, Notizbuch oder Journal‘, besteht aus zwei Bänden von 670 Seiten bzw. 794 Seiten im Schmalfolio-Format (41,5×16,5 cm). Der Einband ist aus Kalbleder, am Buchrücken befinden sich 6 Bünde. Bei der aufwändigen Restauration durch Andreas Schäffler in Ulm im Jahr 2015, welche durch die Buch-Paten Prof. Dr. Ralf-Uwe Peter (Band 1) und Werner Bertsch (Band 2) ermöglicht wurde, konnte das detaillierte Lagenprotokoll dokumentiert werden (Abb. 3). Die überwiegende Mehrheit sind Doppellagen (Binios), es sind aber auch immer wieder Ternios mit drei Doppelblättern sowie Einzellagen, Einzelblätter sowie Kombinationen aus einer Doppellage mit einem Einzelblatt davor oder zusätzlich dahinter im Sinne eines Schaltzettels vorhanden. Dies ist typisch für Bände zum Eigengebrauch, in denen nach und nach für den Schreiber interessante Texte aufgezeichnet wurden.[72] Die Blätter sind nachträglich – vermutlich erst im Stadtarchiv – mit Bleistift in arabischen Zahlen foliiert, wobei (mit einigen Ausnahmen) jedes Blatt beziffert wurde (Abb. 4). Im Original hat Franc gelegentlich Reklamanten eingefügt (Abb. 5).

Die Seiten wurden mit Bleistift eingeteilt und liniiert, wobei die Liniierung nicht mehr auf allen Seiten zu erkennen ist. Die Handschrift ist zweifelsfrei Francs eigene, was sich im Vergleich mit mehreren Büchern Francs in seinem Nachlass, die sich ebenfalls im Stadtarchiv befinden, überprüfen lässt.[73]

Geschrieben wurde einspaltig mit dunkler Tinte. Buchschmuck ist reichlich vorhanden, in Form stark verzierter Anfangsbuchstaben (Initialen) (Abb. 6) sowie Zeichnungen am Kapitelanfang. Diese bilden Menschen, Tiere (Abb. 4, 6 und 13) und geometrisierte Buchstaben (Abb. 7) ab, in der Regel ohne Zusammenhang zum Text. Im weiteren Verlauf des Kapitels ist oft noch Platz für verzierte Anfangsbuchstaben und Zeichnungen gelassen worden, diese wurden aber teilweise nicht ausgeführt, so dass Leerstellen blieben (Abb. 10). Dass der Buchschmuck vorgesehen war, aber dann doch unterblieb, war kein seltenes Phänomen.[74] Üblich war, die Verzierungen nicht selbst vorzunehmen, sondern bei einem Rubrikator in Auftrag zu geben.[75] Ob dies bei Franc der Fall war oder ob er die Buchstaben und Zeichnungen selbst erstellte, ist

---

72 Schneider (2009), Paläographie, S. 122.
73 So z. B. StadtA Ulm, H Franc 1: Vorlesungsmitschrift aus Jena des Arztes Georg Wolfgang Wedel De praescribendis medicamentorum formulis" (54 S.); StadtA Ulm, H Franc 4: Vorlesungsmitschrift ‚Chemia Accuratis Demonstrationibus exhibita‘, die Philippus Ludovicus Scipio in Jena gehalten hat.
74 Schneider (2009), Paläographie, S. 157.
75 Schneider (2009), Paläographie, S. 153.

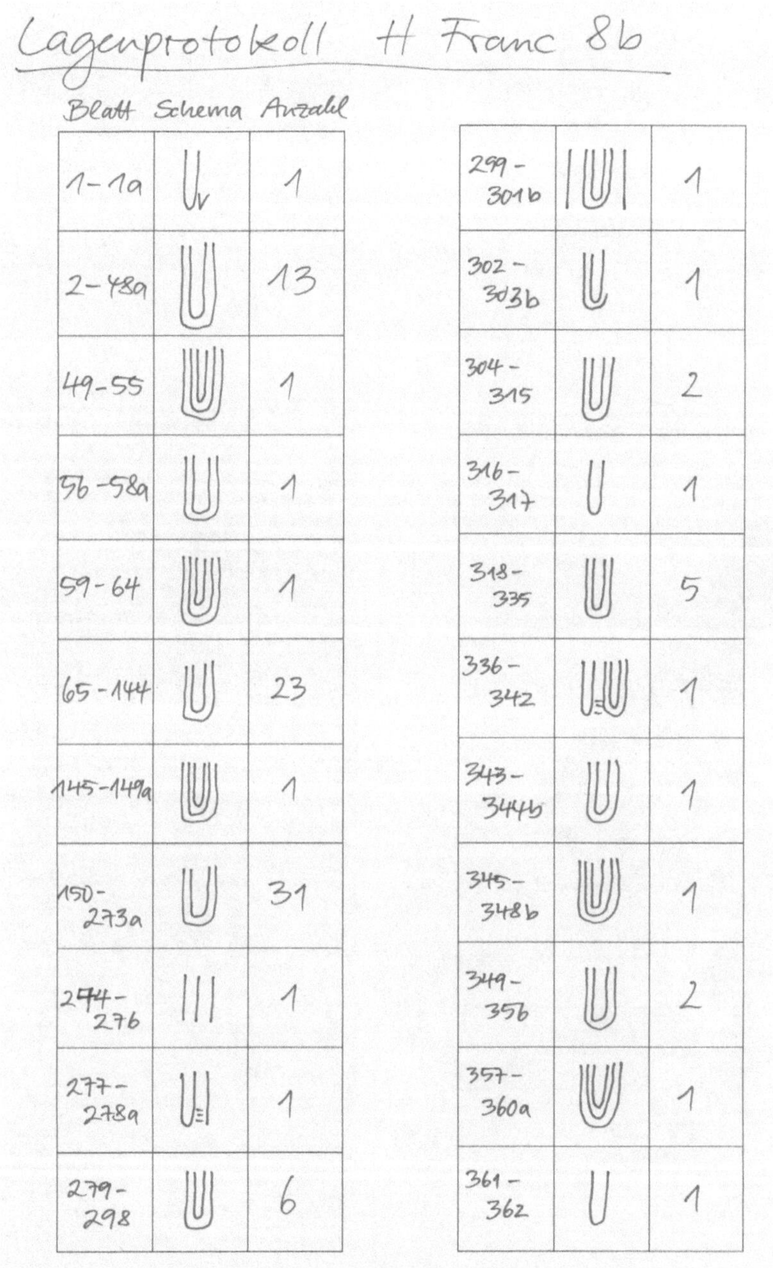

Lagenprotokoll H Franc 86

Blatt	Schema	Anzahl		Blatt	Schema	Anzahl
1–1a		1		299–301b		1
2–48a		13		302–303b		1
49–55		1		304–315		2
56–58a		1		316–317		1
59–64		1		318–335		5
65–144		23		336–342		1
145–149a		1		343–344b		1
150–273a		31		345–348b		1
274–276		1		349–356		2
277–278a		1		357–360a		1
279–298		6		361–362		1

Abb. 3 Lagenprotokoll zum Band 2 der ‚Ephemeris‘;
© Andreas Schäffler, Ulm.

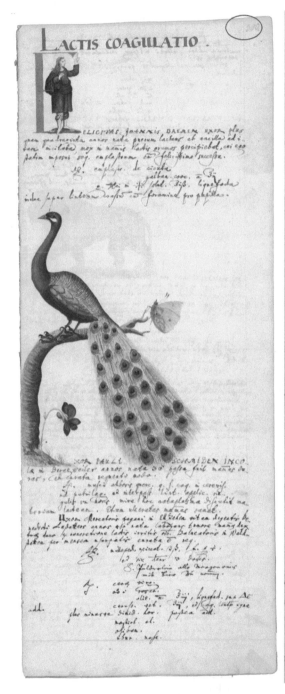

Abb. 4 Beispiel für nachträgliche Foliierung im Kapitel *lactis coagulatio* (Milchstau); StadtA Ulm, H Franc 8b, fol. 300r.

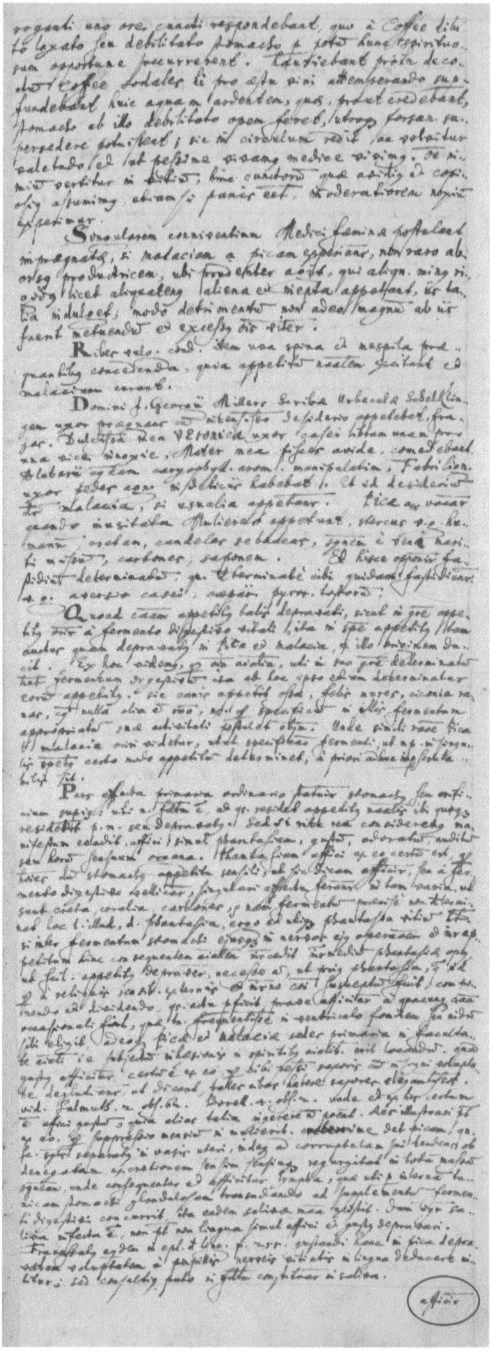

Abb. 5 Ein Beispiel für einen Reklamanten ist das Wort *afficis* im Kapitel *Pica* (Abnorme Essgelüste); StadtA Ulm, H Franc 8b, fol. 8r.

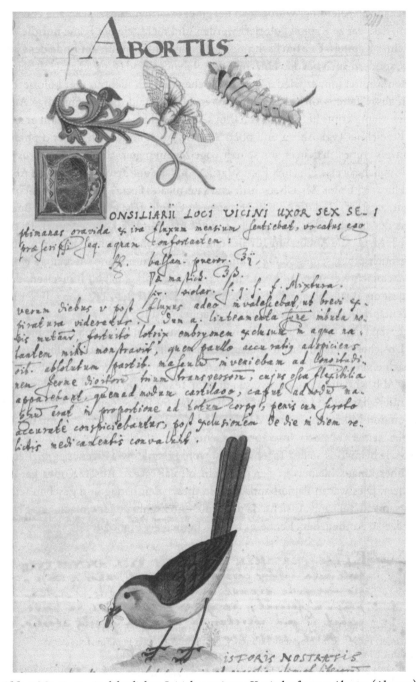

Abb. 6 Mit einer mittelalterlichen Initiale verzierter Kapitelanfang zu *Abortus* (Abgang); StadtA Ulm, H Franc 8b, fol. 271r.

nicht bekannt.[76] Allerdings würde man bei einer externen Auftragsvergabe eher damit rechnen, dass ganze Kapitel koloriert werden und nicht wie bei Franc nur die ersten Seiten eines Kapitels. Der Buchschmuck fehlt nämlich nicht nur am Ende des zweiten Bandes, sondern auch bei den einzelnen Kapitelenden, sodass es scheint, als seien die einzelnen Kapitel immer wieder fortgeschrieben, jedoch nicht immer koloriert oder bildlich ausgestattet worden. Einen weiteren Hinweis auf die eigenhändige Anfertigung des Manuskripts liefert sein von ihm selbst erstelltes Grablied, in dem er sich als Maler bezeichnet (vgl. Abb. 2 und oben S. 24 f.). Auch findet sich in der ‚Ephemeris‘ ein Hinweis Francs, in dem er von seinen Vogelzeichnungen schreibt (*Aves meas depictas*).[77] Möglicherweise gibt uns Franc darüber hinaus auf dem Vorsatzblatt (Abb. 11) einen Hinweis. Unter der Überschrift „Ita fata mea disiecta" (So ist mein Schicksal zerstreut/zerstört) sind dort die Buchstaben A, C, E, F, I, M und T (also alle Buchstaben, aus denen diese Worte bestehen) sowie Lineal und Zirkel abgebildet. Darunter steht „I. F. M. D.", die Abkürzung für „Ita fata mea disiecta" – gleichzeitig aber auch die Anfangsbuchstaben seines Namens und Standes, „Johann Franc Medicinae Doctor". Vielleicht möchte er uns damit und mit Lineal und Zirkel darauf hinweisen, dass er zumindest die Buchstaben selbst gezeichnet hat. Die Art der Zeichnung dieser Buchstaben entspricht jedenfalls denen in den Kapiteln (Abb. 7).

Auch wenn man annimmt, dass Franc die Zeichnungen selbst anfertigte, bleibt weiterhin Unsicherheit darüber, ob oder an welcher Stelle er sie sich auch selbst ausdachte oder nach einer anderen Vorlage kopierte. Die Zeichnungen im Kapitel über Mikroskopie (Abb. 8),[78] die ausnahmsweise gut zum Text passen, da sie z. B. mikroskopierte Kleintiere darstellen (Abb. 9), könnten von Jan Swammerdam (1637–1680), einem Biologen und Mikroskopeur aus den Niederlanden, abgemalt sein.[79] Franc besaß ein Exemplar seiner ‚Historia Insectorum Generalis‘.[80] Möglich wäre auch, dass Franc ebenso wie beim Text seiner Tagebücher sowohl Fremdes wie Eigenes einfließen ließ.

Darüber hinaus bleiben in den Kapiteln oftmals ganze Absätze oder gar ganze Seiten leer. Dies war in Papierhandschriften dieser Zeit häufig und geschah teils aus Unachtsamkeit, teils mit Absicht, da die Tinte durchschlug oder einfach, um Platz für Nachträge zu ermöglichen. Letzteres trifft sicherlich bei Franc zu.[81]

---

76   Zu weiteren Beobachtungen bezüglich der Bebilderung vgl. unten S. 84 f.
77   Weimert (2017), Kardiologische Kapitel, S. 395 (StadtA Ulm, H Franc 8b, fol. 144r).
78   StadtA Ulm, H Franc 8b, fol. 358r–361r: Kapitel *Microscopiorum usus*.
79   Vgl. ebd.; künftig vgl. den Beitrag von Damiani/Schaefer/Winckelmann zum Mikroskop-Kapitel in Ulm und Oberschwaben 62 (2021).
80   Vgl. StadtA Ulm, A [5353/1], fol. [16] (Francs Bibliothekskatalog); das Exemplar befindet sich in der StadtB Ulm, 14381 (Brittenburg: 1685).
81   Schneider (2009), Paläographie, S. 148.

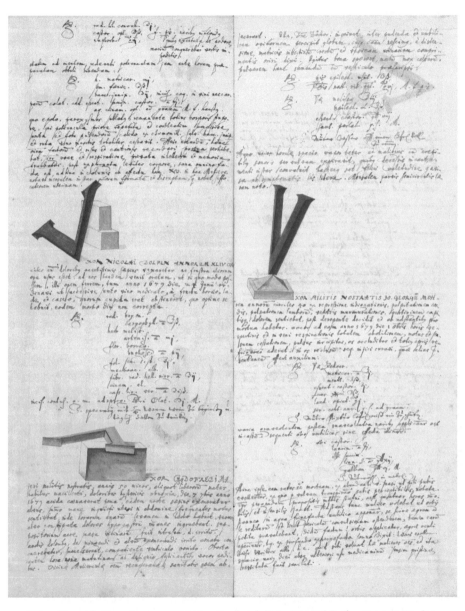

Abb. 7 Doppelseite mit geometrisierten Buchstaben im Kapitel *Suffocatio uteri*; StadtA Ulm, H Franc 8b, fol. 259v und 260r.

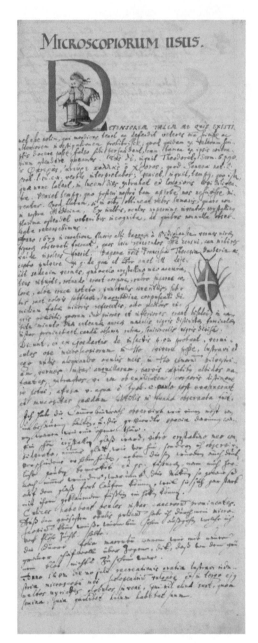

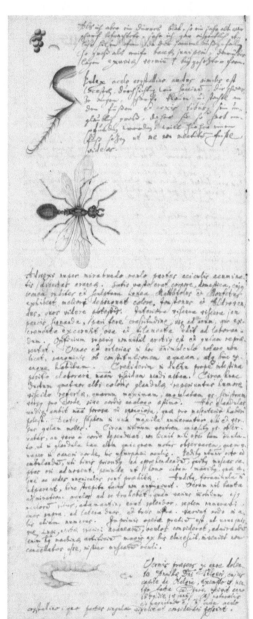

Abb. 8 Anfang des Kapitels *Microscopiorum usus*; StadtA Ulm, H Franc 8b, fol. 358r.

Abb. 9 Detail aus dem Kapitel *Microscopiorum usus*; StadtA Ulm, H Franc 8b, fol. 358v.

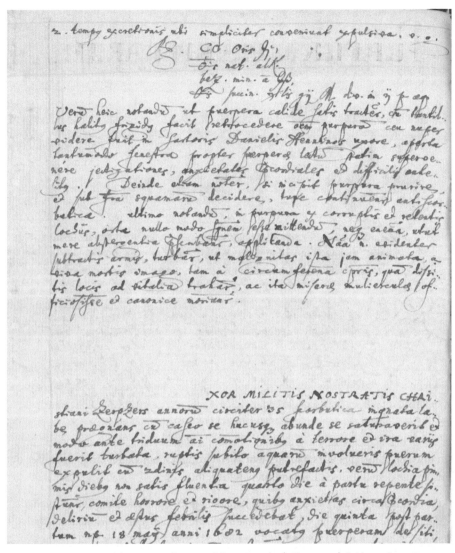

Abb. 10 Ein Beispiel für eine nicht ausgeführte Initiale (U bei Uxor) findet sich im Kapitel *Purpura puerperarum* (Ausschlag im Wochenbett); StadtA Ulm, H Franc 8b, fol. 296v.

Neben dem in Abbildung 11 dargestellten Vorsatzblatt findet sich in dem Werk auf der ersten Seite wie in allen seinen Büchern Francs Exlibris (Abb. 12) mit dem Wahlspruch: *Mox aperiet palatia coeli* (Bald zeigt sich der Palast des Himmels), der in seinem Euphemismus in auffälligem Kontrast zu dem abgebildeten Skelett mit Sanduhr und Schlüssel steht.

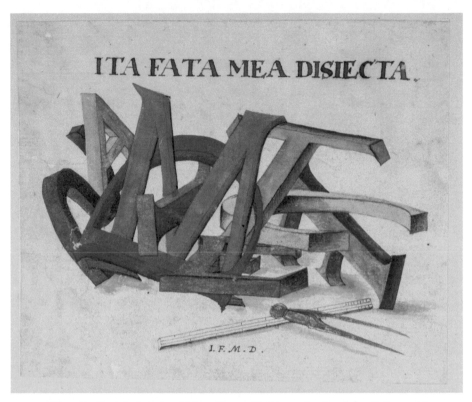

Abb. 11 Im Buchdeckel eingeklebtes Vorsatzblatt im ersten Band der ‚Ephemeris‘;
StadtA Ulm, H Franc 8a.

Am unteren Rand des Vorsatzblatts wurde nachträglich ein Zettel eingeklebt, der den
Eintrag aus dem ‚Ulmisch Leichenbuch‘ widergibt:

> *Die 84. Leichenpr*[edigt] *habe ich, David Algöwer, gehalten dem woledlen, festen u. hochgel-*
> *eherten Herren Johannes Francken, medicinae doctori, u. vieljährigen Practico allhier. Aet*[atis]
> *77, Os 1, Ad n. Kor 1*[9,19]. *D*[atum] *2. Decembris 1725. Text a b elect. Ps. 73,23.24.*

Die von Pfarrer Algöwer zitierte Stelle aus dem ersten Korinther-Brief hatte Franc in
der Einleitung seines zweiten Bandes der ‚Ephemeris‘ benutzt („Obwohl ich also von
niemandem abhängig bin, habe ich mich für alle zum Sklaven gemacht, um möglichst
viele zu gewinnen"; 1 Kor 9,19, Einheitsübersetzung). Dies lässt auf ein persönliches
Verhältnis zwischen dem Münsterprediger und Franc schließen. Der ausgewählte
Psalmvers wurde in der Trauerliturgie der Zeit oft verwendet („Aber ich bin doch
beständig bei dir, du hast meine Rechte ergriffen. Du leitest mich nach deinem Rat-
schluss, danach nimmst du mich auf in Herrlichkeit"; Psalm 73,23–24, Einheitsübersetzung).

Die erste Seite des ersten Bandes (Abb. 13) trägt folgenden Titeleintrag: *Ephemeris id est annotatio eorum in praxi quotidiana observatorum a Joanne Franco 1677 posteritati* („Tagebuch. Dies ist die Aufzeichnung des in der täglichen Praxis von Johann Franc für die Nachwelt Beobachteten, 1677"). Der zweite Band beginnt auf der ersten Seite mit der Abbildung einer Säulenhalle in der unteren Blatthälfte, darüber einen floralen Buchschmuck, den ein Vogel im Schnabel hält (Abb. 14). Die Säulenhalle zeigt griechische Inschriften, oben ist zu lesen καλὸν δὲ ἡ γέροντα μανθάνειν σοφ[ί]α[ν] („Schön ist es aber, die alte Weisheit kennen zu lernen"), unten Φιλεῖ δὲ τοὺς κάμνοντ[ες] συσπεδεῖν θεός [richtig: θεῷ] („Er pflegt die Kranken, um Gott mitzuhelfen"). Unter der Säulenhalle findet sich als Invokatio die bereits oben zitierte Stelle aus dem 1. Brief des Apostels Paulus an die Korinther, Kapitel 9, Vers 19: Ἐλεύθερος γὰρ ὢν ἐκ πάντων πᾶσιν ἐμαυτὸν ἐδούλωσα, ἵνα τοὺς πλείονας κερδήσω („Obwohl ich also von niemandem abhängig bin, habe ich mich für alle zum Sklaven gemacht, um möglichst viele zu gewinnen").[82]

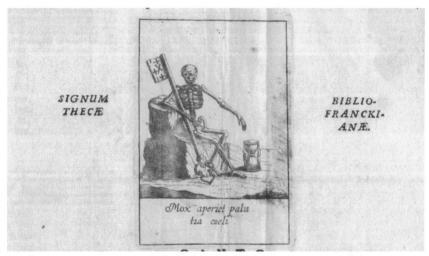

Abb. 12 Exlibris des Johann Franc. StadtA Ulm, H Franc 8b, Buchdeckel innen.

3.3.2 Schrift und Sprache

Francs Handschrift zeigt eine für das späte 17. und beginnende 18. Jahrhundert typische Kurrentschrift. Die Texte sind vorwiegend in lateinischer Sprache abgefasst, was für den gelehrten Mediziner nicht weiter verwundert. Nur bei den Signaturen der Rezepte und selten mitten im Text wird die frühneuhochdeutsche Sprache benutzt. Außerdem finden sich ab und an griechische Fachwörter und Sätze.

---

82 Die Übersetzungen wurden erstmalig publiziert in: Balint (2008), Tagebuch.

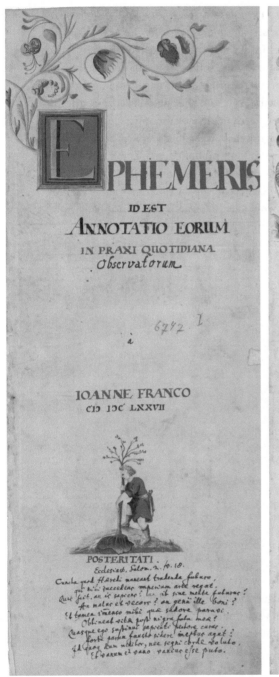

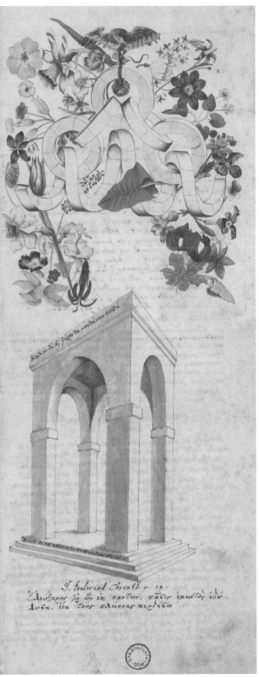

Abb. 13 Titelblatt des ersten Bandes der
‚Ephemeris'; StadtA Ulm, H Franc 8a, fol. 1r.

Abb. 14 Titelblatt des zweiten Bandes der
‚Ephemeris'; StadtA Ulm, H Franc 8b, fol. 1r.

Latein

In seinen Tagebüchern ist Francs Handschrift insgesamt gut lesbar ausgeführt. Für manche Buchstaben benutzt Franc zwei Schreibvarianten. Beim *s* setzt er sowohl das runde *s* als auch die Variante mit stark verlängertem Schaft ein wie in älteren Kanzleibastarden üblich.[83] Auch beim *d*, *h* und *t* kennt er zwei Varianten: eine lateinische wie in dem Beispiel aus Kapitel *purpura puerperarum* (Abb. 15) bei *ad* und *resolvunt*, und die in der Kurrentschrift vorherrschende Form mit Schleife an der Oberlänge,[84] wie bei *dissipando* und *utpote*. Ein *u* und ein *v* unterscheidet er nicht konsequent; er setzt das *v* zwar ein, verwendet aber immer wieder ein *u* an seiner Stelle, wie bei *urslia* (Abb. 15, letztes Wort), welches als Abkürzung für *universalia* gedeutet werden konnte; *oe* und *ae* werden als Ligatur zusammengezogen.

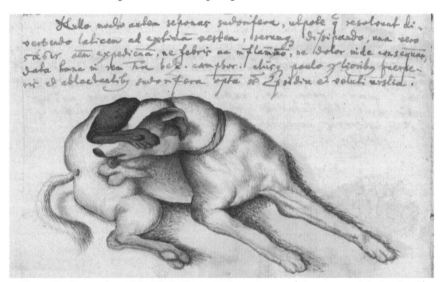

Abb. 15 Textbeispiel aus dem Kapitel *purpura puerperarum* („Purpura im Wochenbett"); StadtA Ulm, H Franc 8b, fol. 301v:

Nullo modo autem seponas sudorifera, utpote q[uae] resolvunt divertendo laticem ad extima[m] vestem, serumq[ue] dissipando, una vero στάσιν o[mn]em expedien[ti]a, ne febris ac inflam[m]a[ti]o, ne dolor inde consequa[tu]r. data hanc in rem T[inctu]ra bez[oardica] camphor[ata] aliisq[ue] paulo [volati]liorib[us] puerperis et ablactantib[us] sudorifera opt[im]a s[un]t [prae]sidia et veluti u[nive]rs[a]lia.

(„Auf keinen Fall aber darfst du die schweißtreibenden Mittel beiseite lassen, da diese die Flüssigkeit zur äußersten Hülle hinwenden und sie auflösen, zugleich alles Wässrige zerstreuen und jeglichen Flüssigkeitsstau beseitigen, damit weder Fieber noch Entzündung noch Schmerz folgt. Wenn man unter solchen Umständen eine kampferhaltige Bezoartinktur samt einigen anderen, wenig flüchtigeren Mitteln den Wöchnerinnen und Abstillenden verabreicht, sind die schweißtreibenden Mittel die besten und quasi alles umfassenden Arzneien.")

---

83   Schneider (2009), Paläographie, S. 84.
84   Schneider (2009), Paläographie, S. 85.

Abkürzungen waren im 17. und 18. Jahrhundert sehr gebräuchlich,[85] und auch Franc setzt sie häufig ein, was die Lesbarkeit gelegentlich erschwert. Er verwendet den Nasalstrich über dem letzten Vokal, teilweise auch angebunden an diesen, um ein *m* am Wortende abzukürzen wie bei *extimam* (Abb. 15). Daneben benutzt er zahlreiche Kontrakturen, die ebenfalls mit einem Nasalstrich über dem Wort markiert werden, z. B. *expedicn̄a* für *expedientia* und *inflam̄ao* für *inflammatio* (Abb. 15) oder bei den häufig vorkommenden Verben in der dritten Person -*an̄r* für -*antur*, -*un̄r* für -*untur* usw. Für die Endung -*us* steht ein 9-ähnliches Zeichen wie im Textbeispiel bei *ablactantibus*; die Genitiv-Plural-Endung -*rum* wird durch ein Trema markiert. Vorsilben werden ebenfalls gekürzt. So schreibt er die Vorsilben *per*-, *prae*- und *pro*- nie aus, sondern unterscheidet sie durch verschiedene Striche und Schleifen am *p* (Abb. 15: *p[rae]sidia*, viertletztes Wort), wie es seit dem Mittelalter üblich war, insbesondere das *per* mit Strich durch die Unterlänge.[86] *Ver* ergibt sich aus einem durchgestrichenen *v*, und *x* mit Zirkumflex bedeutet *extra*. Die Kontraktion kann jedoch auch ganze Wörter umfassen, wie z. B. bei *omnem* (Abb. 15). Jeder Satz enthält mehrere Kontrakturen und auch Abkürzungen. Gerade die für Verordnungen typischen Wendungen in Rezepten sind stark verkürzt, wie beispielsweise im Kapitel *lochia retenta* sichtbar: *M. f. p. is*, was für *misce fiat pulvis* (Abb. 16) steht,

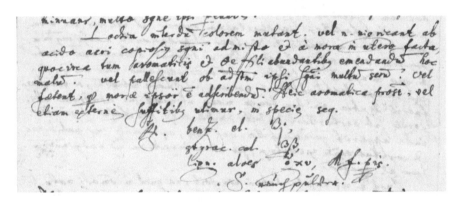

Abb. 16 Textbeispiel aus dem Kapitel *lochia retenta* („Verhalt des Wochenflusses");
StadtA Ulm, H Franc 8b, fol. 277r (Detail):

Recipe
benz[oe] el[ectae] ℥ j,
styrac[is] cal[amiti] ℥ ß,
lign[i] aloes ℈xv,
M[isce] f[iat] p[ulv]is
S[ignetur] rauchpulver.

Man nehme
erlesene Benzoe 1 Unze,
Storax 0,5 Unzen,
Paradiesholz 15 Gran,
mische es und mache ein Pulver
Beschriftung: Räucherwerk.

85   Cappelli (1990), Manuali; Schneider (2009), Paläographie, S. 86.
86   Schneider (2009), Paläographie, S. 89.

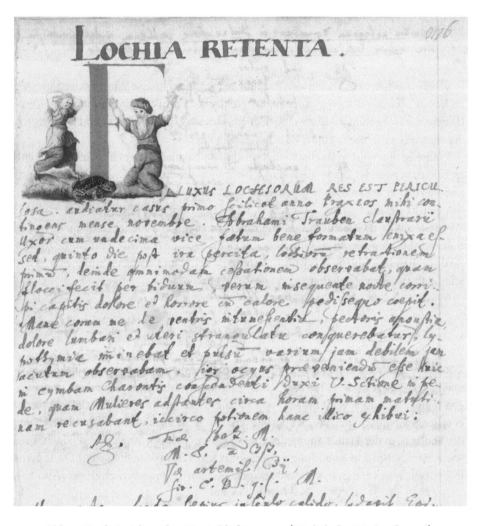

Abb. 17 Textbeispiel aus dem Kapitel *lochia retenta* („Verhalt des Wochenflusses"); StadtA Ulm, H Franc 8b, fol. 276r (Detail):

Recipe
T[inctu]rae bez[oardicae] M[ichaelis]
M[artis] S[olubilis] á ʒ ß,

▽ᴧ artemis[iae] ʒ ij,
sir[upi] c[ardui] b[enedicti]
q[uantum] s[atis]
M[isce].

Man nehme
Bezoar-Tinktur nach Michaelis
Eisenweinstein je 0,5 Drachmen,

destilliertes Beifußwasser 2 Unzen,
Sirup vom Benediktenkraut
in ausreichender Menge
mische es.

„misch es und mach ein Pulver", oder *Tra. bez. M.* (Abb. 17), was für *tinctura bezoardica Michaelis* steht, „Bezoar-Tinktur nach Michaelis".[87]

Alt-Griechisch

In den Text eingestreut finden sich immer wieder altgriechische Wörter oder Sätze wie im Kapitel *Abortus* (Abgang) κακοχυμία[88] (schlechte Säfte) oder im Kapitel *Impraegnatio simulata* (vorgetäuschte Schwangerschaft) εὐτοκίαν (gute Geburt) und μητρέσχυτα, θυμιάματα (Gebärmuttergüsse, Räucherwerk) (Abb. 18).

Während die meisten Buchstaben dem klassischen alt-griechischen Schriftbild entsprechen, verwendet Franc auch hier Kürzungen: die Buchstabenkombinationen στ und ου zieht er zusammen und schreibt sie als einen einzigen Buchstaben; im ersten Fall gleicht sie einer 5 (Abb. 15: στάσιν), im zweiten einem *u*. Teilweise sind auch nur Wortteile aus dem Griechischen entnommen, was ebenfalls wieder zur damaligen Zeit durchaus üblich gewesen zu sein scheint.[89] Der längste griechische Text ist die Invokatio des 2. Bandes (Abb. 14); vermutlich sollte sie dem Band etwas Gehobenes, Wissenschaftlich-Gelehrtes verleihen.

Frühneuhochdeutsch

Deutsche Texte sind von Franc in frühneuzeitlicher Kurrentschrift ausgefertigt. Regelmäßig verwendet er diese bei den Rezept-Signaturen, d.h. den Gebrauchsanweisungen seiner Heilmittel, etwa im Kapitel *dolores post partum* (Abb. 19). Dabei gebraucht er seltener Abkürzungen oder Kontrakturen. Die Schreibweise unterscheidet sich von der heutigen in der Handhabung der Konsonantenverdoppelung und Vokaldehnung, wie in dem Beispiel in Abbildung 19 aufgeführt wird. Des Weiteren notiert Franc gerne in Deutsch, wenn er das, was andere gesagt haben, sozusagen wörtlich zitiert (Abb. 20).

---

87   Schneider (1986), Arzneimittelgeschichte, S. 397.
88   StadtA Ulm, H Franc 8b, fol. 273r.
89   Schneider (2009), Paläographie, S. 89.

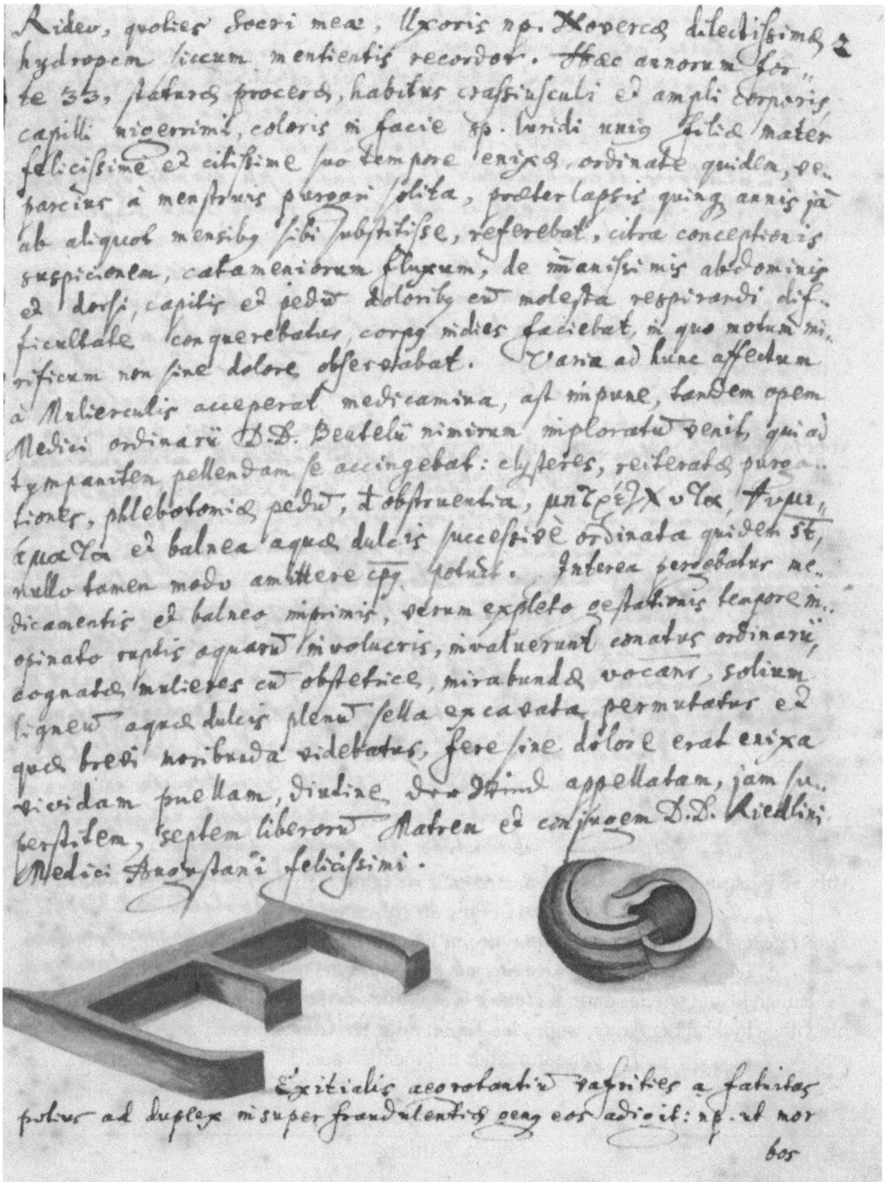

Abb. 18 Beispiel aus dem Kapitel *impraegnatio simulata* („vorgetäuschte Schwangerschaft"); StadtA Ulm, H Franc 8b, fol. 267r (Detail):
*clysteres, reiteratae purgationes, phlebotomiae pedum, deobstruentia, μητρέσχυτα, θυμιάματα
et balnea aquae dulcis successive ordinata quidem s[un]t, nullo tamen modo amittere c[or]pus
potuit.*
(„Einläufe, wiederholte Darmreinigungen, Aderlässe an den Füßen, öffnende Mittel,
Gebärmuttergüsse, Räucherwerk und Süßwasserbäder wurden nach und nach verordnet;
der Körper konnte sich auf keine Weise beruhigen.")

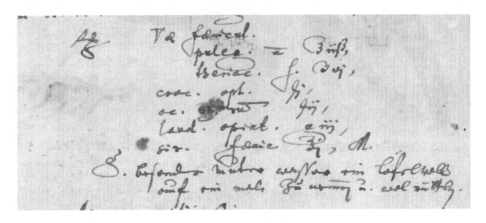

Abb. 19 Beispiel aus dem Kapitel *dolores post partum* („Schmerzen nach der Geburt");
StadtA Ulm, H Franc 8b, fol. 286v (Detail):
besonder muter wasser ein löfel voll auf ein mal zunemen u. wol zu haben.

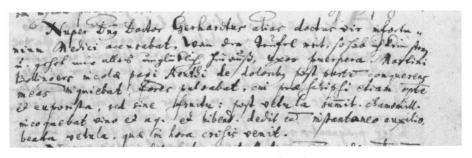

Abb. 20 Beispiel aus dem Kapitel *dolores post partum* („Schmerzen nach der Geburt");
StadtA Ulm, H Franc 8b, fol. 286r (Detail):
*Nuper denuo Doctor Gerhardtus alias doctus vir infortunium Medici accusabat, wann der
Teufel reit, so hab ich kein Stern u. gehet mir alles unglücklich hinauß.*
(„Neulich klagte wieder einmal Doktor Gerhardt, sonst ein gelehrter Mann, über das
schlechte Schicksal der Ärzte, wenn der Teufel reite, so habe er keinen guten Stern und es
gehe ihm alles unglücklich aus.")

3.3.3 Zahlen

Bei den Zahlen verwendet Franc an der einen Stelle arabische Zahlen, an der anderen
Stelle große lateinische Buchstaben, wieder am anderen Ort nutzt er kleine lateinische
Buchstaben, ein Nebeneinander, das zur damaligen Zeit üblich war (Abb. 21).[90] In den
Rezepten benutzt er ausschließlich kleine lateinische Buchstaben, in den deutschen

---

90   Schneider (2009), Paläographie.

Gebrauchsanweisungen wiederum arabische Zahlen. Ein Beispiel dafür findet sich in einem Rezept im Kapitel *dolores post partum* in Abbildung 22: Hier steht im Rezept *miß* und *mj* für „eineinhalb" bzw. „eine Handvoll", aber in der Signatur 2 *Säcklein*.

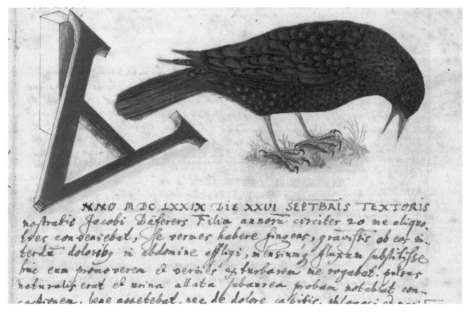

Abb. 21 Beispiel für den Gebrauch verschiedener Zahlen im Kapitel *impraegnatio dissimulata* („verheimlichte Geburt"); StadtA Ulm, H Franc 8b, fol. 269r (Detail):
Anno MDCLXXIX die XXVI sept[em]bris textoris nostratis Jacobi Däferers Filia annoru[m] circiter 20 me aliquoties conveniebat.
(„Am 26. September 1679 rief mich mehrmals die Tochter des hiesigen Webers Jakob Däferer, etwa 20 Jahre alt.")

Alchimistische Zeichen

Franc verwendet zahlreiche alchimistische Zeichen, besonders häufig in den Rezepten, die damals sehr gebräuchlich waren. Im Rezept in Abbildung 22 erkennt man z. B. einen Kreis mit zentralem Punkt für *sol* und einen waagerecht durchgestrichenen Kreis für *sal*. Insgesamt nutzt Franc um die 50 Zeichen. Diese können der Aufstellung im Anhang 4[91] entnommen werden. Eine Übersicht über die in Chemie und Medizin in der damaligen Zeit verwendeten Zeichen gibt das „Medicinisch-Chymisch und Al-

---

91   Vgl. Anhang 4: Auflistung der alchemistischen Zeichn nach Fries (2018), Geschlechts- und Männerkrankheiten, S. 456 mit Ergänzungen von Hans-Joachim Winckelmann.

chemistische Oraculum",[92] das für die Bezeichnung einer Sache oft zehn verschiedene Zeichen angibt und hunderte verschiedener Zeichen enthält.

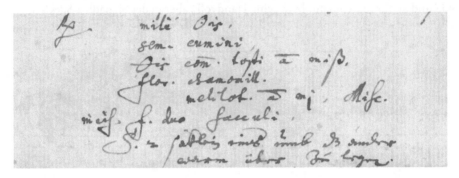

Abb. 22 Rezept aus dem Kapitel *dolores post partum* (Schmerzen nach der Geburt");
StadtA Ulm, H Franc 8b, fol. 286v (Detail):
R[eci]p[e] milii solis, sem[inis] cumini, salis com[munis] tosti a[na] miß, flor[um] chamo-
mill[ae], melilot[i] a[na] mj, Misc[e] incis[um], f[iat] duo sacculi.
S[ignetur] 2 säklein eines umb dz ander warm über zu legen.
(„Man nehme Meerhirse, Kreuzkümmelsamen, gewöhnliches geröstetes Salz, je 1,5 Hand-
voll, Blüten von der Kamille, vom süßen Steinklee je 1 Handvoll, Mische das Zerschnitte-
ne und mache 2 Säckchen. Beschriftung: 2 Säckchen, warm übereinander auflegen.")

3.3.4 Translation[93]

Vokabular

Franc besitzt einen großen Wortschatz und setzt diesen gerne abwechslungsreich ein. So findet man zum Thema Schmerz an einer Stelle *dolores invadunt*[94] („Schmerzen überfielen sie"), an einer anderen *graves dolores ac vehementes sequebantur*[95] („es folgten schwere und heftige Schmerzen") und wieder an einer anderen *sequentibus atrocissimis torminibus*[96] („es folgten heftigste Leibschmerzen"). Auch bei den häufig vorkommen-den Altersangaben nutzt er verschiedene Wendungen und wechselt zwischen *annus* („Jahr") im Genitiv (*uxor* [...] *annorum 40*)[97] und im Akkusativ (*mulier annos 37 na-ta*)[98] oder verwendet gleich ein passendes Wort wie *quadragenaria* („40jährig").[99]

---

92 Anonymous (1772), Oraculum.
93 Dieser Abschnitt beruht im Wesentlichen auf Balint/Keil/Winckelmann (2011), Die Ephemeris.
94 StadtA Ulm, H Franc 8b, fol. 286r.
95 StadtA Ulm, H Franc 8b, fol. 286v.
96 StadtA Ulm, H Franc 8b, fol. 286r.
97 StadtA Ulm, H Franc 8b, fol. 276r.
98 StadtA Ulm, H Franc 8b, fol. 282r.
99 StadtA Ulm, H Franc 8b, fol. 282r.

Abgesehen vom klassischen Wortschatz nutzt er auch neulateinische Wörter wie *in-dusium*[100] („Oberbekleidung"),[101] aber auch eine ganze Anzahl an mittellateinischen Vokabeln. Die Bedeutung mancher Begriffe lässt sich jedoch meist ableiten wie bei *pa-nificus*, bei Franc *pannificus* geschrieben,[102] von *panis* („Brot") und *facere* („machen"), also der Brot-Macher oder Bäcker,[103] oder *doliarius*[104] von *dolium* („Fass") für „Fassbinder".[105]

Eine in einem Arzt-Tagebuch zu erwartende, sehr häufig vorkommende Gruppe von Wörtern sind die wissenschaftlichen und vor allem medizinischen Fachbegriffe, die aus dem Lateinischen oder Griechischen abgeleitet werden. Zum großen Teil sind sie leicht verständlich, da sie heute noch in der gleichen Form benutzt werden wie *lac-tatio*[106] für „Laktation" (Stillzeit, von lat. *lac, lactis*: „Milch") oder *porus*[107] für Pore (von griech. πόρος „Öffnung", „Loch"). Andere Wörter, besonders die, die mit der damaligen Säftelehre zusammenhängen, sind dagegen heute nicht mehr gebräuchlich und müssen aus den Wortbestandteilen abgeleitet werden wie κακοχυμία[108] für „schlechte Säfte" (κακός „schlecht"; χυμός „Feuchtigkeit", „Saft").

In Francs Rezepten findet man über 1.000 verschiedene Stoffe seiner ‚Materia medica'[109] Teils sind diese heute noch gebräuchlich wie *verbena* (Eisenkraut), oder sie spielen in der Toxikologie noch eine Rolle wie *antimonium* (Grauspießglanz).[110] Zubereitungsbeschreibungen wie die *tinctura bezoardica Michaelis* sind zwar in diesem Fall mit „Bezoar-Tinktur nach Michaelis" leicht zu übersetzen, die Rezepturen dahinter können jedoch nur mit einschlägigen Arzneimittelwerken für die damalige Zeit ermittelt werden.[111]

Satzbau und Grammatik im Lateinischen

Die Komplexität des von Franc genutzten Vokabulars setzt sich in seinem Satzbau fort. Durch lange Satzkonstruktionen werden seine Ausführungen oft schwer verständlich. Diese Länge erreicht Franc mit zahlreichen Konjunktionen und Relativsätzen, in die noch Gerundien und Partizipien integriert werden. Zwar konstruiert er, gemessen an

---

100 StadtA Ulm, H Franc 8b, fol. 268r.
101 Georges (1918), Handwörterbuch 2, S. 214.
102 StadtA Ulm, H Franc 8b, fol. 269v.
103 Georges (1918), Handwörterbuch 2, S. 1459.
104 StadtA Ulm, H Franc 8b, fol. 268v.
105 Georges (1918), Handwörterbuch 1, S. 2274.
106 StadtA Ulm, H Franc 8b, fol. 299r.
107 StadtA Ulm, H Franc 8b, fol. 301r.
108 StadtA Ulm, H Franc 8b, fol. 273r.
109 Vgl. unten S. 72–74, Tabelle 1: Materia medica.
110 Marquardt/Schäfer (2004), Toxikologie.
111 Schneider (1986), Arzneimittelgeschichte, S. 397.

der klassischen Latein-Grammatik, seine Sätze erstaunlich korrekt, dennoch bleibt der Bezug manchmal unklar. Zwei typische Sätze sollen hier vorgestellt werden. Die beigefügte Übersetzung ist nicht wortwörtlich und entspricht nicht genau der Grammatik des lateinischen Satzes.

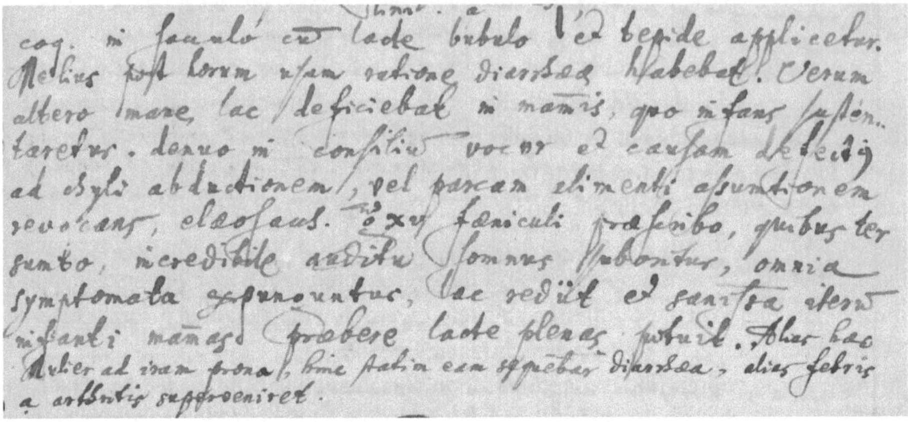

Abb. 23 Beispielsatz aus dem Kapitel *Lactus defectis* („Milchmangel"); StadtA Ulm, H Franc 8b, fol. 299r (Detail).

Beim ersten Satz handelt es sich um einen Fall von Milchmangel bei einer stillenden Mutter (Abb. 23): *denuo in consilium vocor et causam defectus ad chyli abductionem, vel parcam alimenti assumtionem revocans, elaeosacch[ari] ḡ[=grana] xv foeniculi praescribo, quibus ter sumto* [richtig: *quo sumpto*], *incredibile auditu somnus subortus, omnia symptomata expunguntur, lac rediit et saniss[im]a iterum infanti mam[m]as praebere lacte plenas potuit.*[112] („Erneut wurde ich um Rat gebeten und, da ich den Grund für das Fehlen auf Flüssigkeitsentzug oder zu wenig Nahrungsaufnahme zurückführte, verschrieb ich 15 Gran Fenchel-Ölzucker, welcher dreimal genommen wurde, und durch welchen – unglaublich zu hören – Schlaf kam. Alle Symptome verschwanden, die Milch kehrte zurück und sehr gesund konnte sie wieder dem Kind die mit Milch vollen Brüste geben.")

Dieser Satz beginnt mit dem Hauptsatz. Das Prädikat ist *vocor*, wobei die Wendung *in consilium vocare* ohne das *in* üblicher ist. Das *et* verbindet *vocor* mit *praescribo*. Der komplette Abschnitt zwischen den beiden Verben gehört zu dem Partizip *revocans*, welches sich als Participium coniunctum im Nominativ auf das Subjekt des Satzes bezieht („ich"). Es folgt ein Relativsatz, eingeleitet von *quibus*, welches sich eigentlich nur auf *elaeosacch.* beziehen kann. Problematisch ist hier, dass sich auch das Partizip *sumto* sinnvoll nur auf *elaeosacch.* beziehen kann, es jedoch im Gegensatz zu *quibus* im

Singular steht und bei *elaeosacch.* offen bleibt, ob die Singular- oder die Plural-Endung zu ergänzen ist. Richtig müsste es also statt *quibus ter sumto* heißen *quo ter sum(p)to* oder *quibus ter sum(p)tis.* Der Einschub *incredibile auditu* ist ein selten vorkommendes Supinum II. Das zu dem mit *quibus* eingeleiteten Relativsatz gehörende finite Verb *suboritus [est]* leitet sich von suborior ab. Die weiteren finiten Verben *expunguntur,* […] *rediit et* […] *potuit* sind aneinander gereiht in Hauptsätzen.

Beim nächsten Satz geht es um die Theorie, die hinter Francs These steht, dass eine Wöchnerin sich nicht der Kälte aussetzen soll:

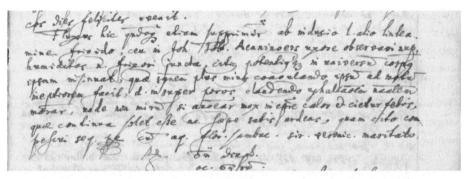

Abb. 24 Beispielsatz aus dem Kapitel *Lochia retenta* („Wochenflussverhalt"); StadtA Ulm, H Franc 8b, fol. 277r (Detail).

Fluxus hic q[ua]ndoque etiam supprimi[tu]r ab indusio t[um] alio linteamine frigido, ceu in Joh[annes] Tob[ias] Renningers uxore observavi nuper, humiditas n[unc] frigori juncta, citius potentiusque in universum corpus ipsam insinuat, quae s[an]g[ui]nem plus minus coagulando ipsum ad motum ineptiorem facit, d[einde] insuper poros claudendo exhala[tion]em nasalem mora[tu]r, unde non mirum si augea[tu]r mox in c[or]p[o]re calor et cietur [richtig: cieatur/ ciatur] febris, quae continua solet esse ac saepe satis ardens, quam cito compescui seq[uente] pulvere cum aq[ua] flor[um] sambuc[i] sir[upo] veronic[ae] maritato.[113] (Abb. 24)

(„Dieser Fluss [gemeint ist der Wochenfluss] wird auch manchmal von kalter Kleidung und von anderem kalten Leinenzeug unterdrückt, wie ich neulich bei der Frau des Johannes Tobias Renninger beobachtet habe. Feuchtigkeit jetzt verbunden mit Kälte drang noch schneller und stärker in den ganzen Körper derselben ein und machte das Blut mehr oder minder durch Gerinnen zur Bewegung ungeeignet. Hierauf wurde obendrein durch das Verschließen der Poren die Nasensekretion behindert, wodurch es nicht verwundert, wenn im Körper bald die Hitze ansteigt und Fieber entsteht, welches anhaltend und oft recht glühend zu sein pflegt. Dieses habe ich rasch mit folgendem Pulver mit Holunderblütenwasser vermischt mit Ehrenpreissirup unterdrückt.")

113   StadtA Ulm, H Franc 8b, fol. 277r.

Auch dieser Satz beginnt mit dem Hauptsatz und dem Prädikat *supprimitur*. Mit der Konjunktion *ceu* wird der erste Nebensatz angeschlossen, dessen Verb *observavi* lautet. Mit *humiditas* [...] *insinuat* folgt ein zweiter Hauptsatz. *juncta* bezieht sich als Participium attributum auf *humiditas*, ebenso wie der Relativsatz *quae* [...] *facit*, [...] *moratur*. *coagulando* und *claudendo* sind Gerundien. Es folgt ein weiterer Gliedsatz, *unde non mirum [est]*, mit einer Ellipse von *esse*. Der nächste Gliedsatz, eingeleitet von *si*, beinhaltet wieder zwei Verben: *augeatur* [...] *et cietur;* dabei fällt auf, dass *augeatur* im Konjunktiv, *cietur* hingegen im Indikativ steht. Auf das *febris*, das Subjekt zu *cietur*, bezieht sich das Relativpronomen *quae* mit dem Verb *solet*, wobei zu *solere* der Infinitiv *esse* gehört. Das *ac* verbindet das *continua* mit dem *ardens*, sodass es sich hier bei letzterem nicht um ein Participium coniunctum handelt und es gut wörtlich wiedergegeben werden kann. Auch der Relativsatz *quam* [...] *compescui* bezieht sich auf *febris*. Innerhalb dessen befindet sich noch das Partizip *maritato*, ein Participium coniunctum mit Bezug zu *pulvere*. Dieser Satz ist ein gutes Beispiel dafür, wie Franc in seinem Gedankengang sehr schnell von einem Punkt zum nächsten kommt und dies alles in einem einzigen Satz ausdrückt, den man im Deutschen mit drei Sätzen wiedergeben könnte.[114]

Zusammenfassend ist festzuhalten, dass Francs Handschrift zwar nach einer gewissen Einarbeitung gut lesbar erscheint. Gleichzeitig erschweren seine vielen Eigenheiten die Transkription und Lesbarkeit. Insgesamt 12 Doktorandinnen und Doktoranden haben die beiden Bände unter der Betreuung von Hans-Joachim Winckelmann und Gudrun Litz transkribiert und übersetzt. Die einzelnen Dissertationen sind mit den in ihnen transkribierten und übersetzten Kapiteln der ‚Ephemeris‘ in Anhang 1 aufgelistet. Ein Konkordanzverzeichnis von Übersetzung und Originalhandschrift findet sich in Anhang 3. Die Handschrift ist – ebenso wie alle Dissertationen mit ihren Übersetzungen – im Digitalisat über https://stadtarchiv.ulm.de/projekte/franc abruf- und einsehbar.

---

114   Übernommen aus Balint/Keil/Winckelmann (2011), Ephemeris, S. 51–56.

4. Francs Tätigkeitsprofil als Arzt

Hans-Joachim Winckelmann / Gudrun Litz

4.1 Francs Umgebung:
Das Medizinalwesen in Ulm an der Wende vom 17. zum 18. Jahrhundert

Politische und wirtschaftliche Lage

Am Ende des 17. Jahrhunderts war von der politischen und wirtschaftlichen Bedeutung, die die Reichsstadt im Mittelalter behauptete, nur noch wenig zu spüren. Die Lage verschlechterte sich weiter im Spanischen Erbfolgekrieg (1701–1713). Die Stadt hatte enorme wirtschaftliche Kriegslasten in Form von Steuern und Forderungen der durchziehenden Armeen zu tragen. Die Schulden aus diesen Jahren belasteten die Finanzen der Stadt bis zum Ende der Reichsstadtzeit. Die Einwohnerzahl war nach dem Ende des Dreißigjährigen Krieges auf ca. 13.500 Bewohner gesunken, bis in die 1680er Jahre aber wieder auf die Vorkriegszahl von ca. 19.000 angestiegen, war danach aber wieder rückläufig bis auf ca. 15.000 Einwohner um 1750.[1]

Medizin an der Wende vom 17. zum 18. Jahrhundert

Die Medizin am Ende des 17. und beginnenden 18. Jahrhunderts war durch einen neuen kritischen Umgang mit den „alten Autoritäten" gekennzeichnet. Es bildete sich eine Vielfalt von medizinischen Theorien und Systemen heraus. Zwar blieben wesentliche Elemente der Humoralpathologie noch bis ins 19. Jahrhundert sehr wirkmächtig und bildeten insbesondere in Laienkreisen weiterhin die Grundlage von Körperverständnis und Krankheitsvorstellungen. In der gelehrten Medizin traten aber neue Sichtweisen hinzu wie der Cartesianismus und die Iatrochemie. Die Iatrochemie mit ihrem Postulat von der chemischen Determiniertheit aller Lebensphänomene in Gesundheit und Krankheit befand sich zwar auf einer neuen Konzeptebene, hatte durch ihre Kon-

---

1   Specker (1977), Ulm, S. 168 f. und S. 230; Wettengel/Weig (2004), StadtMenschen, S. 110.

zentration auf die Flüssigkeitschemie des Organismus aber doch zumindest phäno-menologisch noch eine Nähe zur Humoralpathologie, während der Cartesianismus mit der Entwicklung iatrophysikalischer Lebens- und Krankheitskonzepte eine völlige Abkehr von dieser bedeutete.[2] In der Volksmedizin hatte zusätzlich die Drecktherapie mit Harn, Kot und anderem Unrat weite Verbreitung.

Medizinische Versorgung im reichsstädtischen Ulm

Das öffentliche Gesundheitswesen Ulms war seit dem Mittelalter gekennzeichnet durch vielfältige Versuche der reichsstädtischen Obrigkeit, ordnend und regulierend in die Gesundheitspflege einzugreifen.[3] Bis zum Jahre 1528 erhielten die Stadtärzte vom Rat einen individuellen Vertrag, wodurch ihnen neben den Bezügen in Form von Geld und Naturalien auch Privilegien eingeräumt wurden wie etwa die Befreiung von Steuern aller Art, vom Zoll und vom Wehrdienst. Dies brachte Ihnen ein hohes gesell-schaftliches Ansehen ein. Ein solcher Vertrag zwischen dem Rat und einem Arzt findet sich erstmals 1418, doch es ist anzunehmen, dass die Stadt bereits im 14. Jahrhundert die Ärzte in ein Pflichtverhältnis genommen hat.[4]

Nach dem ersten Drittel des 16. Jahrhunderts erfolgte eine entscheidende Änderung im Verhältnis der Ulmer Ärzte zur Stadt. Der Rat schloss nicht mehr mit jedem Einzel-nen einen individuellen Vertrag, sondern stellte erstmals 1528 für die Gesamtheit der praktizierenden Ärzte eine Ordnung auf, auf die jeder bei seiner Niederlassung schwö-ren musste. Damit war der einzelne Arzt nicht länger gleichgestellter Vertragspartner gegenüber dem Rat, sondern stand in einem Abhängigkeitsverhältnis zu diesem. Eine Ursache war wohl die zunehmende Zahl von Universitäten im Alten Reich, die eine steigende Zahl an Medizinern mit sich brachte.

Mit der Einrichtung des Collegium Medicum im Jahre 1592 erhielten die Ulmer Ärzte ihre Standesvertretung. Pflichten und Befugnisse waren in einer vom Rat he-rausgegebenen Ordnung festgehalten. Die Ordnung war in sieben Abschnitte geglie-dert und enthielt verbindliche Bestimmungen für die einzelnen in der medizinischen Versorgung tätigen Berufsgruppen. So galt zum Beispiel ein Abschnitt den „Promotis der Arzney – Doctoribus oder Medicis Approbatis", also den Ärzten mit Universitäts-studium, ein anderer den „Barbierern, Badern und gemeinen Chirurgen und Wund-ärzten", wieder ein anderer den „Bruch- und Steinschneidern – auch Augenärzten und Starenstechern" und wieder ein anderer den Apothekern.[5]

---

2   Eckart (2013), Geschichte, S. 142.
3   Allgemein zum Medizinalwesen vgl. Winckelmann/Schulthess/Kressing/Litz (2016), Medizin-
     historischer Streifzug.
4   Zu den Ulmer Stadtärzten vgl. Klemm (1929), Ärzte.
5   Zum Collegium Medicum allgemein vgl. Grob (2007), Collegium Medicum, hier bes.: S. 21 f.

Der Rat versuchte in dieser Ordnung, die Zuständigkeiten und Praktiken der einzelnen medizinisch tätigen Berufsgruppen zu regulieren und festzuschreiben.

Die Aufgaben des Collegium Medicum waren vielfältig. Hierzu zählten die Ausbildung und Prüfung von Chirurgen, Apothekenvisitationen, Oberaufsicht und Prüfung der Hebammen. Besonderes Augenmerk hatten die Stadtärzte auf die Erhaltung bzw. die Wiederherstellung der städtischen Hygiene zu richten, wobei die Vermeidung von Seuchen und die Überwachung der Lebens- und Genussmittelherstellung im Vordergrund standen. Die Aufgaben innerhalb des Collegiums wurden aufgeteilt zwischen dem Senior, dem Hospitalphysikus, dem Landphysikus und dem Garnisonsphysikus. Die Mitgliedschaft im Collegium Medicum war jedoch erst ab Mitte des 18. Jahrhunderts verpflichtend, zu Zeiten Francs gab es allerdings auch frei praktizierende Ärzte.[6]

Städtisches Hospitalwesen

Ein Blick auf die Situation im Ulmer Hospital[7] zeigt, dass diese sich an der Wende vom 17. zum 18. Jahrhundert gegenüber früheren Zeiten kaum verändert hatte. Dies gilt sowohl für die typische Zusammensetzung der Spitalklientel als auch für die ärztliche Versorgung der Spitalinsassen. Ob und in welcher Regelmäßigkeit amtliche Konsultationen im Ulmer Spital tatsächlich stattgefunden haben, lässt sich heute nicht mehr überprüfen. Die hygienische Situation allerdings war beklagenswert. Neben dem Hospital gab es Seel- oder Blatternhäuser, ein Funden- und Waisenhaus, Siechen- und Brechenhäuser und Leprosorien.

Dies war das politische, wirtschaftliche und medizinische Umfeld, in dem Johann Franc wirkte. Da er nicht Mitglied des Collegium Medicum, also kein städtischer Angestellter war, musste er sich der Konkurrenz nichtakademischer Behandler stellen. Die Versorgung des Großteils der Bevölkerung lag, schon der Kosten wegen, bei den Chirurgen und Wundärzten. Überschneidungen der Tätigkeitsfelder gab es ständig, was in der Folge häufig zu Streitigkeiten führte. Allerdings scheint Francs Verhältnis zu einigen der Chirurgen auf Vertrauen und Anerkennung beruht zu haben, denn in seinem Tagebuch werden diese oft lobend erwähnt.[8]

Zusammenfassend kann man feststellen, dass sich das Ulmer Gesundheitswesen an der Wende vom 17. zum 18. Jahrhundert nicht wesentlich von anderen Reichsstädten im süddeutschen Raum unterschied.[9]

---

6   Grob/Winckelmann (2014), Collegium Medicum zu Ulm, S. 109–123.
7   Vgl. dazu Greiner (1907), Geschichte; Lang (2010), Heilig-Geist-Spital.
8   Vgl. unten S. 126–128.
9   Seidel (2006), Todesursachen, S. 29.

4.2 Francs Tätigkeitsspektrum

Wie zur damaligen Zeit üblich, war Franc als akademisch ausgebildeter Arzt hauptsächlich internistisch tätig. Chirurgische Eingriffe wurden in der Regel an die handwerklich ausgebildeten und in Zünften organisierten Wundärzte und Chirurgen delegiert. Zu diesen chirurgischen Tätigkeiten gehörten unter anderem der Aderlass, das Schröpfen, die Inzision, chirurgische Wundbehandlungen, Amputationen, Bruchschienungen und die Entfernung von Zähnen.[10] Nach seinen eigenen Beschreibungen betätigt sich Franc aber in gewissem Umfang auch selbst chirurgisch. So beschreibt er im Kapitel *Tumores* die eigenhändige Öffnung einer Geschwulst: „Dies war aber ohne Erfolg, daher wurde von mir ein Schnitt durchgeführt. Es trat schnell die in einer eigenen Hülle eingeschlossene Masse aus. Danach wurde die überflüssige Haut abgeschnitten und die Wunde mit meinem Hauspflaster, das im Kapitel über Geschwüre hervorragend beschrieben ist, bedeckt."[11] Franc betätigt sich auch im Bereich der pathologischen Anatomie, so beurteilt er entfernte Gewebe anhand ihrer makroskopischen Aspekte. Nach der Eröffnung einer Geschwulst untersucht er regelmäßig deren Inhalt: „Ich habe die harte Masse zerschnitten. Sie hatte die Beschaffenheit von Talg und war durch Häutchen und kleine Venen unterteilt, sodass man hätte sagen können, diese Venen waren wie ein Netz für den gebildeten Talg."[12] Er führt auch selbst klinische Sektionen an Tieren durch. Eine solche beschreibt er beispielsweise im Kapitel *Vitia cutis*: „Derselbe hielt auch einen alten Kater, welcher häufig nach dem Fressen erbrach, begleitet von Geräuschen in der Brust, eitrigem Auswurf und Mattigkeit. Ich habe ihn im selben Jahr mit meinem Messer aufgeschnitten und wir entdeckten in dessen Magen ein hartes Steinchen mit einem Gewicht von 4 Drachmen [1 Drachme = 3,4 Gramm], das von einer zähen Flüssigkeit umgeben war. Es konnte nicht in Erfahrung gebracht werden, ob es sich dabei um ein Gegengift handelt."[13]

Nicht nur im Fall einer Erkrankung wenden sich Patienten in der damaligen Zeit an Heilkundige, sondern auch zur Krankheitsprävention. Franc dokumentiert zumindest einen solchen Fall in seinem Praxisjournal: „Johannes Schwarz, etwa 26 Jahre alt, kräftig und von stattlicher Gestalt, wandte sich am Morgen des 15. Mai 1682 zur Vorbeugung von Krankheiten an den Chirurgen Jo[hann] Jakob Riedlin, der aufgrund seiner Gewohnheit einen Aderlass durchführen wollte."[14]

---

10 Vgl. Winckelmann/Schulthess/Kressing/Litz (2016), Medizinhistorischer Streifzug, u. a. S. 16–22, 59, 93; Wahl (1990), Zahnmedizinische Versorgung, S. 28.
11 Maier (2018), Dermatologie, S. 311, Kapitel *Tumores* (StadtA Ulm, H Franc 8b fol. 318r).
12 Maier (2018), Dermatologie, S. 311, Kapitel *Tumores* (StadtA Ulm, H Franc 8b, fol. 318r).
13 Maier (2018), Dermatologie, S. 365, Kapitel *Vitia cutis* (StadtA Ulm, H Franc 8b, fol. 331r–331v).
14 Maier (2018), Dermatologie, S. 231, Kapitel *Vulnera* (StadtA Ulm, H Franc 8b, fol. S. 304r).

Francs Patientenklientel

Die Patienten von Franc, die Eingang in seine Aufzeichnungen gefunden haben, stammen aus den unterschiedlichsten sozialen Schichten (vgl. auch das Kapitel 6.2.3. Sozialstruktur des Patientenkreises). Den Hauptanteil seiner Patienten bilden die Angehörigen von Handwerkerfamilien.[15] Dabei werden wie zur damaligen Zeit üblich[16] auch Angestellte einer Familie wie Köche,[17] Mägde[18] und Knechte[19] als Teil dieses Familienverbandes angesehen. Ebenso behandelte Franc Mitglieder des Klerus[20] und Angestellte der Stadt wie Nachtwächter[21] und Kerkermeister.[22] Soldaten und deren Angehörige[23] finden sich ebenfalls unter Francs Patienten; das Amt des Ulmer Garnisonsphysicus wurde erst später zu Beginn des 18. Jahrhunderts geschaffen.[24] Gastwirte, Geistliche,[25] Kaufleute[26] und Bürgermeister der umliegenden Gemeinden[27] gehörten zu Francs Klientel. Angehörige der Oberschicht finden sich dagegen nur vereinzelt unter seinen Patienten. Neben einer Baroness[28], einer Freifrau Maria Gertrud Schenk von Castell (Äbtissin in Urspring), einer Tochter eines Ulmer Patriziers[29] sowie dem Augsburger Patrizier Emanuel Hainhofer waren bei ihm in Behandlung.

---

15 Maier (2018), Dermatologie, S. 394; vgl. auch ausführlich unten S. 102–106.

16 Ohrt (1967), Grundlegende Veränderungen, S. 59.

17 Maier (2018), Dermatologie, S. 289, Kapitel *Vitia cutis*: „Die Köchin des Peter Ernst aus der Pfarrei Schelklingen" (StadtA Ulm, H Franc 8b, fol. 335v).

18 Maier (2018), Dermatologie, S. 287, Kapitel *Ulcera*: „Die Magd des Schusters und Gemeiderats Georg Grimm aus Illertissen" (StadtA Ulm, H Franc 8b, fol. 314r).

19 Maier (2018), Dermatologie, S. 245, Kapitel *Vulnera*: „Der Knecht des Georg Laupheimer" (StadtA Ulm, H Franc 8b, fol. 306v).

20 Maier (2018), Dermatologie, S. 181, Kapitel *Haemorrhoides*: „Der Pater Kasimir Füsslin vom Orden des Heiligen Franziskus im Kloster Söflingen" (StadtA Ulm, H Franc 8b, fol. 82v).

21 Maier (2018), Dermatologie, S. 244, Kapitel *Vulnera*: „Der Nachtwächter von Elchingen, Thomas Bronner" (StadtA Ulm, H Franc 8b, fol. 306r).

22 Maier (2018), Dermatologie, S. 124, Kapitel *Empyema*: „Der Kerkermeister Georg Frank" (StadtA Ulm, H Franc 8a, fol. 96v).

23 Maier (2018), Dermatologie, S. 145, Kapitel *Empyema*: „Johannes Jakob Schildt, ein hiesiger Ulmer Gardesoldat" (StadtA Ulm, H Franc 8a, fol. 100v).

24 Grob (2007), Collegium Medicum, S. 40; Grob/Winckelmann (2014), Collegium Medicum zu Ulm, S. 112 und S. 117 f.

25 Maier (2018), Dermatologie, S. 166, Kapitel *Haemorrhoides*: „Der Pfarrer Peter Ernst aus Schelklingen." (StadtA Ulm, H Franc 8b, fol. 80r).

26 Maier (2018), Dermatologie, S. 205, Kapitel *Variolae et morbilli*: „der Weinhändler Nikolaus Dolp" (StadtA Ulm, H Franc 8b, fol. 200r).

27 Maier (2018), Dermatologie, S. 105, Kapitel *Rosa*: „Die Gattin eines gewissen Bürgermeisters in der näheren Umgebung" (StadtA Ulm, H Franc 8a, fol. 42r).

28 Maier (2018), Dermatologie, S. 186, Kapitel *Ani procidentia*: „Die Edelfrau Amalia Catharina, Witwe des Barons von Bernhausen, geborene Gräfin von Pappenheim" (StadtA Ulm, H Franc 8b, fol. 95v).

29 Maier (2018), Dermatologie, S. 387, Kapitel *Vitia cutis*: „Die Tochter des Patriziers und Rätsälteren Christoph Erhard Schad" (StadtA Ulm, H Franc 8b, fol. 335r).

Bei allen Aussagen zur Zusammensetzung der Patientenschaft von Franc ist zu beachten, dass es sich bei dem betrachteten Zeitraum vorwiegend um die ersten zwanzig Jahre seiner ärztlichen Tätigkeit handelt. In dieser Zeit musste sich Franc als Sohn eines Maurers erst einen Ruf erarbeiten und sich als Arzt in Ulm etablieren. Diese Jahre sind daher nicht unbedingt repräsentativ für den Rest seiner bis zu seinem Tod dauernden ärztlichen Tätigkeit.

Aus den niedrigeren sozialen Schichten der Ulmer Gesellschaft sind kaum Mitglieder in Behandlung bei Franc, lediglich Musikanten,[30] Gaukler[31] und ein mittelloser dreißigjähriger Patient mit „verkrüppelten Füßen"[32] werden aufgeführt. Der Grund hierfür ist allerdings einfach nachzuvollziehen: Die Mitglieder dieser Patientengruppe konnten als Mittellose eine kostenlose Behandlung durch einen aus der Stadtkasse bezahlten Physicus in Anspruch nehmen.[33] Wollten oder konnten sie dies nicht, war eine Behandlung durch einen akademisch ausgebildeten Arzt finanziell kaum möglich. Viele Erkrankte suchten zunächst Hilfe bei Badern, Barbieren, Wundärzten oder anderen Anbietern des „Gesundheitsmarktes". Dies wird auch an verschiedenen Patientenfällen deutlich, bei denen Franc erst zur Hilfe gerufen wird, als die Behandlung durch Mitglieder anderer Heilberufe zu keinem Erfolg geführt hatte.[34] Einige Bauern und deren Angehörige tauchen zwar ebenfalls als Patienten Francs auf, bei diesen muss es sich aber um die Wohlhabendsten ihrer Schicht gehandelt haben, da die meisten Bauern zu dieser Zeit nur in eingeschränktem Umfang in die Geldwirtschaft eingebunden waren.[35] Franc selbst nimmt nur sehr selten Naturalien als Teil seiner Bezahlung an.[36]

---

30   Maier (2018), Dermatologie, S. 243, Kapitel *Vulnera*: „Der Saitenspieler Michael Mayer aus Elchingen" (StadtA Ulm, H Franc 8b, fol. 306r); ebd., Kapitel *Ulcera*: „Der Handpaukenschläger Johann Michael Reifer" (StadtA Ulm, H Franc 8b, fol. 311r); ebd., S. 365, Kapitel *Vitia cutis*: „Die Gattin des Leierspielers Johannes Häfelin" (StadtA Ulm, H Franc 8b, fol. 331v).

31   Maier (2018), Dermatologie, S. 276, Kapitel *Ulcera*: „Das kleine Kind des Gauklers Wolfgang Friderich Neuthardt" (StadtA Ulm, H Franc 8b, fol. 312r).

32   Maier (2018), Dermatologie, S. 378, Kapitel *Vitia cutis*: „Georg Frick aus Hittistetten, 30 Jahre alt und mittellos, litt aus Ernährungsgründen an einer juckenden Krätze an den Armen und vor allem an den verkrüppelten Füßen" (StadtA Ulm, H Franc 8b, fol. 335r).

33   Vgl. Netzel (2013), Ulmer Stadtarzt, S. 18.

34   Maier (2018), Dermatologie, S. 121, Kapitel *Empyema*: „Nachdem diese Tragödie schon über 4 Wochen andauerte, wurde der besagte Barbier entlassen und die Erkrankte wurde schließlich mir in einem völlig abgemagerten Zustand anvertraut."; ebd., S. 13, Anm. 48, Kapitel *Ulcera*: „Ihr wollten verschiedene Bader und Praktiker helfen, aber alles Gewöhnliche, was sie ihr verschrieben hatten, war vergeblich. Wir haben sie mit getrocknetem und pulverisiertem Schafsmist mühelos geheilt."; ebd., S. 13 f., Kapitel *Tumores*: „Die Mutter hatte zusammen mit einem Apotheker schon lange viele Mittel angewendet, aber schließlich gestand dieser sich ein, dass dies jenseits seiner Fachkompetenz war und er empfahl ihr, einen Arzt um Rat zu fragen."

35   Grees (2000), Vererbung des landwirtschaftlichen Grundbesitzes, S. 108 f.

36   Holweger (2015), Augen-, Hals-, Nasen- und Ohren- und Zahnheilkunde, S. 412, Kapitel *Olfactus laesiones*: „Elf Tage später kam besagter Mann, er hatte frische Butter und ein paar Eier dabei und sagte, seine Einkünfte zuhause seien recht beschränkt, um meine Bemühungen auszugleichen."

Etwa ein Viertel der in den Aufzeichnungen enthaltenen Patienten stammte aus der Stadt Ulm selbst. Bei diesen gibt Franc im Allgemeinen keine Beschreibung ihres Wohnortes an, lediglich vereinzelt kennzeichnet er sie durch das Anfügen eines *nostratis*[37] oder nennt den Straßennamen.[38] Die restlichen Patienten kamen vorwiegend aus dem Territorium der Reichsstadt Ulm, zum Teil aber auch aus wesentlich entlegeneren Orten, die bis zu 100 Kilometer von Ulm entfernt liegen.[39] Dieser große Einzugsbereich seiner Patientenschaft weist wohl mehr auf die Bedeutung Ulms als auf eine Bekanntheit Francs hin. Ulm verfügte im 17. und 18. Jahrhundert über das zweitgrößte Territorium einer Reichstadt im Heiligen Römischen Reich Deutscher Nation, sodass nicht nur die direkten Umlandgemeinden, sondern auch wesentlich weiter entfernte Gebiete politisch und wirtschaftlich auf die Stadt Ulm ausgerichtet waren. Die stark eingeschränkte Reisefähigkeit abhängig vom jeweiligen Krankheitsbild ist jedoch auch vielfach für die geographische Herkunft der Patienten bestimmend.

Selektivität der geschilderten Patientenfälle

Nachdem feststeht, dass das Praxisjournal in seiner vorliegenden Form mit seinen zahlreichen Bildern und theoretischen Abhandlungen wohl weit nach dem Jahr 1677, auf welches Franc den Beginn des Werkes selbst datiert hat,[40] entstanden ist, ist auch davon auszugehen, dass er nicht alle seine Patientenfälle in die vorliegende redigierte Fassung seines Werks aufgenommen hat. Schon die pro Jahr stark unterschiedliche Anzahl an dargestellten Fällen ist ein sicherer Hinweis hierauf.

Ob er bei der Auswahl der dargestellten Fälle gewissen Regeln folgte und ob er überhaupt alle Behandlungsfälle schriftlich festgehalten hat, lässt sich heute nicht mehr mit Sicherheit feststellen. Wahrscheinlich wählte Franc gezielt solche Patientenfälle für sein Journal aus, aus denen er weitergehende Rückschlüsse ziehen konnte oder bei denen sich die Wirkung eines Medikaments bestätigt oder als besonders gut herausgestellt hatte. Des Weiteren dürften sowohl bereits an sich medizinisch außergewöhnliche Fälle als auch solche Fälle aufgenommen worden sein, bei denen Franc Vergleiche zu den Therapien anderer Ärzte oder Heiler ziehen konnte. Wie Breuer in

---

37 Maier (2018), Dermatologie, S. 163, Kapitel *Haemorrhoides*: „[L]EONHARD GRAFEN MILITS NOstratis uxor 36 annorum" (StadtA Ulm, H Franc 8a, fol. 79v).

38 Maier (2018), Dermatologie, S. 176, Kapitel *Haemorrhoide*: „Andreas Täglin, Bäcker in der Straße mit dem Namen das Loch [heutige Gerbergasse in Ulm]" (StadtA Ulm, H Franc 8a, fol. 82r).

39 Vgl. hierzu die Übersicht über die Herkunft der Patienten bei Maier (2018), Dermatologie, S. 392.

40 Der Titel des Werkes lautet: ‚Ephemeris – id est annotatio eorum in praxi quotidiana observatorum a Joanne Franco 1677 posteritati' (Dies ist die Aufzeichnung des in der täglichen Praxis von Johann Franc für die Nachwelt Beobachteten, 1677).

seiner Dissertation nachweisen konnte, übernahm Franc einige Krankenberichte ohne Abänderungen aus den Originalschriften anderer Autoren.[41]

Für die wissenschaftliche Auswertung von Francs Werk hat diese Selektivität der Aufzeichnungen einen gewichtigen Nachteil. Da die von ihm bereits bearbeitete Auswahl der Krankheitsfälle keine repräsentative Stichprobe im Sinne des Induktionsprinzips mehr ist, lassen sich aus den vorliegenden Aufzeichnungen keine statistisch verwertbaren Erkenntnisse zur Verbreitung einzelner Krankheiten oder deren Mortalitätsraten gewinnen. Es können diesbezüglich allenfalls gewisse Tendenzen aufgezeigt werden. Diese Einschränkung gilt in gleicher Weise für jegliche Auswertungen zum sozialen Hintergrund des medizinischen Wirkens von Franc, wie zum Beispiel für die Untersuchung der sozialen und regionalen Herkunft seiner Patienten.

Einfluss der sozialen Stellung eines Patienten auf die gewählten Therapiemaßnahmen

Die soziale Situation der einzelnen Patienten hat auch Auswirkungen auf die Behandlung durch Franc. Oftmals passt er seine Therapiemaßnahmen an die finanziellen Mittel seiner Patienten an. So berichtet er im Kapitel *Ulcera* von der Gattin eines Soldaten, die „schon lange Zeit an einem verhärteten, um sich fressenden Krebsgeschwür an der Wade des rechten Unterschenkels litt."[42] Er charakterisiert das Geschwür im Weiteren als bösartig und sehr schmerzhaft. Da die Patientin aber nicht weiß, wie sie die Kosten für die Therapie aufbringen soll, denkt sich Franc kurzerhand einen kostengünstigen Umschlag aus.[43] Dieser besteht aus Kalklauge und dem frischen Kot von gesunden Menschen. Die Patientin wird durch wenige Anwendungen geheilt und Franc preist im Folgenden die außergewöhnliche Wirksamkeit dieses „wunderbaren" Heilmittels.[44] Erstaunlicherweise findet der Umschlag – soweit ersichtlich – bei anderen Patienten mit ähnlicher Erkrankung in späteren Fällen keine Anwendung mehr.

---

41 Breuer (2012), Plagiattechnik, S. 24 und S. 27.

42 Maier (2018), Dermatologie, S. 283, Kapitel *Ulcera* (StadtA Ulm, H Franc 8b, fol. 313r).

43 Maier (2018), Dermatologie, S. 284, Kapitel *Ulcera*: „Da sie aber nicht wusste, wie sie die Kosten übernehmen sollte, habe ich mir folgenden billigen Umschlag ausgedacht: [...]" (StadtA Ulm, H Franc 8b, fol. 313r).

44 Maier (2018), Dermatologie, S. 284, Kapitel *Ulcera*: „Mit diesem wunderbaren Hilfsmittel, das kaum fünfmal im Wechsel angewandt wurde, ist ihre Gesundheit wieder vollständig hergestellt worden. [...] Es führt zur völligen Heilung und zieht alles Unreine, Giftige, Stinkende und Eiternde heraus. Es besiegt den verzehrenden Krebs, der von anderen mit Wölfinnen verglichen wird und führt in kurzer Zeit zur Heilung" (StadtA Ulm, H Franc 8b, fol. 313r).

Arzt-Patienten-Kontakt

Viele der im Praxisjournal dokumentierten Behandlungen scheinen bei Franc zu Hause stattgefunden zu haben. Häufig ergibt sich dies daraus, dass er berichtet, dass Patienten an seine Tür klopften.[45] Dies ist bemerkenswert, da bislang stets davon ausgegangen wurde, dass es häusliche Praxisräume im 17. Jahrhundert meist noch gar nicht gab. Der Arzt praktizierte in der Regel direkt bei seinen Patienten zu Hause. Nur in Ausnahmefällen wurde der Patient auch im Haus des Arztes empfangen und behandelt,[46] ansonsten war es üblich, dass Franc in das Haus des Patienten gerufen wurde.[47] Dort untersucht er den Patienten unter ständiger Beobachtung von Familienangehörigen und anderen Hausbewohnern.[48] Wenn Franc sich selbst auf den Weg macht, begründet er dies teilweise ausdrücklich mit der großen Not der Patienten.[49] Das Bild des immer den Kranken besuchenden Arztes muss demnach wenigstens im Fall Franc relativiert werden.

Konsultationen in brieflicher Form finden sich ebenfalls im Praxisjournal, Franc wird aber gelegentlich auch mündlich durch Angehörige von Erkrankten konsultiert. So schreibt er im Kapitel *Variolae et morbilli*: „Die 4 Jahre alte Tochter des Andreas Kuhlin, Einwohner in Steinberg, begann sich ohne ersichtlichen Grund schlecht zu fühlen und litt unter Bauch- und Kopfschmerzen, die mit leichtem Husten verbunden waren. Gegen Abend hatte sie allerdings so starkes Nasenbluten auf der linken Seite, dass ich am Morgen zur Zeit des Hahnenschreies um Rat gefragt wurde. Nachdem ich erklärt hatte, dass es sehr gefährlich sei, habe ich ihr verordnet: [...]"[50]. Die Problematik des Behandlungsortes bei nicht mobilen Patienten wird auch an einem Beispiel deutlich, in dem Franc davon berichtet, dass aufgrund der beengten Verhältnisse im Hause des Patienten Behandlungen aufgeschoben werden: „Der hiesige Grenadier Jo-

45 Maier (2018), Dermatologie, S. 107, Kapitel *Rosa*: „Da er seinen beruflichen Pflichten nicht wie vorher in der Webkammer nachkommen konnte, klopfte er daher an meine Tür und ich habe ihm verordnet: [...]" (StadtA Ulm, H Franc 8a, fol. 42r); ebd., S. 128, Kapitel *Empyema*: „Nachdem ich ihm dies gegeben hatte, klopfte er nicht mehr an meine Tür und er war dauerhaft wiederhergestellt" (StadtA Ulm, H Franc 8a, fol. 97v); ebd., Kapitel *Vitia cutis*: „Aber dieses Heilmittel hatte keinen Erfolg. Daher klopfte er an meine Tür und wurde unstrittig mit Gottes Hilfe am 16. Oktober des Jahres 1682 durch Folgendes geheilt: [...]" (StadtA Ulm, H Franc 8b, fol. 332r).
46 Anonymus (2014), Praxiswelten, S. 104.
47 Maier (2018), Dermatologie, S. 208, Kapitel *Variolae et morbilli*: „Die kleine, etwa 6 Jahre alte Tochter des Herrn Johannes Ulrich Kramer, Vertragsschreiber, fühlte sich am 28. Januar nicht gut. Ich wurde gerufen und sagte, dass Pocken bevorstehen würden, da diese weit verbreitet seien" (StadtA Ulm, H Franc 8b, fol. 200v).
48 Maier (2018), Dermatologie, S. 195, Kapitel *Variolae et morbilli*: „Ich öffnete die Tür und unter den kritischen Blicken der Anwesenden ordnete ich an, ein Zäpfchen aus Alaun einzuführen" (StadtA Ulm, H Franc 8b, fol. 198r).
49 Maier (2018), Dermatologie, S. 388, Kapitel *Vitia cutis*: „Ich wurde um Rat gefragt und ging diesem wegen seiner Not entgegen." (StadtA Ulm, H Franc 8b, fol. 335r).
50 Maier (2018), Dermatologie, S. 219, Kapitel *Variolae et morbilli* (StadtA Ulm, H Franc 8b, fol. 202v).

hannes Michael, ungefähr 40 Jahre alt, litt den ganzen Winter über unter Husten mit
zuweilen reichlichem Auswurf, unter Auszehrung des ganzen Körpers und beständi-
gem Fieber. Da er sich aber am anderen Tag oft besser fühlte und die Verhältnisse zu
Hause beengt waren, hatte er die Behandlung häufig verschoben. Aber als die Krankheit wilder zurückkehrte, wurde ich am 8. Mai gerufen."[51] Francs ärztliche Meinung
findet dabei nicht immer bedingungslos Gehör. Immer wieder muss er seine Therapie
abändern, da Patienten[52] oder Familienmitglieder[53] mit dieser nicht einverstanden
sind. In weiteren Fällen sind diese mit seiner vorgeschlagenen Behandlung so unzu-
frieden, dass sie Franc wegschicken.[54] Andere Patienten halten sich schlicht nicht an
Francs verordnete Therapie.[55] Franc versucht sogar selbst, Wünsche von Patienten in
seinen Therapien und Arzneien zu berücksichtigen.[56]

Francs Arztpraxis als eine Erfolgsgeschichte

Franc scheint als Arzt mit seinen Behandlungsmethoden beliebt gewesen zu sein und
hat es geschafft, im Laufe seiner Karriere in Ulm eine auch wirtschaftlich erfolgreiche
Praxis aufzubauen. Dies ergibt sich aus seinem Testament, in welchem er ein Vermögen von 300 Gulden sowie seine sehr umfangreiche Sammlung teurer Literatur der
Ulmer Stadtbibliothek vermacht.[57] Dies ist umso bemerkenswerter vor dem Hintergrund, dass die Konsultation einer bestimmten Praxis und die Wahl eines Arztes von
vielen Patienten nicht nur von rein medizinischen Gesichtspunkten abhängig gemacht
wurden. Für eine erfolgreiche Positionierung einer Praxis am Markt waren dabei drei
Kriterien von Bedeutung: Familie, gesellschaftliches Engagement und Religion. Erst
die Reputation der Familie oder gar die Übernahme einer bestehenden Praxis, das ge-

---

51   Maier (2018), Dermatologie, S. 127, Kapitel *Empyema* (StadtA Ulm, H Franc 8a, fol. 97v).
52   Maier (2018), Dermatologie, S. 107, Kapitel *Rosa*: „Da er jedoch ungehorsam war und den schweiß-
      treibenden Trank und die Wärme des Bettes ablehnte, ging das Erysipel schließlich in ein Ge-
      schwür über" (StadtA Ulm, H Franc 8a, fol. 42r).
53   Maier (2018), Dermatologie, S. 256, Kapitel *Ulcera*: „Ich habe daher den Rat gegeben, das Ge-
      schwür erneut zu öffnen. Da aber die Eltern inständig einen erträglicheren Weg forderten, verord-
      nete ich am 26. März des Jahres 1679: […]" (StadtA Ulm, H Franc 8b, fol. 308r).
54   Maier (2018), Dermatologie, S. 189, Kapitel *Variolae et morbilli*: „Ich wurde von der Kranken ge-
      rufen und ich sagte, als ich die Flecken gesehen hatte, dass es sich um Pocken handele. Deswegen
      sollte aus diesem vermuteten Grund ein sehr geringer Aderlass durchgeführt werden. Ich wurde
      aber verspottet und weggeschickt" (StadtA Ulm, H Franc 8b, fol. 197r).
55   Maier (2018), Dermatologie, S. 262, Kapitel *Ulcera*: „Ich hatte feststellen müssen, dass sie außer
      von den leicht verträglichen, keine der von mir verordneten Medikamente eingenommen hatte"
      (StadtA Ulm, H Franc 8b, fol. 309v).
56   Maier (2018), Dermatologie, S. 368, Kapitel *Vitia cutis*: „Schneide die Zutaten und weiche sie in
      Bier ein, da er sie auf anderem Wege ablehnte" (StadtA Ulm, H Franc 8b, fol. 332r).
57   Netzel (2013), Ulmer Stadtarzt, S. 47; zur Bibliothek vgl. unten S. 140–149 den Beitrag von Hauke/
      Schwarzburger, „Mein liebes Bücher-Vorräthlein".

sellschaftliche Engagement durch Ämterübernahme oder die Teilnahme am religiösen Leben ermöglichten dem Arzt den Zugriff auf verschiedene Klientelgruppen.[58]

Franc als Sohn eines Maurers[59] stammte aus einfachen Verhältnissen. Er war somit ein Emporkömmling, der den sozialen Aufstieg zum Arzt gemeistert hatte. Er verfügte somit nicht über eine alteingesessene Ärztefamilie im Hintergrund, auf deren Unterstützung und Protektion er sich verlassen konnte, wie dies bei seinem Kollegen und Intimfeind Eberhard Gockel der Fall war.[60] Unter Umständen war seine soziale Herkunft aber zumindest bei der Mittelschicht und den Ulmer Handwerkerfamilien auch von Vorteil. Er stand deren Mentalität und Lebensweise wahrscheinlich wesentlich näher als Ärzte der Oberschicht. Weiter hatte Franc nach jetzigem Wissensstand kein städtisches Amt inne. Er war kein Mitglied des Collegium Medicum, seine Bewerbung um ein Amt als Landphysicus war erfolglos.[61] Die überwiegende Mehrheit der Ulmer Bürger war zu diesem Zeitpunkt wie Franc selbst protestantisch. Seine Konfessionszugehörigkeit konnte durch eine Recherche in den Kirchenbüchern der Münstergemeinde Ulm[62] bestätigt werden. Dort finden sich die Daten von Taufe (10. Juni 1649), Hochzeit mit seiner Frau Veronica Müller (6. Juli 1679)[63] und Beerdigung (2. Dezember 1725) verbrieft.[64] Franc wird aber auch von katholischen Geistlichen konsultiert, wie dem Pater Kasimir Füsslin vom Orden des Heiligen Franziskus, der als Seelsorger für die Klarissen im Kloster Söflingen wirkte.[65]

Franc konkurrierte mit seiner Praxis auf dem Gesundheitsmarkt nicht nur mit anderen Mitgliedern der Ulmer Ärzteschaft, sondern auch mit Heilern aller Art. Wie aus vielen Patientenberichten deutlich wird, waren neben Wundärzten und Chirurgen viele weitere Berufsgruppen im Bereich der Gesundheitsdienstleistungen tätig. Apothe-

---

58 Schilling/Jankrift (2016), Medical Practice.
59 Netzel (2013), Ulmer Stadtarzt, S. 22.
60 Netzel (2013), Ulmer Stadtarzt, S. 35 f.
61 Netzel (2013), Ulmer Stadtarzt, S. 43.
62 Zu den Quellenangaben in den Kirchenbüchern der Ev. Münstergemeinde vgl. oben S. 15, Anm. 1.
63 Vgl. StadtA Ulm, G 2a Franck, Johann, Nr. 2 Hochzeitscarmen. Zu den dort genannten akademischen Freunden und Bekannten (u. a. Mansuetus Krieger, Joh. Chr. Motz, Simon Gros) waren leider keine weiteren Informationen zu ermitteln.
64 Die Daten von Taufe (Geburt) und Hochzeit werden oft in der Literatur falsch widergegeben.
65 Maier (2018), Dermatologie, S. 118, Kapitel *Haemorrhoides*: „P. Casimirus Fisslin Ord. S. Fr. in coenobio Söflingen" (StadtA Ulm, H Franc 8b, fol. 82v). Der Orden der Franziskaner hatte im Zuge der Reformation das Barfüßerkloster auf dem heutigen Ulmer Münsterplatz verlassen müssen, Ordensgeistliche blieben jedoch mit der Seelsorge der Klarissen und der Kirche in Söflingen betraut; vgl. dazu Dietrich (2003), Franziskanerkloster Ulm, S. 480–482.

ker,[66] Barbiere[67] und Bader[68] betätigten sich als Behandler. Fahrende Heilkünstler,[69] Quacksalber,[70] selbst Laien[71] boten ihre Dienste an. Auch Wallfahrten zu bestimmten heiligen Orten waren beliebt.

4.3 Medikation

Hans-Joachim Winckelmann

Seit der Wende vom 15. zum 16. Jahrhundert wurde der europäische Arzneimittel-schatz erheblich erweitert. Nach der Entdeckung des Seeweges nach Ostindien und der Entdeckung Amerikas eröffnete sich eine neue Dimension im Handel mit Heil-pflanzen und Drogen. So kamen beispielsweise Brechwurzel, Chinarinde, Curare, Gu-ajak und Perubalsam nach Europa. Um Francs medikamentöse Therapie, sein Arznei-mittelarsenal und seine Einstellung zu den neu entdeckten Drogen zu verstehen und beurteilen zu können, wird zunächst die Materia Medica am Übergang von 17. zum 18. Jahrhundert kurz beleuchtet.

66 Maier (2018), Dermatologie, S. 318, Kapitel *Tumores*: „Die Mutter hatte zusammen mit einem Apo-theker schon lange viele Mittel angewendet, aber schließlich gestand dieser sich ein, dass dies jen-seits seiner Fachkompetenz war und er empfahl ihr, einen Arzt um Rat zu fragen" (StadtA Ulm, H Franc 8b, fol. 319v).

67 Maier (2018), Dermatologie, S. 256, Kapitel *Ulcera*: „Der Sohn des hiesigen Soldaten Peter Müller litt seit einigen Monaten aus unbekannten Gründen an auffallenden Schmerzen in der Brust ohne Fieber. Um diesen Schmerz zu bekämpfen, wurde ein Barbier aus der Nachbarschaft konsultiert" (StadtA Ulm, H Franc 8b, fol. 308v).

68 Maier (2018), Dermatologie, S. 339, Kapitel *Vulnera*: „Conrad Schwarz, ungefähr 30 Jahre alt, wur-de von einem Soldaten am Kopf verwundet. Wegen des Verlustes der Sprachfähigkeit und des Ge-hörs hatte er den Bader in Gutenzell am 9. April zu sich rufen lassen […]" (StadtA Ulm, H Franc 8b, fol. 305v).

69 Maier (2018), Dermatologie, S. 353, Kapitel *Vitia cutis*: „[…] erzählte der Patient mir, dass ein gewisser fremder Mann, ungefähr 30 Jahre alt, mit schwarzen Haaren, schlanker Gestalt, gut ge-kleidet und wohl gepflegt zu ihm gekommen sei und als er über das lange bestehende bösartige Geschwür hörte, verabreichte er jenem 4 Tropfen irgendeiner bestimmten schwarzbraunen Flüs-sigkeit, die mit Fleischbrühe einzunehmen sei" (StadtA Ulm, H Franc 8b, fol. 329av-329br).

70 Maier (2018), Dermatologie, S. 143, Kapitel *Empyema*: „Ungefähr vier Monate lang hatte sie von den Diensten eines Quacksalbers namens Zechin Gebrauch gemacht" (StadtA Ulm, H Franc 8a, fol. 100r).

71 Maier (2018), Dermatologie, S. 349, Kapitel *Vitia cutis*: „David Wiz, Schuster und Bürger unserer Stadt, ungefähr 40 Jahre alt, litt schon seit langem an Krätze am ganzen Körper, besonders aber an den Händen und hatte schon Allerlei vergeblich versucht. Diesem empfahl ein gewisser Schneider, die inneren Ursachen aufschiebend, einen roten Gürtel um den nackten Körper herumzubinden, dass er schnell geheilt werde" (StadtA Ulm, H Franc 8b, fol. 329ar).

4.3.1 Materia Medica

Die Materia Medica des 17./18. Jahrhunderts stammte aus den drei „regna naturae", den drei Reichen der Natur, wobei man zwischen den pflanzlichen (Vegetabilia), den tierischen und menschlichen (Animalia) sowie den mineralischen, bald auch chemischen (Mineralia) Heilmitteln unterschied.[72] Dabei wurden einfache als „Simplicia" und zusammengesetzte Arzneien als „Composita" bezeichnet. Waren pflanzliche Heilmittel zunächst die traditionell am meisten genutzten Substanzen, so wurde der Arzneischatz ab dem 16. Jahrhundert durch neue mineralische Wirkstoffe und letztlich vor allem durch chemische Substanzen bereichert.[73]

Gemäß der seit der Antike geltenden Humoralpathologie und der damit zusammenhängenden Auffassung vom Ungleichgewicht der Säfte (Dyskrasie), standen neben dem Aderlass zunächst purgierende und vomitierende (Brechreiz erzeugende) Therapieformen im Vordergrund. Die im Falle einer Krankheit im Übermaß vorhandenen und somit verdorbenen und schädlichen Säfte sollten so auf natürlichem Wege, zum Beispiel als Blut, Schweiß, Eiter oder Stuhl ausgeschieden werden. Auch Arzneimittel zielten stets auf den Ausgleich der Säfte bzw. der durch sie vertretenen Qualitäten. Für die verschiedensten Arzneimittel existierte eine Vielzahl von Applikationsarten, die von Salben über die orale und rektale Anwendung bis hin zum Bad, zur intravasalen Applikation und zur Einatmung reichten.

Die pflanzlichen Arzneimittel bestimmten in jeder erdenklichen Form, als innerliche und äußerliche Anwendungen die medikamentöse Therapie.[74] Die mineralischen Heilmittel wurden dagegen bis zum 16. Jahrhundert selten eingesetzt, sie nahmen gegenüber den pflanzlichen und animalischen Substanzen nur eine untergeordnete Position ein. Erst seit Paracelsus (1493–1541) versuchten Ärzte sich ebenso dieses Naturreiches zu bedienen, da man davon ausging, dass auch in der unbelebten Natur eine verborgene Kraft vorhanden sein müsse, die dem Menschen nützlich sein könne.[75] Noch beeinflusst von der Alchemie setze der Versuch einer Systematisierung der Mineralien ein, wobei vor allem Gold, Silber, Eisen, Kupfer, Zinn, Quecksilber und Blei als die sieben wirksamsten Metalle galten.[76] Ausgehend von der Vorstellung, dass alle Elemente in andere umzuwandeln seien, versuchte man durch chemische Prozesse aus den Metallen Elixiere zu gewinnen, welche als Universalmittel galten. Sehr viele Metallverbindungen standen in dem Ruf, lebensverlängernde Allheilmittel zu sein. Daneben bediente man sich auch der unterschiedlichsten Salze und Verbindungen.[77]

---

72   Vgl. Schmitz (1998), Geschichte der Pharmazie 1, S. 403.
73   Vgl. Zimmermann (1974), Arzneimittelwerbung, S. 36.
74   Vgl. Müller-Jahncke/Friedrich (1996), Arzneimitteltherapie, S. 45.
75   Vgl. Schmitz (1998), Geschichte der Pharmazie 1, S. 404.
76   Vgl. Schmitz (1998), Geschichte der Pharmazie 1, S. 405.
77   Vgl. Müller-Jahncke/Friedrich (1996), Arzneimitteltherapie, S. 52.

Erst im 17. Jahrhundert führte das langsame Erstarken der Chemie als Konkurrent der Botanik auf dem Gebiet der Heilkunde zu einer immensen Vermehrung der mineralischen bzw. chemischen Arzneistoffe, wobei diese Veränderungen auch in den ‚Pharmakopöen‘, den damaligen Kompendien der praktischen Heilmittelherstellung, ablesbar sind. Bis zum 18. Jahrhundert war die Herstellung chemischer Heilmittel jedoch eine rein empirische Kunst. So konnte ein bestimmtes Präparat je nach ‚Pharmakopöe‘ verschiedene Zusammensetzungen haben, und oft waren die Vorschriften so ungenau, dass das Ergebnis vom Ermessen des Herstellers abhing.[78]

Die Animalia machten einen sehr beträchtlichen Anteil der verwendeten Arzneimittel aus und waren ab dem 17. Jahrhundert überaus beliebt. Während die vom Menschen stammenden Präparate nur in geringem Umfang genutzt wurden, verwertete man ein unbegrenztes Spektrum tierischer Produkte.[79] Gleichwohl wurden die menschlichen Heilmittel als die wirksamsten angesehen, ihnen kam eine besondere Bedeutung zu, „weil der Mensch von allen Tieren das allervollkommenste sei“.[80] Zu ihnen zählten vor allem Stoffe von Mumien, Fett („Arme Sünderfett“), Knochen, Kot, Urin, Menstruationsblut, Haare, Nägel, Speichel, Eiter, Blut und Leichenteile.[81] Denis wagte 1667 als Erster die Transfusion von Tierblut auf den Menschen. Diese ersten Injektions- und Transfusionsversuche waren außerordentlich gefährlich und mit erheblichen Risiken für die Patienten verbunden. Es kam zu tödlichen Transfusionszwischenfällen und die neuen Verfahren wurden schnell verboten.[82]

Eine wichtige Rolle in der Arzneimitteltherapie spielte auch die Vorstellung, dass die in den Animalia angeblich vorhandenen Lebenskräfte übertragbar seien.[83] So sah man z. B. in der Fähigkeit der Schlangen, ihre Haut abzuwerfen, ein Zeichen der Verjüngung, die auch für den Menschen möglich wäre.[84]

4.3.2 Francs therapeutisches Konzept

Die praktisch-therapeutische Medizin Francs leitet sich den theoretischen Grundlagen seines Medizinkonzepts folgend vor allem aus der Humoralpathologie ab. Die Iatrochemie tritt in der ‚Ephemeris‘ nicht in Form gesonderter Therapien, sondern vor allem durch spezielle Heilmittel in Erscheinung. Am augenscheinlichsten geschieht dies durch Arzneien, die auf wichtige Vertreter der Iatrochemie zurückgehen und häufig auch nach

---

78   Vgl. Zimmermann (1974), Arzneimittelwerbung, S. 36.
79   Vgl. Schmitz (1998), Geschichte der Pharmazie 1, S. 404 f.
80   Glaser (1677), Novum laboratorium, S. 339.
81   Fett und Leichenteile stammten in der Regel von Hingerichteten.
82   Vgl. Eckart (2013), Geschichte, S. 128 f.
83   Vgl. Glaser (1677), Novum laboratorium, S. 352 f.
84   Vgl. Glaser (1677), Novum laboratorium, S. 354.

ihrem Erfinder benannt sind, wie das Styptikum nach Croll.[85] Hinweise darauf, dass Franc versucht, alle allgemeinen Lebensgesetze auf rein mechanischer Basis zu erklären und daraus Therapien abzuleiten, findet man im vorliegenden Praxisjournal nicht. Physikalische Therapien wie kalte und warme Bäder, Reiten, Schaukeln oder aktive und passive Massage, um nach der konzeptionellen Vorstellung der Iatrophysik Porengänge zusammenzuziehen und zu straffen, wendet er zumindest laut seinen Aufzeichnungen in der ‚Ephemeris' nicht an. Die Behandlungsvorschläge der Kontagienlehre entstammen der hippokratischen Lehre[86] und lassen sich daher in Francs Praxisjournal nicht gesondert als solche identifizieren. Infolgedessen ist es nur möglich, jene Therapiemaßnahmen zu untersuchen und zuzuordnen, die dem humoralpathologischen Konzept folgen oder aus dem Bereich der magischen Medizin stammen.

Unabhängig davon ist bemerkenswert, dass in Francs Praxisjournal auch „unkonventionelle" Therapiemaßnahmen auftauchen. So finden sich beispielsweise Ausführungen zu Verfahren wie der Transfusion von tierischem Blut in den menschlichen Körper[87]. Zudem wendet Franc auch solche Heilmethoden an, die keinem theoretischen Konzept folgen, die sich aber im alltäglichen Gebrauch bewährt und als wirksam erwiesen hatten. Auch magische Einflüsse und Überzeugungen spielen bei Francs Therapien eine Rolle. Sein Handeln scheint von den spiritualistisch geprägten Iatrochemikern beeinflusst gewesen zu sein. So verordnet er beispielsweise gegen Inkontinenz das Tragen eines Säckchens mit einer getrockneten Kröte auf der Brust[88] oder zur Heilung von Kampfverletzungen die Anwendung einer Salbe, die nicht auf die Wunde, sondern auf das Schwert, das die Verletzung verursacht hatte, aufgetragen wird.[89]

Da Francs medikamentöse Therapie aber im Grundsatz auf den Prinzipien der Humoralpathologie beruht, steht für ihn bei den meisten Krankheiten eine Reinigung

---

85   Maier (2018), Dermatologie, Kapitel *Vulnera* (StadtA Ulm, H Franc 8b, fol. 306r: *stipticus Croll*[ii]).

86   Drews (2010), Mikrobiologie, S. 14 f.

87   Vgl. Kapitel *Variolae et Morbili*; StadtA Ulm, H Franc 8b, fol. 203r.

88   Holweger (2010), Urologische Kapitel, Kapitel *Incontinentia urinae* (StadtA Ulm, H Franc 8b, fol. 345): *Ancilla Georgii Khünlins incolac pagi Elchingen annorum 19. Ab incurabilis hoc patitur vitium, huic anno 1690, 22 may suasi ut appensum collo gerat bufonem exiccata in sindone rubra involutam ad scrobiculum cordis.*" („Die Magd des Georg Khünlin, aus dem Dorf Elchingen, 19 Jahre alt, litt an einem unheilbaren Gebrechen. Ich riet ihr am 22. Mai 1690, sich eine getrocknete Kröte, in rote Baumwolle gehüllt, um den Hals ins „Herzgrübchen" [*Fossa epigastrica*] zu hängen").

89   Maier (2018), Dermatologie, Kapitel *Vulnera* (StadtA Ulm, H Franc 8b, fol. 306r: *Petrus Nothhelfer Stetensis annorum 40 circiter vulneratus est in pede, praesens ego inungebam seq. gladium u. stellet es mit der Spizen aufrecht. Rp. Lard*[i] *vet*[eris] *q*[uantum] *v*[is] *liquesc*[atur] *cum forcipe in patellam suppositam S*[ignetur] *Wafensalb. quo inungatur gladium idq. bis in die repetatur et vulnus sine omni adplicatione sanatum.*) („Petrus Nothelfer aus Stetten, ungefähr 40 Jahre alt, wurde am Fuß verwundet. Ich habe persönlich mit Folgendem das Schwert bestrichen und es mit der Spitze nach oben aufrecht hingestellt. Man nehme alten Speck, so viel man will, und lasse ihn auf einer Feuerzange in ein darunter befindliches Schüsselchen aus. Beschriftung: Waffensalbe. Damit wird das Schwert eingerieben und dies zweimal am Tag wiederholt. So ist die Wunde ohne jegliche andere Behandlung geheilt worden").

des Körpers im Mittelpunkt der Behandlung. Dazu führt er beispielsweise im Kapitel *Vitia cutis* aus: „Ich selbst wollte die Patientin sehen und nach sorgfältiger Beschäftigung mit den Grundsätzen des Galenus bestand ich darauf, dass zuerst der Körper von allem Irdischen zu reinigen sei."[90] Die Grundsätze der Humoralpathologie von der Pathogenese und der Behandlung von Krankheiten legt Franc selbst wiederum im Kapitel *Rosa* dar. Hier führt er aus: „Schuldig im Körper sind die Säfte, die den Zündstoff für die Krankheiten liefern. Sie werden entweder in ihrer Quantität verändert, indem sie durch Aderlass, Brechmittel, Abführmittel, schweißtreibende Mittel, harntreibende Mittel und andere nicht unähnliche Heilmittel abgeführt werden oder sie werden in ihrer Qualität verändert, indem sie verbessert und angehoben werden, wie Säuren durch Laugen, und Laugen durch Säuren. Die zähen und klebrigen Säfte werden verdünnt, die dürftigen [flüssigeren] verdickt. Schärfe, Hitze und das Hervorsprudeln werden abkühlt, sie werden gewöhnlich verbessert und verändert."[91]

In dieser Form der Therapie, die vor allem auch auf eine Ableitung von Schlackenstoffen und auf die Wiederherstellung des Mischungsverhältnisses der Körpersäfte zielt, waren evakuierende Maßnahmen von zentraler Bedeutung. Franc wendet, seinem Theorieansatz folgend, vielfältige ausleitende Verfahren an. Sein Repertoire umfasst vor allem Arzneien, die entweder zur Purgation als Laxantien (Abführung durch den Darm) oder aber als Klistier (Einlauf zur Darmreinigung), Diuretika (Ausleitung über den Urin), Vesikatoria (blasenbildende Mittel zur Ableitung über die äußere Haut) und Emetika (Brechmittel) wirken. Die medikamentöse Purgation beruhte dabei auf der Vorstellung von der Anziehungskraft des Ähnlichen und der Verwandtschaft der Qualitäten zwischen den zu evakuierenden Säften und den angewandten Mitteln. Wenn das Purgiermittel die schädlichen Stoffe an sich gezogen hatte, wurde das Ganze durch die natürlichen Körperausgänge entfernt.[92]

In die therapeutische Konzeption waren nach den Vorstellungen Francs des Weiteren die Eigenschaften der vier Elemente sowie die ihnen zugeordneten Jahreszeiten Frühling, Winter, Sommer und Herbst einzubeziehen.[93] Auch insoweit stützt sich Franc in seiner Therapie unmittelbar auf die Werke Galens. So wählt er beispielsweise im Kapitel *Ulcera* den Zeitpunkt für eine Blutreinigung nach den astronomisch definierten Jahreszeiten Frühling und Herbst aus.[94] Nach der Humoralpathologie waren

90   Maier (2018), Dermatologie, S. 362, Kapitel *Vitia cutis* (StadtA Ulm, H Franc 8b, fol. 330v).
91   Maier (2018), Dermatologie, S. 112, Kapitel *Rosa* (StadtA Ulm, H Franc 8a, fol. 43r).
92   Breidbach (2014), Geschichte der Naturwissenschaften, S. 362.
93   Keil (2004), Art. Kardobenediktenkraut, S. 826–829.
94   Maier (2018), Dermatologie, S. 231, Kapitel *Ulcera* (StadtA Ulm, H Franc 8b, fol. 309r): „Dies wurde um die Tagundnachtgleiche im Frühling und Herbst angewendet und da auch zusätzlich eine Diät eingehalten wurde, wurde die Ausbreitung des Krebses lange verhindert und sie konnte ihrer Arbeit nachgehen."

die Säfte entsprechend der ihnen zugeordneten Jahreszeit dominant und daher war die vorherrschende Jahreszeit bei der Behandlung eines Patienten stets einzubeziehen.[95]

Ein weiterer wichtiger Grundsatz der Behandlungsmethode Francs ergibt sich in Übereinstimmung mit den Grundsätzen der Humoralpathologie aus der Auffassung, dass Krankheiten lediglich Ausdruck eines gestörten Gleichgewichts sind und daher durch entgegengesetzt wirkende Mittel, *contraria contrariis*,[96] bekämpft werden sollen. Franc beschreibt diesen Grundsatz ausführlich bei der Behandlung von Krätze im Kapitel *Vitia cutis*. Hierzu hält er fest: „Man macht einen Fehler in der Zusammensetzung der Medikamente, wenn man diesen Salz beimischt, da die Krätze von salzigen Säften verursacht wird. Man muss die Krätze mit etwas Entgegengesetztem bekämpfen. Zu ihrer Heilung muss man die salzige Gärung unterbinden, daher rate ich, dass anstelle von Salz Schwefel in fein geriebener oder pulverisierter Form verwendet wird. [...] Salz jedoch vermehrt nicht nur die Vereiterung, sondern hat die Kraft, diese zu wecken und führt konsequenter Weise zu noch größerem Ausfluss."[97] Auch in den von ihm aufgeführten Rezepten für Arzneien zur Anwendung gegen Krätze findet sich sehr häufig Schwefel als Ingredienz. Allerdings scheint er sich selbst an diesen Grundsatz nicht ganz konsequent zu halten, ist doch in mehreren Rezepturen zugleich auch Salz[98] ein Bestandteil. Franc lässt somit bei seiner medikamentösen Therapie auch Abweichungen von der Theorie des *contraria contrariis* zu, wobei unklar ist, ob dem eine Ausnahme von der Theorie, eine widersprechende praktische Erfahrung oder aber ein Fehler in der Rezepterstellung zu Grunde liegt.

Als Arzt mit humoralpathologischem Krankheitsverständnis ist Franc gleichzeitig immer auch „Ernährungstherapeut". Zu seinem therapeutischen Repertoire zählte daher auch die Diätetik mit dem Ziel, ein Gleichgewicht der res naturales (Elemente, Säfte, Konstitution) herzustellen. Hierbei ging es ihm um eine Beeinflussung der sechs res nonnaturales (Luft, Speise und Trank, Bewegung und Ruhe, Schlafen und Wachen, Ausscheidungen, Gefühle).

„Diät" war daher für ihn weit mehr als nur die Einhaltung bestimmter Speiseregeln; sie erstreckte sich auf die gesamte Lebensführung. Um die Gesundheit des Körpers wiederherzustellen, empfiehlt Franc daher häufig eine Diät[99] und betont die Wich-

95 Breidbach (2014), Geschichte der Naturwissenschaften, S. 343.
96 Eckart (2013), Geschichte, S. 27.
97 Maier (2018), Dermatologie, S. 372, Kapitel *Vitia cutis* (StadtA Ulm, H Franc 8b, fol. 332v).
98 Maier (2018), Dermatologie, S. 363 f., Kapitel *Vitia cutis* (StadtA Ulm, H Franc 8b, fol. 331r: „Man nehme fein pulverisierten Schwefel, 2 Unzen, Kochsalz, 1,5 Unzen").
99 Maier (2018), Dermatologie, S. 383, Kapitel *Vitia cutis* (StadtA Ulm, H Franc 8b, fol. 334v: „Man soll auch eine Diät anordnen und die Geschwüre hervorwachsen lassen"); ebd., S. 375, Kapitel *vitia cutis* (StadtA Ulm, H Franc 8b, fol. 333r: „Nachdem ich die beste Diät angeordnet hatte und einen Aderlass vorher durchführen ließ, [...]").

tigkeit einer gesunden Ernährung.[100] In Entsprechung der humoralpathologischen
Therapie hat Franc dabei genaue Vorstellungen von der Qualität eines jeden Lebens-
mittels, aller Fleischsorten und jeder Pflanze. Diese werden als „warm" oder „kalt" und
„feucht" oder „trocken" klassifiziert.[101] Die gezielte Einnahme von Lebensmitteln mit
ihren auf die Körpersäfte ausgleichend wirkenden Eigenschaften ist folglich ein wichtiger Teil seiner Therapie. Dies führt Franc beispielsweise bei der Behandlung von Em-
pyemen aus, wo er schreibt: „Es ist förderlich, Empyeme durch Speisen auszutrocknen
und zu verkleinern, wie es mit Fleisch von Tauben, Rebhühnern und kleinen Vögeln
möglich ist. Es können auch Steinfische, Rosinen, Mandeln und ein Wundtrank verabreicht werden. [...] [Gewisse] Nahrungsmittel haben eine Bindungsfähigkeit, sodass sie die Säure mildern und das flüssige Blut nicht wieder freisetzen. Daher helfen
Schnecken, Gliedmaßen lebendiger Tiere [Froschschenkel], Muscheln und so weiter.
Die Schnecken jedoch entfernen am besten die Unreinheit der Ausscheidungen. In
Flüssen lebende Krebse sind zuträglich, insbesondere diejenigen, die eine Zeit lang
mit Milch oder deren Molke genährt wurden."[102] Auf der anderen Seite kann nach der
Gleichgewichtsthese der Verzehr bestimmter Speisen auch sehr schädlich auf Krank-
heitsverläufe wirken, sodass Franc gewisse Speisen auch ausdrücklich verbietet. So
schreibt er zur Behandlung eines Nasengeschwürs im Kapitel *Ulcera*: „Verboten sind
salzige Speisen, Geräuchertes, Scharfes und Branntwein." Diese sind zu meiden, da das
Geschwür „aufgrund skorbutischer, scharfer Lymphe" entstanden war.[103] Ebenso ist
die Verordnung einer vernünftigen Lebensweise Teil seines Behandlungskonzeptes.
Hierzu schreibt er beispielsweise im Kapitel *Ulcera*: „Darüber hinaus ist dies zu bemer-
ken, dass bei der Behandlung zur Heilung von Geschwüren eine gute Lebensweise mit
regelmäßigem Stuhlgang eine große Wirkung hat."[104]

Eine Sonderstellung im Rahmen von Francs Behandlungskonzept nehmen die
durch mechanische Einwirkung entstandenen, lokal begrenzten Wunden im Kapitel
Vulnera ein.[105] Diese werden von ihm, anders als von der Humoralpathologie vorgese-

---

100 Maier (2018), Dermatologie, S. 327, Kapitel *Tumores* (StadtA Ulm, H Franc 8b, fol. 321v: „Durch
     eine vernünftige Lebensweise und Ernährung soll die Bildung von reinem Blut gefördert wer-
     den").
101 Scully (1995), Medieval Food, S. 3–24.
102 Maier (2018), Dermatologie, S. 147, Kapitel *Empyema* (StadtA Ulm, H Franc 8a, fol. 101r).
103 Maier (2018), Dermatologie, S. 300, Kapitel *Ulcera* (StadtA Ulm, H Franc 8b, fol. 316r).
104 Maier (2018), Dermatologie, S. 277, Kapitel *Ulcera* (StadtA Ulm, H Franc 8b, fol. 312r).
105 Maier (2018), Dermatologie, S. 231, Kapitel *Vulnera* (StadtA Ulm, H Franc 8b, fol. 304r: „Georg
     Jelin, Bürger der benachbarten Gemeinde Pfuhl, war kräftig und gesund. Im Monat September des
     Jahres 1680 wurde er unvermutet durch eine Gewehrkugel verwundet. [...] Am Abend desselben
     Tages wurde ich gerufen, da die Blutung anhielt und fand den Kranken entkräftet vor. Ich habe
     die sehr tiefe Wunde mit Quetschung am rechten Fuß mit folgendem Pulver bestreut, worauf die
     Blutung sofort zum Stehen kam. [...] Danach habe ich angeordnet, dass die Wunde am Morgen
     und Abend mit Wein gereinigt und mit Baumwolle, die mit der oben beschriebenen Tabaksalbe
     bestrichen werden sollte, verbunden wurde. Und siehe da, am anderen Morgen war er vollständig
     wiederhergestellt").

hen, nicht im Rahmen eines ganzheitlichen Ansatzes behandelt. Stattdessen kommen hier lokal angewendete Heilmittel zum Einsatz. Den Ansichten von Chirurgen, welche schlecht heilende Wunden durch die Säftelehre erklären wollen, folgt Franc nicht. So schreibt er im genannten Kapitel: „Wann immer eine Wunde schwer zu heilen ist, auch wenn die auserlesensten Medikamente verabreicht wurden, diese aber keine Wirkung zeigen, dann führen das erstaunte Chirurgen auf verborgene Umstände zurück. Ein solches Beispiel erlebte ich bei dem Schneider Johann Mayer. Dieser wurde ungefähr Ende November im Jahr 1682 von einem herabfallenden Stein an der Kranznaht des Kopfes verwundet. Diese Wunde konnte der sonst immer so tüchtige Chirurg Felix Binder nicht heilen, weil die beständige Narbenbildung einer Heilung entgegenstand. Er sagte: Wenn man eine nicht heilende Haut hat, dann muss man reinigen und zur Ader lassen, da man voller Galle ist. Gleichsam wird in der Tat eine langdauernde Heilung von Krankheiten der Galle, insbesondere der skorbutischen Schärfe zugeschrieben, mit der dieser Mensch schon lange verunreinigt war. Ich habe am 22. November Folgendes verordnet und folgte damit dem Chirurgen nicht:

Man nehme: sehr feinen Grünspan 2 Drachmen, Leberaloe, 1 Unze, Weihrauch, Myrrhe je 1 Drachme, Öffnenden Eisensafran, Firnis je 0,5 Unzen, Venezianisches Terpentin, Wachs, je 1,5 Unzen, Olivenöl, 0,5 Pfund.

Pulverisiere die Zutaten und verflüssige Wachs, Firnis und Terpentin. Mische die übrigen pulverisierten Bestandteile allmählich unter Umrühren hinzu und fahre mit dem Rühren solange fort bis die Mischung abgekühlt ist.

Ich wollte diese Salbe vorsichtig auf die Wunde auftragen und mit einem Stichpflaster bedecken, was der Patient aber nicht wollte. Daher habe ich Folgendes verordnet:

Man nehme

Betonienpflaster, 1 Unze

Oppodeldock-Pflaster, 6 Drachmen

Weißen Perubalsam, 1,5 Drachmen

Tacamahaharz, 2 Drachmen.

Mische die mit ausreichend viel Eier-und Johanniskrautöl erweichten Zutaten und mache ein Pflaster."[106]

---

106   Maier (2018), Dermatologie, S. 233, Kapitel *Vulnera* (StadtA Ulm, H Franc 8b, fol. 304v).

4.3.3 Francs Apotheke

Francs Arzneimittelarsenal war beherrscht von der im salernitanischen ‚Antidotarium Nicolai' repräsentierten Tradition.[107] Die wichtigsten Gruppen sind:
–   Latwergen oder Elekturien
–   Morsellen oder Zuckerkonfekte
–   Pillen
–   Zeltchen (Trochisci)
–   Sirupe
–   Pflaster
–   Salben
–   Öle.

Die ersten fünf Arzneiformen sind vornehmlich innerlich einzunehmende, mit Honig oder Zucker konservierte, feste, halbfeste oder flüssige Zubereitungen. Die letzteren drei sind überwiegend fett- und/oder wachshaltig und äußerlich anzuwenden. Die für wirksam gehaltenen Bestandteile sind hauptsächlich pflanzliche, daneben auch tierische oder mineralische Drogen.

Daneben verordnete Franc auch chemiatrische Präparate. Chemiatrische Präparate gehören zu den Neuerungen des 16./17. Jahrhunderts, die auch auf der Anwendung alchemistischer Techniken beruhen, aber vor der Wirkzeit Parcelsus' nicht bekannt oder gebräuchlich waren. Die wichtigste Arzneimittelgruppe waren die Bezoardica (schweißtreibende Mittel, oft mit Antimon hergestellt), die Magisteria („Meisterstücke", durch Ausfällen bereitet), die Flores („Blüten" von Mineralien durch Sublimation) sowie die Elixiere (durch Extraktion).

Die von Franc verwendeten Substanzen stammen aus den drei Naturreichen (Pflanzen, Tiere, Mineralien); vgl. Tabelle 1.

Tabelle 1 Materia Medica[108]

	Materia Medica
Vegetabilia	**Häufigkeit der Nennung**
Veronica	539
Cinnamomum	423
Passulae	246
Anisum	185
Senna	181
Liquiritia	133

---

107   Hickel (1988), Arzneimittel, S. 22.
108   Eine detaillierte Aufstellung der von Franc verwendeter Heilmittel findet sich in der Dissertation von Lothar Netzel; Netzel (2013), Ulmer Stadtarzt, S. 459–484 Heilmittel des Dr. Franc.

	Materia Medica
Vegetabilia	**Häufigkeit der Nennung**
Opium	128
Nux muscata	120
Centaurium	119
Absinthium	118
Caryophyllus	118
Rosmarinus	114
Jalapa	112
Juniperus	110
Camphora	108
Faeniculum	107
Mastix	102
Carduus benedictus	102
Succinum	91
Convolvulus scammonia	86
Inula helenium	83
Chamomilla	80
Rheum rhabarbarum	80
Cichorium	73
Ficus	60
Hyssopus officinalis	60
Balsamum peruvianum	59
Betonica	58
Salvia	57
Mentha piperita	57
Alpinia officinarum (Galgant)	56
Crocus	55
Plantago lanceolata	54
Olibanum	52
Menyanthes trifoliata	50
Acorus calamus	50
Animalia	
Lapides cancrorum	136
Mel	127
Corallus	104
Cervi cornus	99
Castoreum	60
Mater perlarum	51

	Materia Medica
Mineralia	**Häufigkeit der Nennung**
Antimonsulfid (Grauspießglanz)	226
Tartarus	220
Liquor Ammonii caustici	120
Sal absinthii	101
Aqua chalybis	75
Cinnabaris	67
Antimonium diaphoreticum	56

Nachfolgend sind einige Rezepte aufgeführt, die teilweise nach Eigennamen benannt sind (linke Spalte von Tabelle 2). Erklärungen finden sich in der rechten Spalte.[109]

Tabelle 2 Rezepte in Francs ‚Ephemeris‘

Bezeichnung	**Rezeptur vgl.**
Acidum tartari aluminatum: Essigsaure Tonerde-Lösung	Zedler (1731), Universal-Lexicon 1, S. 350.
Antihecticum Poterii: Poters Schwindsuchtpulver; benannt nach dem französischen Medicus Poterius (17. Jhdt.)	Zedler (1741), Universal-Lexicon 27, S. 737.
Aqua aperitiva Schröderi: Öffnendes Wasser nach Schröder; gemeint ist wahrscheinlich Johann Schröder (1600–1654, dt. Arzt in Frankfurt)	Pierer (1862), Universallexikon 15, S. 436 f.
Aqua apoplectica Wedelii: Schlagwasser nach Wedel	Zedler (1732), Universal-Lexicon 2, S. 519.
Aqua asthmatica Rabelais: Luftwasser nach Rabelais; benannt nach François Rabelais (1494–1553, frz. Schriftsteller, Ordensbruder und Arzt)	Wikipedia: François Rabelais, unter https://de.wikipedia.org/wiki/Francois_Rabelais (Zugriff: 28.10.2016).
Aqua Augustana antihectica: Augsburger Schwindsuchtwasser	gemäß der Pharmacopoeia Augustana dem Augsburger Arzneibuch; Franc besaß eine Ausgabe von 1673; vgl. Catalogus Bibliothecae Frankianae, ↗ Nr. 54.
Aqua epileptica Langii: Langens Wasser wider die Schwere Noth (Schwere Noth, Fallsucht: Alte Bezeichnungen für Epilepsie)	Zedler (1733), Universal-Lexicon 5, S. 527.
Aqua typhorum cervi (composita): (zusammengesetztes) Hirschkolbenwasser (Hirschkolben = junge Keime der Geweihe mit weicherer Konsistenz)	Zedler (1733), Universal-Lexikon 2, S. 537; Hahnemann (1795), Apothekerlexikon 1. Abt., 2. Teil, S. 418.
Aqua febrifuga Riverii: Fieberwasser nach Riverius; nach Lazare Rivière, latinisiert Riverius (1589–1655), frz. Medicus	Pierer (1862), Universallexikon 14, S. 197.

---

109   Viele der Rezepte sind auch in Zedlers Universal-Lexikon in 64 Bänden (1731–1754) aufgeführt.

Bezeichnung	Rezeptur vgl.
Aqua hyssopi: Ysopwasser (Hyssoppus officinalis: Im europäischen Raum vorkommender Halbstrauch; medizinische Nutzung der Blätter, daneben Ziergewächs und Gewürzkraut).	Brockhaus' Kleines Konversations-Lexikon (1911) Bd. 2, S. 1009.
Aqua Lemnii:Wasser nach Lemnius; benannt nach Levinus Lemnius (1505–1568), niederländischer Arzt.	Wikipedia: Levinus Lemnius, unter https://de.wikipedia.org/wiki/Levinus_ Lemnius (Zugriff: 28.10.2016).
Aqua mastichis: Mastixwasser (Als „Mastix" wird das Harz des Mastixbaumes, Pistacia lentiscus, bezeichnet.)	Pierer (1860), Universallexikon 10, S. 955.
Aqua mirabilis Langii: Wunderwasser nach Lange	Zedler (1732), Universal-Lexicon 2, S. 1001.
Arcanus duplicatus Margraf: Panacea duplicata nach Margraf; „Arcanum duplicatum, ist der alte Name des Vitriolweinsteins, besonders dessen, welcher beim Scheidewasserbrennen aus dem Rückstande des mit Vitriol zersetzten Salpeters ausgelaugt wird; vermuthlich die erste Gelegenheit, wo die alten Chemisten dieß, wie sie glaubten, aus zwei Mittelsalzen (sal de duobus) zusammengesetzte Salz zuerst kennen lernten, dessen Bereitung sie anfänglich geheim hielten. Daher sein Name."	Hahnemann (1793), Apothekerlexikon 1. Abt., 1. Teil, S. 60 f.
Balsamum apoplecticum Crollii: Schlagbalsam nach Croll	Zedler (1733), Universal-Lexicon 3, S. 144.
Balsamum de peru: Perubalsam (wird durch Anräuchern der entrindeten Balsambäume, Myroxylon balsamum, gewonnen)	Wikipedia: Perubalsam, unter https://de.wikipedia.org/wiki/Perubalsam (Zugriff: 28.10.2016).
Bezoardicum minerale Quercetani: Mineralischer Bezoar nach Quercetanus; benannt nach Josephe Du Chesne, latein. Name Quercetanus (1546–1609); Leibarzt des Königs Heinrich IV., Anhänger Paracelsus'	Pierer (1858), Universallexikon 5, S. 373.
Caput mortuum: Morellensalz	Zedler (1733), Universal-Lexicon 5, S. 378.
Ceratum stomachicum: Magenceratum (Magenpflaster, -umschlag)	Zedler (1733), Universal-Lexicon 5, S. 854.
Cerberus triceps: Warwick-Pulver	Zedler (1733), Universal-Lexicon 5, S. 856.
Confectio Alkermes completa: Vollständiges Kermes Konfekt	Zedler (1733), Universal-Lexicon 6, S. 489.
Confectio diascordii: Diascord-Konfekt (Diascordium: eine schweißtreibende Latwerge, also ein Leckmittel/-saft)	Pierer (1858), Universallexikon 5, S. 112.
Crystallus mineralis: Prunellensalz (Salpeterküchlein)	Hahnemann (1793), Apothekerlexikon 1. Abt., 1. Teil, S. 203.
Decoctum vulnerarium: Wundtrank	Zedler (1749), Universal-Lexicon 59, S. 1104.

Bezeichnung	Rezeptur vgl.
Diaphoreticum antimoniale (martiale) cachecticum Ludovici: Eisenhaltiges Schwindsucht-Diaphoreticum nach Ludovicus	Zedler (1732), Universal-Lexicon 2, S. 568 f.
Electuarium Benedicti laxativum: Abführende Benediktenkraut-Abführlatwerge	Zedler (1734), Universal-Lexicon 8, S. 381.
Electuarium diascordii Fracastorii: Schweißtreibende Latwerge nach Fracastoro	Zedler (1734), Universal-Lexicon 7, S. 773.
Elixir antiscorbuticum Zobeli: Scharbockelixier nach Zobel (gemeint ist vermutlich. Friedrich Zobel, Medicus und Leibarzt der Hollsteiner Adelsfamilie im 17. Jh.)	Zedler (1750), Universal-Lexicon 63, S. 38.
Elixir antiscorbuticum Zwelferi: Zwelfer'sches Elixier wider den Scharbock; nach Johann Zwelfer (1618–1668, dt. Apotheker, Chemiker und Arzt, Anhänger Paracelsus')	Wikipedia: Johann Zwelfer, unter https://de.wikipedia.org/wiki/Johann_Zwelfer (Zugriff: 27.10.2016).
Elixir Proprietatis Paracelsi: Elixir des Paracelsus	Zedler (1734), Universal-Lexicon 8, S. 885.
Elixir uterinum Crollii: Gebärmutterelixir nach Croll	Zedler (1734), Universal-Lexicon 8, S. 476.
Elixir vitrioli Mynsichtii: Vitriolelixier nach Mynsicht; benannt nach Hadrian von Mynsicht, dt. Arzt und Chemiker in der ersten Hälfte des 17. Jh.	Pierer (1860), Universallexikon 11, S. 604.
Emplastrum opodeldoch Paracelsi: Oppodeldok-Pflaster nach Paracelsus (Oppodeldok: Mischung aus Seife, Kampfer, Thymian- und Rosmarinöl; wurde als Einreibemittel gegen Rheuma und Gicht verwendet)	Wikipedia: Oppodeldok, unter https://de.wikipedia.org/wiki/Opodeldok (Zugriff: 27.10.2016).
Essentia carminativa Wedelii: Wedelsche Magen-Essenz	Zedler (1734), Universal-Lexicon 8, S. 1000.
Eupatorium Mesue: Wasserhanf nach Mesue; gemeint ist Yuhanna ibn Masawayh ibn Masawayh (Masojah) der Ältere, lat. Johannes Mesue senior, 9. Jh. n. Chr., persischer Arzt	Wikipedia, unter https://de.wikipedia.org/wiki/Yuhanna_ibn_Masawayh (Zugriff: 27.10.2016).
Extractus dia-carthami: Saflorextrakt (Saflor: Ein Distelgewächs mit sehr gelber Farbe, daher in Anlehnung an den Safran benannt)	Adelung (1793), Wörterbuch der Hochdeutschen Mundart 3, S. 1243 f.
Lapides de Goa: Goasteine (Gemisch aus Perlen, Korallen, Edelsteinen, Bisam, Ambra und Tragantschleim, wird zu Kügelchen geformt, teils mit Goldplättchen belegt; gilt als giftvertreibend, ähnlich einem Bezoar)	Pierer (1859), Universallexikon 7, S. 434.
Lohochus de pino: Pinienlohoch (Lohoch: Eine etwas flüssigere Latwerge, allerdings nicht so dünnflüssig wie Lecksaft)	Hahnemann (1798), Apothekerlexikon 2. Abt., 1. Teil, S. 35.
Magisterium gialappae: Jalappen-Magisterium (Magisterium: Niederschlag, Präzipitat)	Zedler (1735), Universal-Lexicon 12, S. 203.
Nitrum vitriolatum Margraf: Vitriolsalpeter nach Margraf	Zedler (1732), Universal-Lexicon 2, S. 1184.

Bezeichnung	Rezeptur vgl.
Pillulae Ruffii pestilentiales: Pestpillen nach Ruffius	Zedler (1741), Universal-Lexicon 27, S. 876.
Pillulae tartarae Schröderi: Weinsteinpillen nach Schröder	Zedler (1741), Universal-Lexicon 28, S. 322.
Pulvis absorbens Wedelii: Absorbierendes Pulver nach Wedel; benannt nach Georg Wolfgang Wedel (1645–1721), Professor der Medizin in Jena	Pierer (1865), Universallexikon 19, S. 3.
Pulvis antipleuriticus Pharmacopoeiae Augustanae: Antipleuritisches Pulver nach der Pharmacopoeia Augustana	Pharmacopoeia Augustana (1684), S. 118
Pulvis cachecticus Quercetani: Schwindsuchtpulver nach Quercetanus	Zedler (1741), Universal-Lexicon 29, S. 1459 f.
Pulvis comitis de Warwick: Cornaechin-Pulver (Pulver aus Scammonium, schweißtreibendem Spießglanz, Weinsteinrahm; benannt nach Marcus Cornacchini, Medizinprofessor aus Pisa; wurde eigentlich aber vom Grafen von Warwick erfunden)	Pierer (1858), Universallexikon 4, S. 445.
Pulvis diarrhodon abbatis: Diarrhodon-Abbatis-Pulver (als „Species Diarrhodon Abbatis" wird ein Kompositum aus allerlei verschiedenen Wirkstoffen, u. a. Zimt, Mastix, Rhabarber, Moschus uvm. bezeichnet)	Zedler (1743), Universal-Lexicon 38, S. 674.
Pulvis Haly contra Phthisin: Halypulver gegen die Schwindsucht (Halypulver ist ein Heilmittel aus vielerlei verschiedenen pflanzlichen und tierischen Wirkstoffen)	Zedler 1741, Bd. 29, S. 773.
Pulvis hepaticus Dresdensis: Dresdner Leberpulver	Zedler (1741), Universal-Lexicon 29, S. 774.
Resina scammoniae Maets: Purgierwindenharz nach Maets (benannt nach Carl von Maets, niederländischer Chemiker, gegen Ende des 17. Jh.)	Wikipedia: Carel de Maets, unter https://de.wikipedia.org/wiki/Carel_de_Maets (Zugriff: 28.10.2016).
Sal alembroth: Alembroth-Salz (Verbindung von Quecksilbersublimat u. Salmiak, in wässriger Auflösung als Aqua phagadaenica bekannt)	Pierer (1857), Universallexikon 1, S. 285.
Sal tartari vitriolati: Magisterium tartari (Salz des Vitriolweinsteins)	Zedler (1739), Universal-Lexicon 19, S. 354 f.
Sirupus althaeae Fernelii: Eibischsirup nach Fernel	Zedler (1744), Universal-Lexicon 41, S. 555.
Sirupus de agrestae: Agrestsirup (Agrest: Mittelalterliche Bezeichnung für Verjus, ein saurer Saft – allerdings milder als Essig –, der durch das Auspressen unreifer Trauben erzeugt wird)	Wikipedia: Verjus, unter https://de.wikipedia.org/wiki/Verjus (Zugriff: 28.10.2017).
Sirupus de peto Quercetani: Tabaksirup nach Quercetanus (vgl. Bezoardicum minerale Quercetani)	Pharmacopoeia dogmaticorum restituta Quercetani, Frankfurt 1607.

Bezeichnung	Rezeptur vgl.
Specificum cephalicum Michaelis: Kopfspezifikum nach Michaelis; benannt nach Johann Michaelis (1606–1667, dt. Medicus und Chemiker)	Zedler (1739), Universal-Lexicon 21, S. 46.
Spiritus aperitivus Peroti: Alkoholisches Pero-tis-Aperitivium (Perotis: Pflanzengattung aus der Familie der Gramineae-Andropogoneae, in Austra-lien und Indien vorkommend; Aperitivum: Leichtes Abführmittel)	Pierer (1861), Universallexikon 12, S. 840.
Spiritus cephalicus Bussii: Hauptstärkender Spiritus nach Bussius; benannt nach Friedrich Bussius, Stadt- und Landphysicus in Meissen, Ende 17. Jhd.	Zedler (1733), Universal-Lexicon 4, S. 2019 f.
Spiritus salis coagulatus Mynsichtii: Verdickter Salz-geist nach Mynsicht (besteht aus Wermutsalz und Salzgeist, welches man eindicken lässt)	Zedler (1746), Universal-Lexicon 49, S. 200.
Stomachicum Poterii: Poters Magenspezifikum	Zedler (1743), Universal-Lexicon 38, S. 691.
Tartarus emeticus Mynsichtii: Brechweinstein nach Mynsicht	Herder (1854), Conversations-Lexicon 1, S. 657.
Theriaca Andromachi: Andromach-Theriak („Andromachus aus Kreta, Neros Leibarzt […], erfand den Theriak, den er als Gegenmittel gegen alle thierische Gifte besang.")	Herder (1854), Conversations-Lexicon 1, S. 183.
Tinctura anodyna Wedelii: Schmerztinktur nach Wedel.	Zedler (1745), Universal-Lexicon 44, S. 1443.
Tinctura bezoardica Michaelis: Bezoartinktur nach Michaelis	Zedler (1733), Universal-Lexicon 3, S. 1665.
Tinctura Martis Mynsichtii: Stahltinktur nach Mynsicht	Zedler (1744), Universal-Lexicon 39, S. 987 f.
Trochisci alhandal: Alhandal-Küchlein; Alhandal ist der arabische Begriff für eine Koloquinte, weitere Synonyme: Pomaquinte, Purgiergurke, Teufelsapfel; giftige Pflanze aus der Familie der Kürbisgewächse (Cucurbitaceae)	Wikipedia: Koloquinte, unter https://de.wikipedia.org/wiki/Koloquinte (Zugriff: 28.10.2016).
Unguentum de arthanita carminativo Mesuei: Lin-dernde Erdscheibsalbe nach Mesue	Zedler (1746), Universal-Lexicon 49, S. 1572.

Zusammenfassend ist festzustellen, dass Franc bei seiner medikamentösen Thera-pie vorwiegend auf pflanzliche Präparate zurückgreift, die im Einklang mit humoral-pathologischen Konzepten eingesetzt werden. Aber wohl beeinflusst durch seine in der ‚Ephemeris' namentlich genannten Vorbilder, den Iatrochemikern Oswald Croll[110]

---

110 Franc setzt Heilmittel aus Crolls Repertoire ein, so z.B. *sperniola Crollii* (Sperniola nach Croll). Vgl. Weimert (2017), Kardiologische Kapitel, S. 106, Kapitel *Haemorrhagia* (StadtA Ulm, H Franc 8a, fol. 104r).

(ca. 1560–1609), Michael Ettmüller[111] (1644–1683), Johann Baptist van Helmont[112] (1577–1644), Werner Rolfinck[113] (1599–1673), Franciscus Silvius de la Boë[114] (1614–1672), Georg Wolfgang Wedel[115] (1645–1721) und Thomas Willis[116] (1621–1675), welche sowohl die physiologischen als auch die pathologischen Vorgänge des menschlichen Körpers auf eine neue theoretische Grundlage stellen wollten,[117] setzte er auch zahlreiche mineralische und chemische Mittel ein. Hier sind u. a. Antimon, Eisenpräparate, Quecksilber und Salpeter bzw. Salze und Destillate zu nennen.

Sein insgesamt ambivalentes Verhältnis gegenüber den verschiedenen Medizinkonzepten wird auch an anderer Stelle erkennbar. Im Sinne von Daniel Sennert (1572–1637) arbeitet Franc die Unterschiede und Übereinstimmungen zwischen den neuen Lehrmeinungen der Iatrochemiker und den alten Dogmen der Galeniker heraus.[118] Er versucht, einen fließenden Übergang der Systeme zu schaffen, indem er beispielsweise eine terminologische Kontinuität zwischen dem von den Anhängern Galens „melancholisch" und von Franc „sauer" genannten Verdauungssaft herstellt.[119] Eine eindeutige Zuordnung Francs zu einer medizinischen Schule ist somit nicht möglich. Sein Tagebuch weist ihn eindeutig als „Wanderer zwischen den medizinischen Konzepten" seiner Zeit aus. Als empirischer Praktiker und Eklektiker galt für ihn der Grundsatz: *Aegroti salus suprema lex.*

111 Vgl. Weimert (2017), Kardiologische Kapitel, S. 294, Kapitel *Chyli distributio laesa: Praeceptor meus olim Etmillerus.*
112 Vgl. Weimert (2017), Kardiologische Kapitel, S. 352, Kapitel *Aeris inspiratio laesa: a nostro Helmontio.*
113 Vgl. Weimert (2017), Kardiologische Kapitel, S. 420, Kapitel *Palpitatio cordis: Rolefincus meus.*
114 Vgl. Weimert (2017), Kardiologische Kapitel, S. 330, Kapitel *Acris inspiratio laesa: Ut Sylvius vult.*
115 Vgl. Weimert (2017), Kardiologische Kapitel, S. 202, Kapitel *Malum hypochondriacum: Noster Wedelius.*
116 Vgl. Weimert (2017), Kardiologische Kapitel, S. 206, Kapitel *Malum hypochondriacum: Vid. Plura Willis.*
117 Vgl. Eckart (2013), Geschichte, S. 116.
118 Vgl. Eckart (2013), Geschichte, S. 117 f.
119 Vgl. Weimert (2017), Kardiologische Kapitel, S. 250, Kapitel *Malum hypochondriacum: H(umo)rem melancholicu(m) dictu(m) Galenicis, modernis succu(m) acidu(m).*

5. ‚Ephemeris‘ –
Beobachtungen aus der medizinischen Praxis

Kay Peter Jankrift

Zahlreiche farbige Tuschezeichnungen in unterschiedlicher Größe zieren Johann Francs zweibändiges, mehr als 1400 Manuskriptseiten umfassendes Werk ‚Ephemeris id est annotatio eorum in praxi quotidiana observatorum posteritati‘.[1] Mit der Wahl des Titels deutet der Verfasser sowohl auf die Natur als auch die Zweckbestimmung seiner umfangreichen Schrift hin: Erscheinungen, die er in seiner alltäglichen Praxis beobachtet hatte, wollte der gelehrte Arzt für die Nachwelt überliefern. Die Abhandlung ist nach Krankheitsbildern gemäß ihrer zeitgenössischen Konzeption in 130 Kapitel gegliedert, denen am Ende des zweiten Bandes sechs weitere zu purgierenden, mineralischen, pflanzlichen und tierischen Arzneimitteln sowie zur Anatomie und zum Gebrauch des Mikroskops beigegeben sind.[2]

In aller Regel folgen die Texte für jedes einzelne Kapitel einer chronologischen Ordnung. Dennoch unterscheidet sich das Werk der Form nach deutlich von einem medizinischen Tagebuch oder Patientenjournal, das die tägliche Reihenfolge der durchgeführten Visiten und Behandlungen auflistet.[3] Dies zeigt beispielhaft der Vergleich von Francs ‚Ephemeris‘ mit den Aufzeichnungen seiner ärztlichen Zeitgenossen Johann Christoph Götz (1688–1733) in Nürnberg und Johann Friedrich Glaser (1707–1789) in Suhl.[4] Typologisch steht die Schrift des Ulmer Arztes – wie bereits ihr Titel zum Ausdruck bringt – eher der Gattung der *observationes* nahe.[5] Die in Francs Sammlung präsentierten Fallgeschichten bilden eine Auswahl aus der täglichen Praxis, sind aber

---

1   StadtA Ulm, H Franc 8a und 8b.
2   Balint (2008), Tagebuch, S. 5.
3   Hess/Schlegelmilch (2016), Cornucopia Officinae Medicae, S. 27–30; Stolberg (2013), Medizinische Loci communes; Stolberg (2007), Formen und Funktionen.
4   Kinzelbach/Grosser/Jankrift/Ruisinger (2016), Observationes et Curationes; Schilling (2016), Social Mobility; Jankrift (2014), Nürnberger Arzt, S. 282–284; Atzl/Helms/Neuner/Schilling (2013), Praxiswelten; Schilling/Schlegelmilch/Splinter (2011), Stadtarzt, S. 131.
5   Hess/Mendelsohn (2013), Fallgeschichte; Behrens/Zelle (2012), Der ärztliche Fallbericht, viii; Pomata (2010), Sharing cases.

mitunter anderen Quellen entnommen worden. Den Gepflogenheiten seiner Zeit entsprechend, verweist der Ulmer Arzt bei solchen Entlehnungen jedoch nur selten auf deren Ursprung.[6] Die Anlage des Werkes erfolgte dabei vermutlich systematisch und planvoll. So verweist Franc in seinem Kapitel *Otalgia* konkret darauf, die Abbildung des Wurms, der aus dem Ohr der Patientin zum Vorschein gekommen sei, an späterer Stelle zu präsentieren.[7] Das Erscheinungsbild des Textes, der weitestgehend frei von Korrekturen, Streichungen und Randnotizen ist, deutet ebenfalls auf die Existenz einer Vorlage hin. Möglicherweise handelte es sich dabei, so kann man spekulieren, um ein – nicht mehr erhaltenes – medizinisches Tagebuch mit fortlaufenden Einträgen. Franc selbst erwähnt ein solches Diarium in seiner 1701 veröffentlichten Abhandlung über den Fieberklee.[8] In seiner Schrift über das Obertalfinger Bad wiederum bemängelt er, dass die heilsame Wirkung des dortigen Wassers in jüngerer Zeit nicht umfassender durch Fallgeschichten dokumentiert worden sei – dazu betont er, wenn „ich in meiner Jugend nicht etwas aufgeschrieben, so könnten nur wenig von diesen vortrefflichen und herrlichen Tugenden wissen."[9] Dass Franc Aufzeichnungen über seine Patienten und Behandlungen anfertigte, belegen zuletzt auch vereinzelte Manuskriptfragmente, die er hier und da als Lesezeichen in einem Band aus seinem Nachlass benutzte.[10] Darauf sind deutlich Teile von Krankengeschichten und medizinischen Verordnungen erkennbar. Eines dieser Bruchstücke, auf dem von einem Soldaten die Rede ist, der an einem Gangrän in der Hand litt, verweist auf das Datum 17. November 1695.[11] Die Notiz gehört mithin in den Zeitraum, aus dem sämtliche ausgewählten Fälle in Francs Sammlung stammen. So datiert der früheste Eintrag in der ‚Ephemeris' auf den 3. August 1677 – einige Monate vor seiner Promotion in Tübingen;[12] der späteste auf den 14. Juli 1696.[13]

6   Breuer (2012), Plagiattechnik, S. 27f. und S. 33; Breuer/Winckelmann (2012), Plagiattechniken, S. 63.

7   StadtA Ulm, H Franc 8a, fol. 204r. Die Abbildung befindet sich im zweiten Band des Werkes im Kapitel über den Gebrauch des Mikroskops. Vgl. StadtA Ulm, H Franc 8b, fol. 358r.

8   Franc (1701), Trifolii Fibrini Historia, S. 1: *Quanti Trifolium fibrinum in Praxi mea nunquam non aestimaverim & qualis sammo cum aegrorum meorum & quod excurrit, id ipsum preascripserim, vos ipsi optime scitis. Ex qua re factum est, ut Diarium meum* [Hervorhebung des Verf.] *in dies observationibus non ubique obvis abunde fuerit locupletatam.*

9   Franc (1709), Ober-Thalfingen, S. 25.

10   StadtA Ulm, H Franc 1–3. Auf inliegenden Manuskriptfragmenten als Lesezeichen u. a.: *Casus ab alto; Simon Braun juvenis fere 9 annos* [...]; *Conrad Seifhardt Blawbyraner anno 40 ob casam b alto contusionem oculi sinistri patiebat, consultus ordinavi…Febris quartana. Sutor Ichenhusen Joh. Ulrich Stadtler 40 annorum.* Fragment auf gleichem Zettel: *Gutta rosacea; Johannes Bacher Holtzensis habebat nasum et (per: gestrichen) frontem rubicuadri* [...] *scorbutico* [...].

11   StadA Ulm, H Franc 1–3. Inliegend Manuskriptfragment: *Miles, gangraena in manu* [...]. Nachtrag mit dunklerer Tinte am linken Rand quer: *Santelpflaster 17 9bris Anno 1695.*

12   Maier (2018), Dermatologie, S. 347; vgl. oben S. 27–29 Kapitel 3.2.2.

13   Holweger (2015), Augen-, Hals-, Nasen-, Ohren- und Zahnheilkunde, S. 359.

Die Gesamtbetrachtung ergibt, dass etwa 90 % der Schilderungen in die erste Dekade von Francs ärztlicher Tätigkeit fallen. Bereits in der 1685 veröffentlichten ,Casterologia', bei deren Abfassung der Gelehrte seinen Worten zufolge Fälle aus der eigenen Erfahrung heranzog,[14] verweist er auf sein Vorhaben, späterhin eine Sammlung seiner Beobachtungen veröffentlichen zu wollen: *Casus circumstantialiter descriptus in Praxi Clinica prope diem edenda.*[15] Allerdings führte er nicht näher aus, in welcher Form er diese *observationes* zu publizieren gedachte. Zwar scheint Francs Arbeit an seiner ,Ephemeris' zu belegen, dass er dieses Vorhaben langfristig verfolgte. Wenn die Handschrift aber tatsächlich als Vorlage für einen geplanten Druck diente, so entspricht ihre opulente Gesamterscheinung jedoch kaum dem Bild zeittypischer Fallsammlungen. Sie unterscheidet sich durch ihre reiche Bebilderung ebenso deutlich von den übrigen medizinischen Schriften aus Francs Feder, die in der Regel stets Patientengeschichten präsentieren. Ob die ,Ephemeris' ursprünglich ebenfalls gemäß allgemeiner Standards gestaltet werden sollte und sich das Projekt während der Arbeit aus irgendeinem Grund anders als vorgesehen entwickelte, muss letztlich offen bleiben. Deutlich ist hingegen, dass Franc sein Werk durchaus als Hinterlassenschaft für die Nachwelt betrachtete. So wird das Titelblatt von der Darstellung eines Mannes geziert, der einen Baum pflanzt.[16] Unter der Abbildung findet sich das Wort *posteritati* (für die Nachkommenschaft). Die Metapher des Baumpflanzens und das Wort bleiben jedoch der einzige Hinweis auf die Zweckbestimmung der Schrift. Weitere Ausführungen – etwa in seiner Einleitung[17] – macht der Verfasser nicht.

Die ausgewählten Fallschilderungen folgen einem regelmäßigen schematischen Aufbau.[18] Eingangs werden die Patientinnen und Patienten vorgestellt. Dies geschieht zumeist unter Nennung des Namens; bei Kranken weiblichen Geschlechts häufig unter Auslassung des Vornamens und mit Verweis auf den Ehemann. Mitunter bleiben die Behandelten jedoch anonym und werden lediglich über ihre Tätigkeit oder ihr Lebensalter etwa als Soldat, junger Mann oder Kind des NN beschrieben. Oftmals werden Beruf, ungefähres Alter, Herkunftsort und Behandlungsdaten angegeben. Es folgt eine mehr oder weniger lange Anamnese, gelegentlich verbunden mit den von Franc bei seiner Untersuchung erhobenen Befunden.[19] Die Ausführungen gehen dabei vielfach auf ungesunde Lebensgewohnheiten der Kranken und deren zumeist erfolglose Versuche der Vorbehandlung durch Selbstmedikation, medizinische Laien, Bader oder andere Ärzte ein.[20] Daraufhin wird die Diagnose präsentiert, an die sich Ausführungen zu Therapie, weiterem Behandlungsverlauf und Medikamentierung nebst um-

14   Marius/Franc (1685), Castorologia explicans, 5 f.
15   Marius/Franc (1685), Castorologia explicans, S. 82.
16   StadtA Ulm, H Franc 8a, fol. 1r.
17   Breuer (2012), Plagiattechnik, S. 109–113.
18   Hierzu auch Balint (2008), Tagebuch, S. 5 f.
19   Holweger (2015), Augen-, Hals-, Nasen-, Ohren- und Zahnheilkunde, S. 34–36.
20   Netzel (2013), Ulmer Stadtarzt, S. 57–65.

fassenden Rezepturen anschließen. Jedes Kapitel ist mit theoretischen Überlegungen unterfüttert, bei denen sich Franc auf die Aussagen medizinischer Autoritäten von der Antike bis in seine Gegenwart stützt.

Mit Blick auf manche Werke, die Franc zur Untermauerung seiner Theorien anführt, liegt die Vermutung nahe, dass der Ulmer Arzt wohl erst nach 1700 mit der Zusammenstellung der ‚Ephemeris' begann. So erschien beispielsweise die von Franc genutzte chirurgische Abhandlung des Matthäus Gottfried Purmann (1648–1711) erstmals 1680 im Druck, Georg Abraham Mercklins (1644–1702) Werk über die Bluttransfusion 1679.[21] Der Franc'sche Bibliothekskatalog belegt, dass Franc jedoch nicht die Erstausgaben der beiden besagten Bücher besaß, sondern spätere Auflagen aus den Jahren 1705 und 1715. Häufig verweist Johann Franc wie zu dieser Zeit gemeinhin üblich allerdings nicht auf seine Quellen, aus denen er ganze Passagen mitunter wortwörtlich übernahm, ins Lateinische übertrug oder gar Fallberichte entlehnte und durch Einfügung von Namen aus dem eigenen Patientenkreis gewissermaßen nach Ulm übertrug.[22] Der Zusatz mehr oder weniger bekannter Ulmer Namen unter Angabe eines Behandlungsdatums verlieh den Ausführungen eine größere Authentizität. Die ‚Ephemeris' erscheint mithin als Musterbeispiel einer zeittypischen wissenschaftlichen Kompilation.[23] Dabei lässt sich die Angleichung von Aussagen der verwendeten Quelle auf lokalspezifische Verhältnisse auch in anderen medizinhistorischen Kontexten – vor allem Schilderungen von Seuchen– nachweisen.[24]

In weiteren Werken Francs wird die Genese der von ihm präsentierten Fallsammlungen exemplarisch deutlich. So enthält beispielsweise seine 1709 erschienene Abhandlung über die Vorzüge des Obertalfinger Bades in chronologischer Folge Patientengeschichten des 15. und 16. Jahrhunderts, deren Autorschaft er Johann Stocker sowie Josua Jelin, dem Meister der Baderzunft, zuweist.[25] Im Anschluss an diese Berichte merkt er an:

> *Als demnach gesinnt war, zu einer ander Materii zu schreiten, so übersendet mir ein hertz=vertrauter Freud nächst folgende Nagel=neue observationes zu mehren Beglaubigung der obigen.*[26]

Anstelle der vollständigen Patientennamen sind in diesen Berichten lediglich die Initialen der Behandelten aufgeführt. Finden sich in dieser Bäderbeschreibung keine Beobachtungen aus Francs Praxis, so sind doch seinen anderen Werken eine Vielzahl eigener Fallgeschichten beigegeben, die nach 1700 aufgezeichnet wurden und damit

---

21   Purmann (1685/1705), Feldscher.
22   Hierzu ausführlich Breuer (2012), Plagiattechnik, S. 14–77, bes. S. 27 f. und S. 33. Ferner Breuer/
        Winckelmann (2012), Plagiattechniken, S. 63.
23   Büttner/Friedrich/Zedelmaier (2003), Sammeln, Ordnen, Veranschaulichen, S. 7–14.
24   Jankrift (2012), Krankheit und Heilkunde, S. 3 f.
25   Franc (1709), Ober-Thalfingen, S. 25 und S. 32.
26   Franc (1709), Ober-Thalfingen, S. 34.

jünger sind als die in der ,Ephemeris' versammelten Beispiele.[27] Mit Blick auf die
Leserschaft erschienen manche dieser Schriften nicht in der gebräuchlichen Wissenschaftssprache Latein, sondern auf Deutsch.[28] In seiner 1695 veröffentlichten Abhandlung ,Die preißwürdige Veronica oder europäischer Thee' verteidigt er ausdrücklich
seine Wahl der deutschen Sprache, um das Werk einem größeren Leserkreis auch
außerhalb der Gelehrtenwelt zugänglich zu machen.[29] Fünf Jahre später erschien eine
lateinische Fassung der Schrift.[30] Im Unterschied zu all diesen Abhandlungen gelangte
die ,Ephemeris' – Francs mit Abstand umfangreichstes Werk– nie zum Druck.

Neben der Fülle an Patientengeschichten – insgesamt sind 2.645 Fallgeschichten
erfasst – besticht die Handschrift wie schon eingangs erwähnt durch ihre reichhaltige,
in ihrer Art für medizinische Abhandlungen höchst ungewöhnliche Bebilderung. Dies
gilt nicht zuletzt mit Blick auf die Entstehungszeit der ,Ephemeris' an der Wende zum
18. Jahrhundert, in welcher die Illustrierung geradezu anachronistisch anmutet und
eher in das ausgehende Mittelalter oder das 16. Jahrhundert zu passen scheint. Viele der Seiten sind mit teils großformatigen, detaillierten Farbzeichnungen versehen.
Hinsichtlich der Auswahl der Motive lässt sich keine Systematik erkennen, so dass sich
kaum von einem „Bildprogramm" sprechen lässt. Für einen Großteil der Darstellungen ergeben sich keinerlei Bezüge zum Text. Offenbar ließ sich Franc bei der bildli-
chen Ausgestaltung von eigenem Geschmack und Belieben leiten. Dabei überwiegen
Darstellungen heimischer und exotischer Tiere – vor allem Vögel – die starke Ähnlich-
keiten mit den Bildern im berühmten ,Thierbuch' des Schweizer Arztes und Naturfor-
schers Konrad Gessner (1516–1565) aufweisen.[31] Daneben finden sich häufig Pflanzen
sowie geometrische Formen. Mit Ausnahme der letzten sechs Kapitel stehen zu Beginn stets Miniaturen, die zumeist Menschen in antiker, orientalischer oder zeitgenössischer Gewandung zeigen. Mitunter werden Bezüge zu biblischen Motiven – etwa
König David und Jakobs Traumvision der Himmelsleiter – oder zu den bekannten
Fabeln Aesops, beispielsweise der vom Frosch und dem Ochsen – erkennbar.[32] Bei der
Untersuchung des Werkes stellte Dr. Eva Leistenschneider (Museum Ulm) fest, dass
der Buchliebhaber Franc augenscheinlich nicht zögerte, eine Miniatur aus einer mittelalterlichen Handschrift auszuschneiden, in sein Werk einzukleben und mit weiteren

27   Franc (1700), Veronica Theezans mit zahlreichen Fallgeschichten von Francs Jenaer Lehrer, Georg
      Wolfgang Wedel (1645–1721); Franc (1709), De Herba alleluja; Franc (1718), Flachs-Seiden-Kraut;
      Franc (1723), De Urtica urente; Franc (1725), Sonnen-Blume.
28   Zur Bedeutung der Sprache bei der Abfassung wissenschaftlicher Schriften im 18. Jahrhundert u. a.
      Jankrift (2014), Nürnberger Arzt, S. 279–292; Splinter (2011), Der Aufrichtige Medicus; Seyferth
      (2011), Koexistenzen; Klein (2011), Sprache der Naturwissenschaften.
29   Franc (1695), Die preißwürdige Veronica, S. 3 f.
30   Franc (1700), Veronica Theezans.
31   Egmont (2018), Thierbuch.
32   StadtA Ulm, H Franc 8a, fol. 36r, fol. 85r und fol. 94r. Zur Ikonographie König Davids mit einem
      Adler vgl. u. a. Well (2016), Epik, S. 97.

Ornamenten auszuschmücken.[33] Welches Manuskript zu diesem Zweck der Schere des Gelehrten zum Opfer fiel, ließ sich bisher indes nicht ergründen.

Die meisten Illustrationen stehen offenbar in keiner direkten Verbindung zum Text. Nur gelegentlich werden Bezüge zu Behandlungen oder Dingen deutlich, die Franc mit eigenen Augen sah. Zweifelsohne wurden die Zeichnungen von Franc selbst gefertigt. Dass der Arzt sich auch als Künstler betätigte, klingt nicht erst in seinem 'Leich- und Abschiedslied' zu seiner Beisetzung im November 1725 an.[34] Darin heißt es unter anderem:

> Ich bin satt der lieben Bücher; und die holde Mahlers-Lust, wechßle nun mit Grabes-Tücher,
> so verhüllen Haupt und Brust. Schreib- und Mahler-Feder hat, jetzt ein End, und ich bin satt.

Weitere Hinweise darauf, dass der Ulmer Arzt sein Werk eigenhändig illustrierte, finden sich unter anderem im Kapitel *inflammatio mammarum*. Ohne Anknüpfung an den Kontext vermerkt Franc darin unvermittelt, im Juli 1669 habe eine reisende Gauklertruppe in Ulm ein Schauspiel aufgeführt und dort Vögel „von dieser Art" (*huius generis*) mitgebracht.[35] Daneben ist das nahezu ganzseitige Bild eines Straußenvogels zu sehen, bei dem es sich um einen Helmkasuar handeln könnte. Franc fügt hinzu, dass derlei Vögel auf den Kapverdischen Inseln zu finden seien. In einem anderen Fall erscheint die Abbildung eines indischen Elefanten im Anschluss an die Krankengeschichte eines Soldaten namens Raphael Beck, der den Ausführungen Francs zufolge zweimal in Indien gewesen war.[36] Darüber hinaus enthält das Werk die Abschrift eines Briefes, in dem sich der Ulmer Arzt bei dem unbekannten Adressaten danach erkundigt, ob dieser die an ihn übersandten Vogelbilder erhalten habe (*Aves meas depictas ad te pervenisse gaudeo*).[37] Mitunter ergeben sich jedoch auch unmittelbare medizinische Bezüge zu einer geschilderten Behandlung. So verweist Franc etwa darauf, dass er den rauen, erdbeerartigen Nierenstein seiner Patientin im Kapitel über die Mineralogie gezeichnet habe.[38] Eine ähnliche Bemerkung fügt der Arzt seinen Ausführungen über die Behandlung der 20jährigen Magd des Herrn Tilger am 17. Juni 1679 an, die unter entsetzlichen Ohrenschmerzen litt.[39] Den Wurm, der aus ihrem Gehörgang kroch und damit die Pein der Patientin beendete, bildete Franc nach seinen Worten im Kapitel über den *Gebrauch des Mikroskops* ab.[40]

---

33   StadtA Ulm, H Franc 8a, fol. 191v.
34   StadtA Ulm, A [5353/1].
35   Balint (2008), Tagebuch, S. 252 f.
36   Maier (2018), Dermatologie, S. 319.
37   Weimert (2017), Kardiologische Kapitel, S. 395.
38   Holweger (2010), Urologische Kapitel, S. 309.
39   Holweger (2015), Augen-, Hals-, Nasen-, Ohren- und Zahnheilkunde, S. 318–320.
40   Holweger (2015), Augen-, Hals-, Nasen-, Ohren- und Zahnheilkunde, S. 320. Die von Franc an dieser Stelle angekündigte Abbildung findet sich unter StadtA Ulm, H Franc 8b, fol. 358r.

Eindeutige Belege dafür, dass der Arzt sich zeitlebens auch künstlerisch betätigte, liefern die Ausführungen in seinem Spätwerk ,Gründliche Untersuchung der unvergleichlichen Sonnenblume'. So unterstreicht darin der Apotheker Leuchterhand, der eine freundschaftliche Beziehung zu Franc pflegte und als sein späterer Nachlassverwalter wohl dessen besonderes Vertrauen genoss, in seinem lobpreisenden Gedicht *Talentum* und *Kunst=Begabten Sinn* des Gelehrten.[41] Doch auch Franc selbst verweist in der Studie mehrfach auf sein Wirken als Maler:

> Ich habe das Heliotropium majus mit weisser Blume zu Leipzig angetroffen, es in meinem Horto hiemali aufs beste mit meinem Pinsel gezeichnet [...].[42]

An anderer Stelle, die zugleich ein Schlaglicht auf seine wissenschaftliche Sammeltätigkeit wirft, geht der Ulmer Arzt ausführlich auf die von ihm verwendeten Farben beim Zeichnen verschiedener Sonnenblumen ein:

> Sonsten gestehe ich gern, daß ich an dieser Pflanze wegen ihrer prächtigen Gestalt und ungemeinen Schönheit, auch Dauerhafftigkeit der Farbe (dann sie über ein Jahr mein Museum ziehret) mich [...] ergötzen kann. Habe auch zwey Gattungen derselben dem Leben nachgemahlet, nach Vermögen, und die eine mit Bley=gelb und gummi de goa angelegt und mit Safft gelb ausgemacht, die andere aber, welche ich in Wittenberg bekommen, legte ich an mit gelb Operment, dabei gebrauchte auch rauchgelb und vertiefte sie mit fermilion und erhöhete sie mit Mastikot [...].[43]

Verschiedentlich finden sich in der ,Ephemeris' Zeichnungen von Menschen in orientalischen Gewändern, in denen sich das zeitgenössische Bild der Osmanen widerspiegelt.[44] Vor dem Hintergrund der Türkenkriege hegte Franc dem gelehrten Zeitgeist entsprechend offenbar ein besonderes Interesse an den Lebensgewohnheiten und Sprachen des Vorderen Orients:[45] Zu den einschlägigen Werken, die sich in seiner Bibliothek finden, zählt unter anderem der Bericht des Bartholomej Georgijević (1510–1566) mit dem Titel ,De Turcarum moribus epitome'.[46] Die Abhandlung des Kroaten, der 13 Jahre lang als Kriegsgefangener im Osmanischen Reich lebte, erreichte 25 Auflagen und wurde in viele Sprachen übersetzt.[47] Sie enthält eine Reihe von Holzschnitten, die sich aber recht deutlich von den Illustrationen in Francs ,Ephemeris' unterscheiden und wohl nicht als Vorlage gedient haben dürften. Dass Soldaten, die gegen die Osmanen ins Feld gezogen waren und die Franc späterhin zur Behandlung

41   Franc (1725), Sonnen-Blume, S. 5.
42   Franc (1725), Sonnen-Blume, S. 15.
43   Franc (1725), Sonnen-Blume, S. 16.
44   Beispiele in StadtA Ulm, H Franc 8a, fol. 95r, fol. 107r, fol. 233r, fol. 239r.
45   Vgl. hierzu die Ausführungen im Kapitel „6.1. Ephemeris – Eine abundante Quelle und ihre Auswertung" in diesem Band.
46   Georgiević (1588), De Turcarum moribus.
47   Ressel (2016), Rezeptionsskizze, S. 169.

aufsuchten, dem Arzt von ihren Eindrücken erzählten, liegt auf der Hand. So bat Franc den Hauptmann Johannes Jakob Schildt, der mit dem als „Türkenlouis" bekannten Markgrafen Ludwig Wilhelm von Baden-Baden (1655–1702) nach Ungarn ausrückte, ihm bei seiner Rückkehr einen Qur'ān mit nach Ulm zu bringen.[48] Im Februar 1683, einige Monate vor der zweiten türkischen Belagerung Wiens und dem anschließenden Feldzug, nahm der junge Offizier einem entsprechenden Eintrag in der ‚Ephemeris' zufolge Francs ärztliche Dienste in Anspruch.[49] Doch Erzählungen allein dürften kaum genügt haben, um die Illustrationen in der gegebenen Präzision ausführen zu können. Vielmehr weisen Francs Tuschezeichnungen deutliche Parallelen zu den zeitgenössischen osmanischen Kostümfigurinen auf, die der italienische Architekt, Bühnen- und Kostümbildner Ludovico Ottavio Burnacini (1536–1707) für das Wiener Hoftheater entwarf.[50] Burnacinis türkische ‚Maschere', bei deren Gestaltung er sich eher stereotypen Fantasie- denn realen Vorbildern bediente,[51] waren fraglos auch außerhalb Wiens bekannt. Auch für seine Darstellung von Römern könnte sich Franc Vorbildern aus der zeitgenössischen Theaterwelt bedient haben.[52]

Gängigen zeitgenössischen Mustern folgte Franc wohl auch bei verschiedentlich auftauchenden Abbildungen mit symbolischem Gehalt. So etwa im Falle der sitzenden Frau mit Zirkel und Winkelmaß, bei der es sich wahrscheinlich um eine Allegorie der Geometrie handelt.[53] Doch erweist sich die Gestalt als durchaus mehrdeutig, fehlt doch allegorischen Darstellungen der Geometrie gemeinhin das Winkelmaß. Gelten Winkelmaß und Zirkel für gewöhnlich als Symbole der Freimaurerei schlechthin,[54] doch entstanden die ersten Logen im Alten Reich erst einige Jahre nach Francs Ableben.[55] Möglich ist, dass der Ulmer Arzt an dieser wie auch an anderen Stellen seines Werkes künstlerische Hinweise auf sein privates Lebensumfeld einflocht, die nur er selbst oder Vertraute deuten konnten. So könnte die Darstellung eine subtile Andeutung auf Francs familiäre Herkunft repräsentieren, denn sein Vater Bartholomäus Franc verdiente seinen Lebensunterhalt als Maurer.[56] Vielleicht spielt die Zeichnung aber auch auf den zweitältesten Sohn des Arztes an, Johann Bartholomäus, der als Ingenieur und Fähnrich in Diensten der Ulmer Leibkompanie stand.[57] Deutlicher erscheint die Vermutung, dass die Zeichnungen mitunter verborgene Botschaften ent-

48 Universitätsbibliothek Erlangen, Briefsammlung Trew, H 62/TREWBR FRANC_JOHANN [2].
49 Maier (2018), Dermatologie, S. 145.
50 Vgl. u. a. Sommer-Mathis (2014), Alla turca, S. 319 Abb. 23 und StadtA Ulm, H Franc 8a, fol. 233r.
51 Sommer-Mathis (2014), Alla turca, S. 318.
52 Streim (2018), Bühnenpraxis, S. 57. Zu den Beispielen in der ‚Ephemeris' vgl. StadtA Ulm, H Franc 8a, fol. 70r, fol. 88r, fol. 111r.
53 StadtA Ulm, H Franc 8a, fol. 135r. Hierzu Saß (2016), Physiologien, S. 142–144.
54 U. a. Dörr (2016), Symbole.
55 Lennhoff/Posner/Binder (2006), Freimaurerlexikon, S. 217.
56 Netzel (2013), Ulmer Stadtarzt, S. 22.
57 Vgl. Weyermann (1829), Fortsetzung der Nachrichten, S. 106 f.

halten jedoch an anderer Stelle: Ein junger Mann in braunem Gewand streckt kniend mit seiner Rechten eine Pflanze nach vorn.[58] In seiner linken Hand hält er einen Zettel mit der Aufschrift *Veronica*. Die Gestaltung der Szenerie erscheint alles andere als zufällig und legt die Vermutung nahe, dass Franc hier symbolisch blühenden Ehrenpreis an seine Ehefrau Veronica überreicht. Auch andere Zeichnungen könnten Bezug auf das persönliche Umfeld nehmen, ohne dass sich derlei Spekulation jedoch durch entsprechende Indizien im Text belegen ließen. So bleibt letztlich auch die Frage offen bzw. spekulativ, ob etwa der zeitgenössisch gekleidete Mann mit Bart und Zirkel lediglich eine der Imagination entsprungene Person zeigt oder ob sich bei ihm etwa um Francs mehrfach in seinen Werken erwähnten Schwager, den Mathematiker Michael Scheffelt (1652–1720), handelt.[59]

Jenseits solcher Vermutungen steht beim Blick auf die opulente Bebilderung in der ‚Ephemeris' allerdings fest, dass der Ulmer Arzt sein *opus magnum* nie vollendete. Im zweiten Band wird die Schrift flüchtiger; Abbildungen werden seltener. Zugleich finden sich im Manuskript Bleistiftskizzen als Vorzeichnungen, die nicht mehr in Farbe ausgeführt wurden sowie freie Stellen zur Platzierung weiterer Darstellungen.

Warum Franc seine Arbeit nach all den Mühen einstellte, welche die Kompilation und Illustration zweifelsohne gekostet haben dürfte, bleibt letztlich im Dunkeln. Sollte er tatsächlich eine Veröffentlichung der Bände erwogen haben, so bedeutete der Druck einer derart umfangreichen, noch dazu bebilderten Abhandlung fraglos ein finanzielles Wagnis, das keiner der Drucker in Ulm oder den Nachbarstädten eingehen wollte. Dies gilt umso mehr, als andere Fallsammlungen bereits existierten und in der dargebotenen Form am Beginn des 18. Jahrhunderts als überholt erschienen.[60] Dass es für Franc mitunter schwierig war, einen Verleger für seine Werke zu finden, deutet sich schon in einem Brief vom 28. März 1708 an den Nürnberger Arzt und Botaniker Johann Georg Volckamer den Jüngeren (1662–1744) an.[61] Offenbar hatte Franc seinen bekannten fränkischen Kollegen darum gebeten, ihn bei der Suche nach einem Drucker für eine seiner Schriften zu unterstützen. Doch dieses Vorhaben verlief nicht so, wie es sich der Ulmer erhofft hatte. In seinem Schreiben klagt er darüber, dass *der Herr Buchführer Costi nun in der driten monat zu keiner resolution zu bringen* gewesen sei. Nunmehr habe sich *einer in Ulm gefunden, der es noch getrukken* […] *und die praestanda gern leisten will.* Zwar entschuldigt sich Franc bei Volckamer für seinen Entschluss, nicht länger warten zu wollen, betont aber zugleich, dass den Nürnberger Drucker die alleinige Schuld trifft. Im Postscriptum unterstreicht der Ulmer Arzt seine Verärgerung mit den Worten: *Bitte noch einmal von dem Buchführer kein excusation anzunehmen* […]. Mit Blick auf das Datum des Schreibens lässt sich vermuten, dass

---

58   StadtA Ulm, H Franc 8a, fol. 176r.
59   StadtA Ulm, H Franc 8a, fol. 206r.
60   Pomata (2010), Sharing cases.
61   Universitätsbibliothek Erlangen, Briefsammlung Trew, H 62/TREWBR_FRANC_JOHANN [4].

es bei diesem Streit um die Drucklegung des Werkes ,De Herba alleluja' ging. Dieses erschien schließlich 1709 bei Gassenmeier in Ulm.[62] Weitaus größere Schwierigkeiten hätten sich bei dem Versuch ergeben, die viel umfangreichere Fallsammlung ,Ephemeris' zum Druck zu bringen.

Allerdings ist ebenso denkbar, dass Franc in fortschreitendem Alter und angesichts der alltäglichen Verpflichtungen als Arzt keine Zeit mehr fand, seinen ehrgeizigen Publikationsplan weiter zu verfolgen. Fest steht indes, dass das unvollendete Werk umfassende Einblicke in Francs ärztliches Wirken und seinen Patientenstamm gewährt.

62   Franc (1709), De Herba alleluja.

6. Reichsstädtische territoriale Netzwerke des Dr. Johann Franc

Kay Peter Jankrift / Heiner Fangerau

6.1 ‚Ephemeris‘ – Eine abundante Quelle und ihre Auswertung

Die Erschließung von Johann Francs ‚Ephemeris‘ gewährt in Verbindung mit der weiteren Überlieferung zu dessen Wirken vielschichtige Einblicke in den Alltag seiner Ulmer Arztpraxis im ausgehenden 17. Jahrhundert. Zugleich spiegeln sich in den geschilderten Krankengeschichten die spezifischen Lebensumstände der behandelten Patientinnen und Patienten facettenreich wider. Die im Rahmen der eingangs erwähnten Dissertationen angefertigten Transkriptionen und deutschen Übersetzungen des lateinischen Originaltextes lieferten die Grundlage zu einer systematischen Auswertung der großen Informationsmenge mit Hilfe einer Access-Datenbank.

Diese stellt gewissermaßen eine komprimierte Version von Francs Werk dar. Jeder Behandlungsfall wurde in der Datenbank erfasst und mit einer Identifikationsnummer (ID) versehen. Soweit in den Ausführungen erwähnt, wurden Familien- und Vornamen der Behandelten, deren Geschlecht, Alter, Herkunfts- bzw. Wohnort und Behandlungsdatum sowie Francs Diagnose erfasst. Im Bewusstsein, dass die zeitspezifische Bezeichnung und Wahrnehmung der von dem Ulmer Arzt u. a. nach humoralpathologischen Vorstellungen diagnostizierten Leiden nicht mit den heute unter diesen Namen definierten Krankheitseinheiten identisch sind, wurden die von Franc verwendeten lateinischen Begrifflichkeiten beibehalten.[1] Ebenfalls auf dem Datenblatt notiert wurde die berufliche Tätigkeit der ihn aufsuchenden Personen. Angehörige, zumeist Frauen und Kinder, die nicht mit einem jeweils eigenen Beruf angeführt, sondern in den Ausführungen etwa „Sohn des Bäckers NN“ oder „Gattin des Soldaten NN“ genannt werden, wurde diese Angabe entsprechend zugeordnet. Dies diente nicht zuletzt dem Zweck, Familienzugehörigkeiten eindeutiger zu bestimmen.

---

[1] Zum Problemfeld der retrospektiven Diagnostik in der Medizingeschichte vgl. u. a. Stolberg (2012), Möglichkeiten und Grenzen; Leven (2007), Laien; Fangerau (2010), Paläopathologie und Geschichte.

Aufgenommen wurden zudem Erwähnungen von Vor- oder Mitbehandlern aus der Ärzteschaft und dem Kreis der Wundärzte sowie Hinweise auf Selbstmedikation oder Behandlungsratschläge von Laien, darunter vor allem Familienangehörige, Freunde und Nachbarn. Ferner wurden zusammenhängende Fälle, soweit ersichtlich, unter Angabe der ID-Nummern gekennzeichnet.

Diese personenbezogenen Grunddaten wurden in einem zweiten Datenblatt unter dem Titel „Handlung" ergänzt um eine Zusammenfassung der von Franc erhobenen Anamnese und der folgenden Therapie unter Angabe der diesbezüglich verordneten Arzneimittel mit ihren Substanzen. Zwei weitere Datenfelder dienen – sofern gegeben – der Erfassung der an Franc entrichteten Bezahlung sowie den theoretischen Überlegungen des Arztes in konkretem Bezug zum beschriebenen Fall. In ein ergänzendes Memo-Feld wurden vielfach weiterführende Hintergrundinformationen eingetragen, die auf Besonderheiten in den Berichten hinweisen, darunter beispielsweise den Tod von Patientinnen und Patienten, von Franc durchgeführte Obduktionen sowie Hinweise auf eine mangelnde oder gute Compliance oder sonstige weiterführende Anmerkungen zur Arzt-Patienten-Beziehung oder zum zeitlichen Rahmen der Konsultation. Auf einem dritten Datenblatt schließlich wurden die Namen der in unmittelbarem Zusammenhang mit dem jeweiligen Fall zur Untermauerung der individuellen Behandlungsstrategie erwähnten Ärzte wie auch Werke mit Verweis auf die zitierte Stelle aufgelistet. Des Gleichen fanden etwaige Korrespondenz nebst Korrespondenten einen Eintrag. Schließlich wurden im gleichen Rahmen auch die Hinweise auf solche Texte aufgeführt, die Franc für seine Kompilation ohne Benennung von Autor oder Quelle verwendete und deren Ursprung in den Dissertationen identifiziert werden konnte. Verfasser und Werke, die – ob nun mit Zitat belegt oder unbelegt – in keiner unmittelbaren Verbindung zu einer konkreten Patientengeschichte und lediglich in Francs übergeordneten theoretischen Überlegungen zu jedem Kapitel auftauchen, blieben aufgrund der für diese Untersuchung angewendeten Erfassungssystematik und der grundlegenden Fragestellungen unberücksichtigt.

Die Datenauswertung fokussierte neben einer quantifizierenden Analyse der erhobenen Daten vor allem auf weiterführende Interpretationen der Befunde, die in Verbindung mit der umfangreichen Begleitüberlieferung zu Francs Wirken Rückschlüsse auf dessen Praxis sowie dessen reichsstädtisch-territoriale Vernetzungen ermöglichen. Im Unterschied zu medizinischen Tagebüchern oder Praxisjournalen,[2] in denen Ärzte Berichte ihrer Visiten und Behandlungen nach täglicher Reihenfolge mehr oder weniger vollständig notierten, umfasst Francs ‚Ephemeris' allerdings lediglich einen in seiner Größenordnung nicht bestimmbaren Teil der von dem Ulmer Arzt versorgten Krankenfälle. Die ausgewählten Berichte zu insgesamt 2.645 Fällen (jede Behandlung

---

2   Hess/Schlegelmilch (2016), Cornucopia Officinae Medicae.

wurde als Fall gezählt) entstammen dem Zeitraum zwischen dem 3. August 1677[3] – einige Monate vor Francs Promotion in Tübingen – und dem 14. Juli 1696.[4] Ein deutlicher Schwerpunkt der 1584 mit einem Behandlungszeitpunkt (Jahr oder genaues Datum) versehenen Fälle liegt dabei auf den 1680er Jahren und damit dem Beginn seiner ärztlichen Tätigkeit (vgl. Abb. 25).

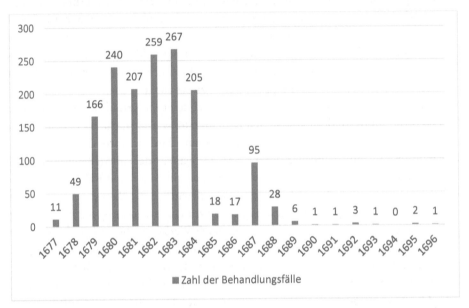

Abb. 25 Zahl der Behandlungsfälle in der ‚Ephemeris‘ bei ermittelbarem Behandlungsjahr.

Es kommt vor, dass Franc Behandlungsfälle aus fremden Quellen durch Hinzufügung von Ulmer Namen für sein eigenes Werk adaptierte, ohne dabei auf den Ursprung zu verweisen. Die Anlage der ‚Ephemeris‘ macht es mithin nur schwer möglich, absolute Zahlenwerte zu ermitteln, um den Patientenstamm des Ulmer Arztes exakt fassen und dessen Entwicklung im Laufe der Jahre verfolgen zu können. Damit bleibt ebenso offen, wie viele Patienten alljährlich behandelt wurden, ob die Zahl dieser Behandlungen anstieg oder phasenweise zurückging, sich die Frequenz des Arzt-Patientenkontakts veränderte oder Franc irgendwann – aufgrund eigener Erkrankung oder aus welchem Grund auch immer – seine Praxistätigkeit ruhen ließ.

Einen zusätzlichen Unsicherheitsfaktor bei der Datenerhebung stellte nicht zuletzt die unterschiedliche Schreibung der Familiennamen im Originaltext dar. Durch den Abgleich mit weiteren erfassten Angaben wie Vorname, Alter, berufliche Tätig-

---

3   Maier (2018), Dermatologie, S. 347.
4   Holweger (2015), Augen-, Hals-, Nasen-, Ohren- und Zahnheilkunde, S. 359. Zu einer möglichen
     späteren Fallgeschichte von 1718 vgl. oben S. 27–29 Kapitel 3.2.2.

keit oder Herkunftsort konnten zahlreiche Dopplungen bei der Erfassung der einzelnen Patientinnen und Patienten vermieden sowie einheitliche Namensschreibungen
für solche Fälle etabliert werden, in denen es möglich war, die genannten Personen
eindeutig als Angehörige derselben Familie zu identifizieren. Trotz größtmöglicher
Sorgfalt bei der Datenkontrolle ließ sich aus verschiedenen Gründen jedoch nicht
mit letzter Gewissheit ausschließen, dass in einigen Fällen ein und dieselbe Person
mehrfach registriert wurde. Dies gilt zunächst im Hinblick auf Trägerinnen und Träger
häufig vorkommender Familiennamen mit vielen Schreibvarianten. Paradigmatisch
steht hierfür etwa der Name Meyer, der ebenso in den Formen Mayer, Maier, Meier,
Mair, Mayr oder Meir, auftauchen kann. Oder, um ein zweites Beispiel anzuführen,
der Name Eckart, welcher auch als Ekart, Ekard, Eckhard, Eckhart oder Eckhardt erscheint. Darüber hinaus mag sich hinter Behandelten, die nicht namentlich genannt
werden und daher unter Bezeichnungen wie „Anonymus", „Anonyma", „Frau bzw.
Mann aus NN", „junger Knecht" o. ä. in die Datenbank aufgenommen wurden, mitunter eine bereits erfasste, an anderer Stelle mit ihrem Namen versehene Person verber-
gen. Der gleiche Vorbehalt gilt für solche Frauen und Kinder, die ohne Vornamen und
mit nur leicht differierenden Altersangaben in der Textvorlage aufgeführt sind. Findet
also beispielsweise die „Ehefrau des Getreidehändlers Tobias Hägelin" mehrfach Erwähnung,[5] wobei die Angaben einmal auf das Geburtsjahr 1633 und einmal auf 1639
hindeuten, könnte es sich ebenso gut um dieselbe wie um eine andere Person handeln.
Da Franc das Alter seiner Patientinnen und Patienten zumeist mit Zusätzen wie *cir-
ca* versah und er es augenscheinlich nicht allzu genau mit dieser Information nahm,
kann keine der beiden Möglichkeiten sicher ausgeschlossen werden. Angesichts der
durchschnittlichen Lebenserwartung in der zweiten Hälfte des 17. Jahrhunderts, nicht
zuletzt der hohen Sterblichkeit von Frauen in gebärfähigem Alter im Kindbett, waren
mehrere Eheschließungen eher die Regel denn die Ausnahme.[6] Der Getreidehändler
Tobias Täglin könnte in der Tat nach einem etwaigen Ableben seiner ersten Frau ein
zweites Mal geheiratet haben. In diesem wie weiteren ähnlichen Fällen erscheint dann
eine „Ehefrau des NN" mehrfach in der Datenbank. Als ebenso schwierig erwies sich
die individuelle Unterscheidung, wenn die Behandelten im Text mehrfach lediglich
als „Kind", „Sohn" oder „Tochter" ein und derselben Person vermerkt sind. Anhand
des ermittelten Geburtsjahres allein eine eindeutige Identifizierung vorzunehmen, ist
wie schon bezüglich der Ehefrauen aufgrund der zumeist nur vagen Altersangaben un-
möglich. Beträgt die Differenz lediglich ein bis zwei Jahre, kann unter der gegebenen
Prämisse nicht zwingend vorausgesetzt werden, dass es sich tatsächlich um verschiedene Patienten handelt. Da allerdings in derselben Familie in unmittelbar aufeinander-
folgenden Jahren durchaus mehrere Söhne oder Töchter geboren worden sein können,

---

5 Schaefer (2018), Fieberkapitel, S.361; Mayer (2012), Darstellung des Skorbuts 2, S. 190.
6 Vocelka (2017), Frühe Neuzeit, S. 60; Rossiaud (1994), Prostitution, S. 26–28.

ist aber mindestens ebenso wahrscheinlich, dass es sich die Angaben des Ulmer Arztes auf unterschiedliche Personen beziehen. Letztlich kann dies sogar in solchen Fällen, in denen Franc die Vornamen der Sprösslinge verzeichnet hat, ungewiss bleiben. Im Heiligen Römischen Reich Deutscher Nation lag neueren Untersuchungen zur historischen Demographie zufolge die durchschnittliche Zahl der Lebensgeburten pro Ehe bei vier bis fünf Kindern,[7] wenngleich um die Mitte des 17. Jahrhunderts meistens nicht mehr als zwei der Kinder das Erwachsenenalter erreichten.[8] Verstarb ein Kind, kam es mitunter vor, dass der Nächstgeborene auf den gleichen Namen getauft wurde.[9] Deshalb kann es sich trotz Gleichheit von Vor- und Familiennamen – vor allem bei abweichenden Geburtsjahren mit auch nur wenigen Jahren Unterschied – um zwei Personen handeln.

Angesichts derlei Einschränkungen lässt die statistische Auswertung der Daten, welche aus der ‚Ephemeris‘ erhoben wurden, lediglich auf Tendenzen schließen. So etwa hinsichtlich der Geschlechterverteilung, der Altersstruktur oder der sozialen Stellung von Francs Patientinnen oder Patienten während der durch das Werk abgedeckten Zeitspanne. Verbunden mit einer vertieften Analyse von Francs zumeist recht ausführlichen Fallschilderungen ergeben sich indes zahlreiche Erkenntnisse zur Sozialgeschichte der Medizin im frühneuzeitlichen Ulm.

6.2. Behandeln, Beobachten, Beschreiben – Johann Franc und seine Praxis

6.2.1. Patientinnen und Patienten in der ‚Ephemeris‘ – Geschlechterverteilung und Alter

Unter Berücksichtigung der erläuterten Maßgaben ließen sich insgesamt 2.310 Patientinnen und Patienten bei der Datenerhebung aus Francs ‚Ephemeris‘ ermitteln. Dabei überwiegt der Anteil männlicher Personen mit 1.298 gegenüber dem weiblicher Personen mit 997. Hinzu kommen 15 Kinder, für die sich keinerlei Angabe des Geschlechts findet. Für diesen Patientenkreis ergibt sich damit ein Verhältnis von 56,2 % Männern zu 43,2 % Frauen sowie 0,6 % ohne Nennung des Geschlechts. Inwieweit diese Zahlen die realen Gegebenheiten in Francs Praxisalltag widerspiegeln, bleibt aufgrund der spezifischen Anlage der ‚Ephemeris‘ allerdings fraglich. Immerhin ging es dem Ulmer Arzt in seiner Schrift nicht darum, einen repräsentativen Querschnitt seines Patientenstammes zu zeigen, sondern aus seiner Sicht besonders lehrreiche Fälle zur Darstellung der jeweiligen Krankheitsbilder vorzustellen.

---

7   Steuerwald (2016), Sozialstruktur, S. 49.
8   Roeck (1991), Eine Stadt, S. 116 f.
9   Jankrift (2008), Henker, S. 96 f. mit Beispielen.

Es fällt auf, dass die auf Grundlage der in der ‚Ephemeris‘ erwähnten Personen er-
mittelte Geschlechterverteilung des Patientenstammes von bisherigen Befunden für
andere zeitgenössische Arztpraxen abweicht. In entsprechender Weise gilt diese Beobachtung auch in Bezug auf die Behandlungsfälle. So ergab die Auswertung der medizinischen Tagebücher des Nürnberger Arztes Johann Christoph Götz (1688–1733),
dass es sich in 53,1 % der Konsultationen um Frauen, in 44,1 % um Männer handelte. In
den übrigen Fällen ließ sich nicht auf das Geschlecht der Patienten schließen.[10] Ähnliches gilt mit Blick auf die Praxis des Suhler Stadtphysikus Johann Friedrich Glaser
(1707–1789), wo sich der Anteil der weiblichen Behandelten auf 46 % gegenüber 44 %
männlicher Klientel belief.[11]

Betrachtet man die Geschlechterverteilung für die in Francs ‚Ephemeris‘ geschilderten Behandlungsfälle, so steht die Frequenz der Arztbesuche im Proporz zur Zusammensetzung des Patientenkreises. Von den insgesamt 2.645 beschriebenen Konsultationen entfielen demnach 1.471 (55,7 %) auf Männer, 1.156 (43,8 %) auf Frauen, 18
(0,5 %) auf Kinder ohne Angabe des Geschlechts.

Mit Ausnahme der Gruppe der 15 bis 19jährigen, in der mit 74 (58,3 %) gegenüber 53
(41,7 %) Behandelten deutlich mehr weibliche als männliche Kranke Francs Dienste
in Anspruch nahmen, zeigt sich die maskuline Dominanz in allen Alterskategorien.
Besonders manifestiert sich diese bei den höher Betagten. Männer über 70 Jahren wurden doppelt so häufig bei Franc vorstellig wie gleichaltrige Frauen. Für die Diskrepanz
hinsichtlich der Geschlechterverteilung im Vergleich mit anderen Arztpraxen, für die
diese Zahlen untersucht worden sind, bieten sich mehrere Erklärungen an. Die wohl
wahrscheinlichste ist, dass die von Franc bei der Anlage seines Werkes getroffene Fall-
auswahl das Gesamtbild verzerrt. Der unterschiedliche Umfang der Kapitel, in denen
der Arzt jeweils mehr oder weniger Beispiele anführt und der sein verstärktes Interesse
für manche Krankheiten erkennen lässt, spricht für diese Annahme. Ebenso ist jedoch
möglich, dass sich in diesen statistischen Befunden Francs besondere Beziehungen
zu einer genderspezifischen Patientenklientel widerspiegeln. So fällt etwa auf – und
hiervon wird an anderer Stelle noch ausführlicher die Rede sein – dass sich unter den
Behandelten, deren Tätigkeit genannt wird, zahlreiche Soldaten und ihre Familien befinden. Der weibliche Überhang in der Gruppe der 16 bis 20jährigen hat möglicherweise ähnliche Ursachen. Zum einen finden sich darin vergleichsweise viele Mägde
von Gastwirten, Handwerkern oder Bauern, zum anderen tauchen in den Kapiteln, in
denen Franc seine Beobachtungen gynäkologischer Beschwerden erörtert, naturge-
mäß ausschließlich Frauen auf.

10   Baschin/Dietrich-Daum/Ritzmann (2016), Doctors and their patients, S. 48 mit einer Übersichts-
      tabelle zu acht Praxen des 17. bis 19. Jahrhunderts.
11   Baschin/Dietrich-Daum/Ritzmann (2016), Doctors and their patients, S. 48. Hierzu vgl. auch
      Dinges (2007), 60 % Frauen, S. 295–332.

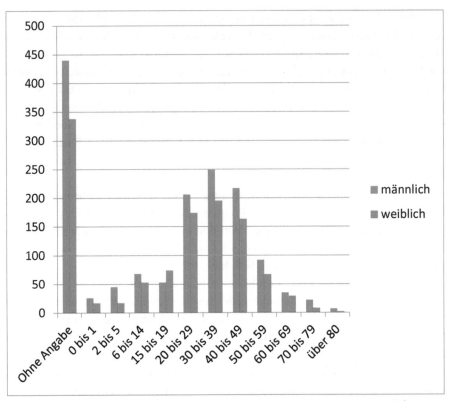

Abb. 26 Verteilung von Alter und Geschlecht (bezogen auf Behandlungsfälle).

Das Altersspektrum von Francs Patientenschaft reicht vom erst wenige Wochen alten Neugeborenen bis hin zum hochbetagten Greis (Abb. 26). Mit 26 % der Behandelten mit Altersangabe bilden die 31–40jährigen die größte Gruppe, gefolgt von den 21–30jährigen mit 21 % sowie den 41–50jährigen mit 17,7 %. Ein deutlicher Einschnitt bei der Patientenzahl wird bei den über 50jährigen erkennbar. Nurmehr 8,6 % der von Franc geschilderten Fälle betreffen Kranke zwischen dem 51. und dem 60. Lebensjahr. Ebenso markant ist der Bruch mit Blick auf Patientinnen und Patienten der folgenden Lebensdekaden. Lediglich 3,9 % entfallen auf Behandlungen der 61–70jährigen, 2 % über 70jähriger. Rund 12 % der Konsultationen entfielen auf Kinder unter 16 Jahren, etwa 14,5 % auf Ältere über 50. Die ältesten Kranken, über deren Behandlung der Ulmer Arzt berichtet – Anna Fischer[12] und Stephan Burgerdinger[13] – hatten das 90. Lebensjahr bereits erreicht. In beiden Fällen gelang es Franc nach eigener Aussage, die Gesundheit wiederherzustellen.

12   StadtA Ulm, H Franc 8b, fol. 42v.
13   Breuer (2012), Plagiattechnik, S. 322.

Bleibt die Aussagekraft dieser Erhebung zu Geschlechter- und Altersverteilung von Francs Klientel für eine Beurteilung der Verhältnisse im Praxisalltag aus den eingangs angeführten Gründen eher vage, erlauben die Angaben zur geografischen Herkunft der Patientenschaft in der ‚Ephemeris‘ aufgrund der Größe des Samples jedoch den Wirkungsraum des Ulmer Arztes verlässlich zu bestimmen.

6.2.2. Francs Wirkungsraum

Bei 1.442 Patientinnen und Patienten notierte Franc zugleich deren Herkunftsorte. Neben Ulm werden dabei rund 280 weitere Orte genannt, die größtenteils in einem Radius von 30 km um die Stadt herum zu lokalisieren sind (Tabelle 3). Einige dieser Ortschaften wie etwa Pfuhl, Wiblingen oder Söflingen gehören heute zu Ulm bzw. Neu-Ulm. Doch finden sich auch weiter entfernte Städte – darunter Augsburg, Nürnberg, Memmingen oder Straßburg – und Gebiete wie Kurland, Italien, Ungarn oder die Schweiz. Viele seiner Patienten entstammten gerade nicht der Reichsstadt. In solchen Fällen vermerkt Franc häufig, dass sich die Patientinnen und Patienten entweder auf Reisen befanden oder aber sich von dort kommend in Ulm niedergelassen hatten. Will man Francs Aufzeichnungen glauben, scheuten sich andere indes nicht, mehr oder weniger weite Wege auf sich zu nehmen, um Franc eigens zur Konsultation aufzusuchen. Mitunter nahm offenbar jedoch auch der Arzt selbst längere Reisen ans Krankenbett eines Patienten auf sich, so in das rund 90 Kilometer entfernte Augsburg[14] (Abb. 27a–c).[15]

Angesichts der Straßenverhältnisse des ausgehenden 17. Jahrhunderts betrug die Tagesstrecke für einen gewöhnlichen Reiter bei guten Bedingungen höchstens 60 Kilometer.[16] Die ärztliche Visite bedingte in solchen Fällen Francs ganz oder sogar mehrtägige Abwesenheit. Hinzu kam, dass Reisen zu dieser Zeit durch Wegelagerer und andere Fährnisse alles andere als gefahrlos waren.[17] Doch auch die Reise zu nähergelegenen Zielen, so zum Spital des Klosters Blaubeuren (Karte 27b), wohin Franc gemäß seinen Aufzeichnungen im Juli 1680 zur Behandlung eines 70jährigen, unter anderem von starken Kopfschmerzen geplagten Patienten gerufen wurde,[18] waren selbst im Sommer kaum bei Tageslicht zu bewältigen. Nach Einbruch der Dunkelheit aber, war aufgrund der Wegeverhältnisse nicht an eine Rückreise nach Ulm zu denken.

14 StadtA Ulm, H Franc 8b, fol. 46r.
15 Weimert (2017), Kardiologische Kapitel, S. 114.
16 Borscheid (2004), Tempo-Virus, S. 25.
17 Gräf/Pröve (2001), Wege, S. 193 f.
18 Holweger (2015), Augen-, Hals-, Nasen-, Ohren- und Zahnheilkunde, S. 221.

Abb. 27a–c Geographische Verteilung der Herkunft von Francs Patient/-innen, a) Ansicht auf Zentraleuropa, b) Radius nach Norden ca. 30 km. Der Radius der Kreise repräsentiert die Anzahl der Patienten aus dem jeweiligen Ort. Erstellt mit Palladio v. 1.2.4.: http://hdlab.stanford.edu/palladio/ – Zum Vergleich eine Karte des Ausdehnungsraums des zur Reichsstadt Ulm gehörenden Gebietes. Deutlich wird, dass etliche der Patienten keine Ulmer Bürger waren.

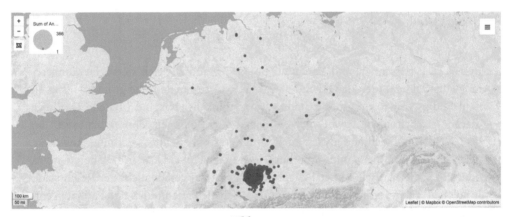

Abb. 27 a

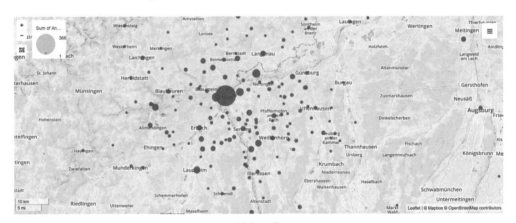

Abb. 27 b

Mit rund 65 % stammte das Gros der Patientinnen und Patienten, deren Herkunftsorte in der ‚Ephemeris' angegeben werden, aus dem näheren Umland von Ulm. Lediglich 25 % waren in der Stadt selbst ansässig. Der Anteil der auswärtigen Patientenschaft aus Gebieten und Orten, die mehr als 30 km von Ulm entfernt liegen, ergibt sich ein Anteil von fast 10 %. Selbst unter der eher unwahrscheinlichen Voraussetzung, dass es sich bei allen Patientinnen und Patienten bei denen Franc auf die Angabe eines Herkunftsortes verzichtete, um Einwohner Ulms handelte, ergäbe sich in der Gesamtbetrachtung noch immer ein sehr bedeutender Prozentsatz von ca. 40 % für behandelte Personen in einem außerstädtischen Umkreis von unter 30 km (Abb. 28) Viele der Ortschaften südlich von Ulm innerhalb dieses Radius gehörten nicht zum Gebiet, der Stadt, so dass der Anteil der „Nicht Ulmer" durch diesen Vergleich weiter steigt.

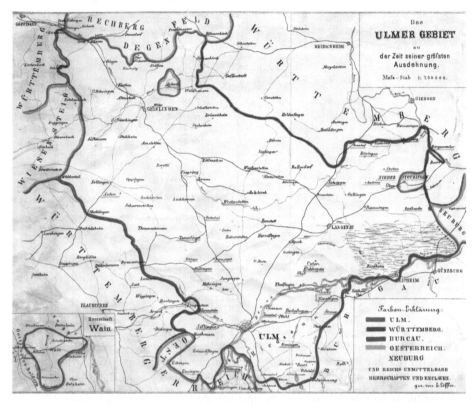

Abb. 27 c Historische Karte mit den Grenzen des Ulmer Territoriums zu der Zeit seiner größten Ausdehnung, um 1890; StadtA Ulm, F2 Territoriumskarte Nr. 25.

Tabelle 3 Herkunft der Patienten Francs, mindestens sechs Nennungen eines Ortes

Ort	Nennungen	Ort	Nennungen
Ulm	366	Illerberg	25
Söflingen	48	Waldstetten	22
Elchingen	45	Vöhringen	19
Pfuhl	38	Reutti	16
Dischingen	32	Dornstadt	15
Laupheim	27	Langenau	15
Schelklingen	25	Tomerdingen	14

Ort	Nennungen
Hörvelsingen	14
Dellmensingen	13
Erbach	13
Leipheim	13
Bissingen	12
Holzheim	12
Stetten	12
Hüttisheim	11
Roth	11
Senden	11
Allmendingen	10
Erlingen (Örlingen)	10
Pfaffenhofen	10
Geislingen	9
Gerlenhofen	9
Jungingen	9
Kötz	9
Nürnberg	9

Ort	Nennungen
Kirchberg	8
Laichingen	8
Steinberg	8
Weißenhorn	8
Altheim	7
Blaubeuren	7
Ehingen	7
Augsburg	6
Babenhausen	6
Bühl	6
Dietingen	6
Finningen	6
Illertissen	6
Möhringen	6
Schwörzkirch	6
Strass	6
Ursprung	6
Wattenweiler	6

Dieser Befund veranschaulicht die Rolle Ulms als Oberzentrum für den umgebenden Raum, die sich augenscheinlich auch in der medizinischen Versorgung der Landbevölkerung durch die städtische Ärzteschaft manifestierte. Francs Ausführungen belegen, dass zumindest in manchen der umliegenden Dörfer und kleineren Städte Vertreter der sogenannten niederen Heilberufe wirkten. Neben dem Wundarzt Meister Tobias in Kötz erwähnt Franc mehrfach Behandlungen durch namentlich nicht genannte Bader; darunter in Weißenhorn und Ettenbeuren.[19] Ob diese Heilkundigen in den jeweiligen Orten zugleich ansässig waren oder umher zogen, um ihre Dienste auf Märkten feilzubieten, geht aus den Beschreibungen nicht hervor.[20] Fest steht allerdings, dass gelehrte Ärzte dort nicht zur Verfügung standen. Bei schwerwiegenderen Erkrankungen und erfolglosen Behandlungsversuchen durch Selbstmedikation, Bader, Wundärzte oder gar medizinische Laien wie etwa Familienangehörige, Freunde und Nachbarn mussten Patientinnen und Patienten sich entweder selbst zu einem der akademisch geschulten Ärzte nach Ulm begeben oder einen solchen holen lassen. Offen bleibt in

19   StadtA Ulm, H Franc 8a, fol. 243r und H Franc 8b, fol. 14r sowie fol. 342r.
20   Zur sozialen Stellung dieser Heilkundigen u. a. Jütte (1994), Randgruppen, S. 103–108; Schütte (2017), Medizin im Konflikt, S. 200–205.

Ermangelung entsprechender Schriftzeugnisse die Frage, ob Franc im Vergleich zu seinen Standesgenossen überdurchschnittlich viele Patientinnen und Patienten aus dem Ulmer Umland behandelte oder ob sich die Zahlen ähneln. Somit lässt sich nicht ausschließen, dass der auffällig hohe Anteil solcher Personen an Francs Klientel dem Umstand geschuldet ist, dass der Arzt kein Mitglied des Ulmer Collegium Medicum war. Möglicherweise konnte er deshalb in der Stadt selbst keine ausreichend große Patientenschaft rekrutieren und übernahm die nicht zuletzt aufgrund der erforderlichen Reisen unbequeme Aufgabe auswärtiger Behandlungen (vgl. S. 116, Tabelle 4).

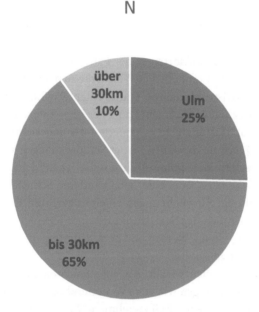

Abb. 28 Anteil Herkunftsorte der Patientinnen und Patienten.

Neben der Reisetätigkeit scheint in Francs Ausführungen die in der Vormoderne gängige Praxis auf, den Urin eines Erkrankten durch einen Boten oder Verwandte zum Arzt bringen zu lassen.[21] Ohne die Patientin oder den Patienten selbst zu Gesicht bekommen, geschweige denn körperlich untersucht zu haben, stellte der konsultierte Arzt allein auf Grundlage der Harnschau seine Ferndiagnose und empfahl eine Therapie.[22] Dass auch Johann Franc auf diese Weise verfuhr, zeigt exemplarisch der Fall des

---

21 Vgl. hierzu u.a. den kolorierten Holzschnitt im ‚Hortus Sanitatis' des Johannes Wonnecke von Kaub (um 1430–1503/1504) in Jankrift (2005), Medizin im Mittelalter, S. 27.

22 Zur Bedeutung der Harnschau als Mittel der Diagnostik in der vormodernen Heilkunde vgl. u. a. Stolberg (2009), Harnschau.

Bauern Johannes Scheich aus Witthau (*Wittau*).[23] Dessen Sohn überbrachte Franc im Mai 1680 eine Urinprobe seines Vaters und berichtete, der Kranke leide bereits seit fünf Tagen an Kopfschmerzen, Appetitlosigkeit, Schmerzen im Rücken, den Oberschenkeln und Armen und einem Dreitagefieber, bei dem sich jedoch nach dem Kälteschauer keine Hitze einstelle. Der Ulmer Arzt befand den Harn für ölig, rötlich, mit einem Bodensatz und vielen Bläschen an der Oberfläche. Er konstatierte daraufhin *Febres intermittentes* und verordnete dem Patienten nach der vorherigen Einnahme des üblichen Brechmittels mehrere Arzneien, die laut Franc zu einer Gesundung führten.

6.2.3. Sozialstruktur des Patientenkreises

Wie Angaben zu den Herkunftsorten seiner Patientenschaft den Wirkungsraum des Ulmer Arztes erschließen, so erlauben die Vermerke zu deren Tätigkeit oder familiären Zugehörigkeit die Sozialstrukturen von Francs Klientel näher zu bestimmen.

Inwieweit Francs Patientenstamm im Laufe der Jahre aufgrund einer möglicherweise gesteigerten Reputation anwuchs, stagnierte oder angesichts der in seiner Schrift häufig erwähnten Querelen mit seinen Ulmer Standeskollegen sowie fehlender Zugehörigkeit zum Collegium Medicum gar schrumpfte, ist auf der Grundlage seiner Ausführungen in der ,Ephemeris' oder einer seiner anderen Schriften nicht zu ergründen. Allerdings vermitteln die Aufzeichnungen einen ungefähren Eindruck von etwaigen Veränderungen hinsichtlich der Sozialstruktur seiner Klientel zwischen dem Beginn von Francs Praxistätigkeit in Ulm 1677 und dem spätesten erfassten Fallbeispiel in der ,Ephemeris' im Jahre 1696.

Zählten anfänglich vor allem Mägde, Knechte, Soldaten und Handwerker aus weniger geachteten Gewerbezweigen wie etwa Weber und Korbflechter zu seinem Patientenkreis, so suchten im Laufe der Zeit zunehmend Mitglieder angesehener Ulmer Familien – darunter Kaufleute und Goldschmiede –, Geistliche, Bürgermeister aus dem Umland sowie vereinzelt auch auswärtige Patrizier oder Adelige Francs ärztlichen Rat. Daneben behandelte der Heilkundige auch Angehörige seiner eigenen Familie und mehrfach sogar sich selbst.[24]

Die Gesamtbetrachtung von Francs Patientenschaft wirft zugleich ein Schlaglicht auf die Zusammensetzung der städtischen Gesellschaft in Ulm während der zweiten Hälfte des 17. Jahrhunderts. Unter den 1.339 Personen, für deren Familien eine Tätigkeit in der ,Ephemeris' bezeugt ist, stellten Vertreter der verschiedenen Handwerksberufe und ihre Angehörigen mit 49,9 % die größte Gruppe (Abb. 29). Daneben bildeten Knechte und Mägde, die ihre Arbeit in recht unterschiedlichen Milieus verrichteten

---

23   Schaefer (2018), Fieberkapitel, S. 140 f.
24   Schaefer (2018), Fieberkapitel, S. 297 f. und S. 302; Holweger (2015), Augen-, Hals-, Nasen-, Ohren- und Zahnheilkunde, S. 173 und S. 491 f.

– vom Haushalt eines Geistlichen oder Amtmannes, eines Handwerkers oder Gastwirts bis hin zu dem eines Bauern – mit 15,5 % einen bemerkenswert hohen Anteil an Francs Klientel. Die geschilderten Fälle zeigen dabei, dass der Arzt in aller Regel durch die Dienstherren – zumeist die Frau des Hauses – mit der Behandlung des erkrankten Gesindes betraut wurde. Grund für diese Fürsorge dürfte jenseits möglicher emotionaler Bindungen nicht zuletzt das Interesse daran gewesen zu sein, die Arbeitsfähigkeit der Bediensteten so rasch wie möglich wiederherzustellen.[25] Ferner findet sich in Francs Patientenstamm mit 12,3 % eine vergleichsweise große Zahl an Soldaten und ihren Familienangehörigen. Die Fallschilderungen in der ‚Ephemeris‘ schließen unter anderem den Zeitraum von der zweiten Belagerung Wiens durch die Osmanen im Jahre 1683 ein, die in der Folge bis 1686 zu sechs Feldzügen führten. Die Aufstellung der insgesamt 5.000 Mann starken Regimenter, deren Ausrüstung und Transport per Schiff über die Donau erfolgte in Ulm, dem als zentraler Ort des Schwäbischen Reichskreises eine bedeutende Rolle für die militärische Organisation der Türkenfeldzüge zufiel.[26]

Darüber hinaus waren rund 5,4 % der von Franc behandelten Patientinnen und Patienten Ordens- oder Weltgeistliche, 3,3 % Bürgermeister, Ratsherren oder Amtleute. Dabei fällt auf, dass der Großteil dieser spezifischen Klientel ebenso wie die von Franc behandelten Bauern und ihre Angehörigen (3,7 %) aus dem Ulmer Umland stammte. Schließlich belegen die Aufzeichnungen des Arztes, dass seine Dienste zudem von Kaufleuten (3,2 %), Gastwirten (2,4 %), Ratsbediensteten wie etwa Boten oder Schreiber (2,2 %), gesellschaftlich Randständigen wie etwa Gaukler und Spielleute, Tagelöhner, Trödler oder Kerkermeister (1,8 %),[27] einem kleinen Kreis von Schulmeistern und Studenten sowie Angehörigen von Adelsgeschlechtern in Anspruch genommen wurden.

Das Spektrum von Vertretern der Handwerksberufe in Francs Patientenstamm ist weit gespannt (Abb. 30). Von vergleichsweise seltenen Metiers wie dem Orgelbauer oder Uhrmacher erstreckt sich dieses über angesehene, wohlhabende Zunftgewerbe wie Goldschmiede oder Kürschner bis hin zu Sattlern, Färbern und Gerbern.[28] Die mit Abstand größte Gruppe bilden dabei die Weber, gefolgt von Schneidern, Metzgern, Bäckern, Brauern, Schustern und Maurern. Weitere Differenzierungen zwischen eher

25   Zu Stellung und Bedeutung von Mägden und Knechten u. a. van Dülmen (2005), Kultur und Alltag, S. 41–54, S. 101, S. 110, S. 122, S. 129; Dürr (1995), Mägde; Münch (1995), Teufel oder Menschen, S. 83–108; Simon-Murscheid (2004), Beziehungsnetze, S. 51.

26   Röder (2009), Türkenkrieg, S. 121–124.

27   Brandhorst (1994), Spielleute, S. 157–180; Hartung (2003), Spielleute; Irsigler/Lassotta (2010), Bettler und Gaukler.

28   Zur Ulmer Weber-Zunft u. a. Herkle (2014), Reichsstädtisches Zunfthandwerk. Eine Beschreibung über die Zugehörigkeit der verschiedenen Handwerke in die jeweiligen Ulmer Zünfte im ausgehenden Mittelalter liefert der Bericht des Dominikaners Felix Fabri (2014), Stadt Ulm, S. 242–251.

gut betuchten und ärmeren Handwerkern des gleichen Gewerbes sind auf der alleinigen Grundlage von Francs Aufzeichnungen nur in seltenen Fällen möglich. Immerhin ging es dem Arzt vorrangig um die Krankheitsgeschichte seiner Patientinnen oder Patienten sowie deren Behandlung und nicht um eine Darstellung von deren Vermögensverhältnissen. Dessen ungeachtet steht außer Frage, dass sich die finanzielle Lage eines Flickschusters, der sich auf die Reparatur abgenutzten Schuhwerks beschränkte, deutlich von der eines Schumachers und Produzenten von vergleichsweise kostspieliger Neuware erheblich unterschieden haben dürfte.[29] Ähnliches gilt wohl auch für die Schneider.

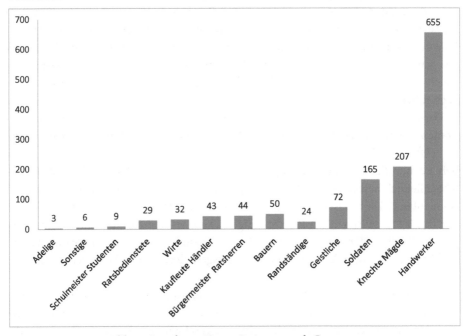

Abb. 29 Berufe von Francs Patienten nach Gruppen.

Die von Franc in der ‚Ephemeris‘ festgehaltenen Fallgeschichten zeigen mit Blick auf die Handwerker besonders deutlich, dass der Ulmer Physicus häufig sämtliche Mitglieder des Haushalts medizinisch versorgte und über Jahre hinweg immer wieder bei unterschiedlichen Gesundheitsbeschwerden konsultiert wurde, darunter beispielsweise die Metzgerfamilien Farr, Hailbronner, Mersch und Mürdel, die Bäckerfamilien Manz und Täglin, die Seilerfamilie Eckhardt, die Weberfamilie Kettinger oder die Maurerfamilie Gerstlauer. Wenngleich deren Angehörige Francs ärztlichen Rat recht zahlreich

---

29   Clasen (2003), Gerber und Schuhmacher, S. 215–217 und S. 381–392; Hopp/Schneider (2008), Schuhmacher.

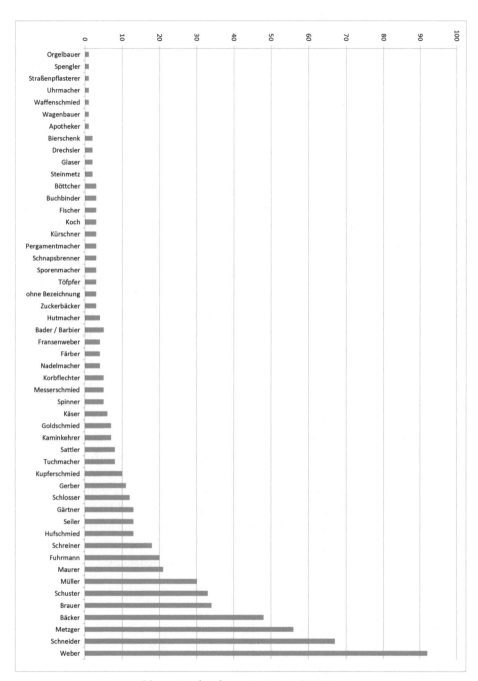

Abb. 30 Handwerker unter Francs Patienten.

und häufiger suchten, beschränkte sich das Wirken des Heilkundigen für mehrere Patientinnen und Patienten aus dem gleichen Haushalt indes nicht nur auf Handwerker, sondern charakterisiert augenscheinlich die alltägliche Praxis. Dies veranschaulichen beispielsweise Francs Berichte über Behandlungen der Schiffsführerfamilien Boxler, Schwarzmann oder Wolfenter/Molfenter sowie der Familien Geiwiz und Ankel, der Wirtsfamilie im Gasthaus zum „Goldenen Rad".

Adelige Patientinnen und Patienten

Adelige Patientinnen und Patienten bilden unter den Kranken, die Francs Dienste in Anspruch nahmen, eine große Ausnahme.[30] Hierzu zählten u. a. Baroness Amalia Katharina von Bernhausen zu Herrlingen und Klingenstein (1650–1690)[31] sowie der Augsburger Kaufmann Emanuel Hainhofer.[32]

Die Baroness entstammte der Alesheimer Linie derer von Pappenheim. Ihr Vater war der Reichsgraf, kaiserlich-kursächsische Kämmerer und Gesandter beim Regensburger Reichstag Wolfgang Philipp von Pappenheim (1618–1671), der 1645 zum katholischen Glauben übergetreten war.[33] In seinen Aufzeichnungen berichtet der Ulmer Arzt zweimal von Konsultationen Amalia Katharinas.[34] Demnach scheint es allerdings, als habe die Baroness Franc nicht persönlich aufgesucht, sondern um eine Ferndiagnose gebeten. Seinem Bericht zufolge wandte sich jedenfalls die Ehefrau eines Soldaten, vermutlich eine Bedienstete der Patientin, im September 1684 Rat suchend an den Ulmer Arzt. Die Angaben zur Anamnese lassen darauf schließen, dass die Botin eine Urinprobe der Kranken mit sich führte. Bei seiner Untersuchung des Harns entdeckte der Arzt feine, längliche und rote Körnchen. Auf Befragen erzählte die Frau, dass ihre Herrin Mutter von vier Söhnen sei und die Menstruation zwar spärlich, aber doch regelmäßig einsetze. Nachdem die Baroness zuvor ihre Magenschmerzen durch Selbstmedikation mit Wermutsalz erfolgreich vertrieben habe, litte sie indes des Nachts unter starken Kopfschmerzen, Schlaflosigkeit, starkem Durst und Herzbeschwerden. Franc verordnete daraufhin ein Purgiermittel sowie eine stärkende Mixtur und notierte, dass die Baroness wenig später genas. Zu einem von Franc nicht datierten Zeitpunkt ersuchte die Patientin angeblich seine Hilfe bei der Behandlung eines aufgrund

---

30   Hierzu der Verweis bei Flora Metzner in Kapitel 8.2.2, S.137, wonach Franc seinen Widersachern zufolge angeblich nur den „Pöbel" behandelte. Zur Behandlung zweier weiterer adeliger Damen vgl. S. 57 sowie StadtA Ulm, H Franc 8b, fol. 342

31   Weimert (2017), Kardiologische Kapitel, S. 400.

32   StadtA Ulm, H Franc 8b, fol. 46r.

33   Schwackenhofer (2002), Reichserbmarschälle, S. 222; Heydenreuter (2001), Papenheim, S. 48–50 [online Version]

34   Weimert (2017), Kardiologische Kapitel, S. 400 f.

von Schwangerschaft aufgetretenen Analprolaps.[35] Will man seinen Ausführungen glauben, so wusste der Ulmer Arzt auch in diesem Fall die Beschwerden der Patientin mit Erfolg zu kurieren.

Die seit der zweiten Hälfte des 14. Jahrhunderts in Augsburg ansässige Kaufmannsfamilie der Hainhofer, war 1578 in den Ritteradel aufgestiegen und 1632 dank des umsichtigen politischen Wirkens Philipp Hainhofers (1578–1647) ins Patriziat der Fuggerstadt gerückt.[36] Der wohlhabende Handelsherr Emanuel Hainhofer wird in der ‚Ephemeris‘ als Patient erwähnt.[37] Franc, der den Kranken am 4. Juni 1679 aufsuchte, beschreibt diesen als 60jährigen, schlanken und groß gewachsenen Melancholiker. Der ärztlichen Diagnose zufolge litt Hainhofer unter einem Darmverschluss, der unter anderem mit starken Bauchschmerzen, schmerzhaften Blähungen und Atemnot einherging. Es kostete den Ulmer Arzt offenbar einige Anstrengungen, die Gesundheit des Patienten durch verschiedene Arzneien wiederherzustellen. Umso enttäuschter war er über den kärglichen Lohn von nur einem halben Gulden, den er am Ende für seine Bemühungen erhielt. Dies sei allerdings, so fügt er ironisch hinzu, verschwindend wenig im Vergleich zu den 10.000 Goldstücken, die Papst Honorius IV. (um 1210–1287) dem Arzt Thaddeo Alderotti († 1295/1303) habe zukommen lassen.

Finden sich nur wenige Adelige in Francs Patientenkreis, so steht aufgrund der datierten Fallberichte in seinen späteren Werken fest, dass der Arzt – möglicherweise bedingt durch seine eigene eher bescheidene Herkunft – seiner ursprünglichen, oftmals armen Klientel stets treu blieb. Mit Nachdruck vertritt er seine Haltung gegenüber seiner Patientenschaft in der 1710 erschienenen Abhandlung zum Überkinger Sauerbrunnen. Darin heißt es:

> [...] gilt als dißmahl des Schulthessen Weib viel mehr als vier Bauren=Weiber im Dorff. Ob es nun jedem angenehm, so wisse der geneigte Leser, daß ein solches niemahlen mir eingebildet, aber gleichwohl vorgesetzt die Ehre Gottes darin zu preisen und die Gesundheit meines Nächsten zu fördern.[38]

Diese Überzeugung manifestierte sich nicht zuletzt in Francs Fürsorge für kranke Soldaten nebst ihren Angehörigen.

---

35   Maier (2018), Dermatologie, S. 186.
36   Doering (1904), Hainhofer, S. 719–721.
37   StadtA Ulm, H Franc 8b, fol. 46r; vgl. oben S. 57.
38   Franc (1710), Hydriatria Ulmana, S. 4.

6.2.4. Soldaten und ihre Angehörigen als Patienten

Im Spiegel der oftmals detaillierten Schilderungen werden zeitspezifische Gesund-
heitsgefährdungen durch die alltäglichen Lebens- und Arbeitsbedingungen der Patientenschaft deutlich. Dies trifft für Handwerker und deren Gesinde ebenso zu wie
für die von Franc behandelten Soldaten, die zumeist ein kärgliches Dasein fristeten
und oftmals fraglos großen physischen wie psychischen Belastungen ausgesetzt waren.
Dass mangelnde Hygiene, schlechte Ernährung und ein ebensolcher Lebenswandel
eine wesentliche Ursache für Erkrankungen im Militär darstellten, war der zeitgenössischen Ärzteschaft durchaus bewusst. Exemplarisch zeigt dies die 1620 vor dem Hintergrund des Dreißigjährigen Krieges erstmals gedruckte, mehrfach aufgelegte und später
auch ins Niederländische sowie ins Englische übersetzte Abhandlung des Augsburger
Stadtarztes Raymund Minderer (1575–1621) unter dem bezeichnenden Titel ‚Medicina
militaris seu libellus castrensis. Euporista ac facile parabilia medicamenta comprehens.
Id est: Gemaine Handstücklein zur Kriegs Artzney gehörig. Mit wolgegründeten Experimenta gezieret und den gemainen Soldaten, Rittern und Knechten zum Nutzen an
Tag gegeben‘.[39] In dem 250 Seiten umfassenden Werk, welches der frühere Dekan des
Collegium Medicum und Mitgestalter der weit rezipierten Augsburger Pharmakopöe
dem Obristen und späteren Statthalter Ottheinrich Fugger (1592–1644) widmete, rät
er dem Soldaten unter anderem zu Körperpflege, Hygiene ihrer Schlafstätten und regelmäßigem Purgieren zur Fieberprophylaxe durch einen erfahrenen Arzt. Minderers
Schrift war Johann Franc fraglos bekannt. In seiner umfangreichen Bibliothek findet
sich eine spätere Ausgabe des Werkes aus dem Jahre 1667, das hier den Titel ‚Neu-verbesserte Kriegs-Artzney trägt‘.[40]

In Francs Fallberichten seiner Behandlung kranker Soldaten sowie deren Frauen
und Kinder finden sich die gesundheitlichen Gefahren bestätigt, vor denen Minderer
in seinem Traktat so nachdrücklich warnt. Der Blick auf das Krankheitsspektrum der
Patientinnen und Patienten aus militärischem Umfeld belegt, dass diese offenbar überdurchschnittlich häufig unter Fiebererkrankungen litten. Machen Soldaten und deren
Angehörige rund 12 % des Patientenstammes aus, für den eine Tätigkeit oder Zugehörigkeit zu einem bestimmten sozialen Umfeld in der ‚Ephemeris‘ genannt ist, so stellen
diese unter den beispielsweise von *febres intermittentes* betroffenen Kranken etwa 16 %.
Ähnliches gilt bezüglich der *febres malignae*. Bei den *febres continuae* liegt der Anteil der
Soldaten mit rund 11 % im Proporz. Noch deutlicher wird die starke Verbreitung von
Fieberkrankheiten bei alleiniger Betrachtung des soldatischen Patientenkreises. Von
165 Patientinnen und Patienten wurden nicht weniger als 40 von Franc wegen unterschiedlicher Fiebererkrankungen behandelt. Dies entspricht einem Anteil von 24,2 %.

---

39   Minderer (1620), Medicina Militaris. Zu Minderer vgl. Hirsch (1885), Minderer, S. 766; Husemann
     (1889), Raymund Minderer, S. 702–705.
40   Minderer (1667), Neu-verbesserte Kriegs-Artzney.

Daneben scheint die militärische Klientel auch bei Erkrankungen, bei denen aus heutiger Sicht Hygiene eine Rolle spielt, proportional überrepräsentiert. So macht die Zahl der von ulzerierenden Geschwüren betroffenen Soldaten und ihrer Angehörigen 15 % der Gesamtbehandlungen aus. Hinsichtlich des Befalls mit gastrointestinalen Parasiten lässt sich in den Fallbeschreibungen der ‚Ephemeris' hingegen kein Unterschied zum Rest der Bevölkerung feststellen. Dass Wurmbefall in der Vormoderne allgemein sehr häufig auftrat, belegen paläopathologische Befunde diesbezüglich untersuchter Latrinen.[41]

Verletzungen, welche sich die Soldaten im Feld zuzogen, wurden gemeinhin durch Wundärzte vor Ort behandelt. In seiner bereits erwähnten Schrift ‚Medicina militaris' erläutert Raymund Minderer denn auch sehr präzise, welche Qualifikation ein geschickter Feldscherer besitzen sollte. Dass viele der Verwundeten im Feldlazarett starben, zeigt höchst anschaulich bereits das autobiographische Werk des französischen Chirurgen Ambroise Paré (um 1510–1590).[42] Entsprechend finden sich unter Francs Fallberichten keine Schilderungen über die Behandlung von Soldaten mit physischen, durch Waffen im Kampf verursachte Schäden. Selbst Hinweise auf die körperlichen oder psychischen Nachwirkungen des Einsatzes im Feld sind rar.

Lediglich bei der Behandlung des Soldaten Raphael Beck am 24. April 1681 vermerkt Franc, dass der Patient eine auffällige, von einem Schwerthieb herrührende Narbe an seiner Stirn trüge.[43] In der von dem Ulmer Arzt erhobenen Anamnese werden die Spuren des zeitgenössischen Soldatenlebens exemplarisch sichtbar. Der 40jährige Soldat hatte offenbar in seinem bewegten Leben auch Weltgegenden gesehen, die zu dieser Zeit wohl nur die wenigsten seiner Kameraden je zu Gesicht bekamen. Francs Aufzeichnungen zufolge war Beck zweimal in Indien gewesen. Einen Elefanten, wie der Soldat ihn auf dem Subkontinent gesehen haben konnte, verewigte der Arzt zu dieser Patientengeschichte in der ‚Ephemeris'.[44] Daneben notierte Franc, dass sich der unter einer großen, schmerzhaften Schwellung am rechten Knie leidende Kranke während seiner Teilnahme an einem Feldzug nach Ungarn gegen die Türken höchst unzureichend ernährt habe. Schlechte Ernährungsgewohnheiten und unmäßigen Alkoholkonsum konstatierte der Ulmer Arzt bei der Behandlung kranker Soldaten übrigens recht häufig. Wie im Falle des an Skorbut erkrankten Burckhard Gudjan, der sich im Februar 1680 hilfesuchend an Franc wandte, lastete der Heilkundige diesen gesundheitsschädlichen Lebenswandel in seinen Aufzeichnungen einem allzu langen Kriegsdienst und den schlechten Sitten des damit verbundenen Lagerlebens an.[45] Nachdem

41   Dittmar/Araújo/Reinhardt (2016), Parasites. Zu den Verhältnissen im Gebiet des Alten Reiches: S. 171 f.
42   Paré (1963), Rechtfertigung.
43   Maier (2018), Dermatologie, S. 319 f.
44   Vgl. hierzu S. 85.
45   Mayer (2012), Darstellung des Skorbuts 2, S. 197–200.

die von Franc verordneten Arzneien nicht die erhoffte Wirkung zeigten, unterzog sich der Kranke ohne Wissen des Arztes einem Aderlass bei einem Bader und zahlte dafür nach Francs Angaben mit seinem Leben.

Einen möglichen Hinweis auf die psychologischen Nachwirkungen der Kriegserlebnisse liefert der Fall des Jakob Kolb, den Franc im September 1679 an seinem Krankenlager aufsuchte.[46] Der Ulmer Arzt beschreibt seinen gut 36jährigen Patienten als drahtigen, schlanken und großen Mann mit schwarzem Haar, der übermäßig Tabak rauchte. Den Ausführungen in der ‚Ephemeris‘ zufolge hatte der Soldat Nachtwache gehalten. Dabei wurde er durch eine unheimliche Gestalt so erschreckt, dass er offenbar in einen Schockzustand verfiel, wirr zu reden begann und von einem Kameraden nach Hause geleitet werden musste. Worum es sich bei der mysteriösen Erscheinung handelte, wird im Text leider nicht näher erläutert. Doch drängt sich die Vermutung auf, dass Kolb im wahrsten Sinne des Wortes durch die Geister seiner Vergangenheit heimgesucht worden war und möglicherweise traumatischen Erfahrungen sich ihren Weg gebahnt hatten. Die Lage wurde von Kolbs Hausgenossen als durchaus lebensbedrohlich eingeschätzt. Immerhin verweigerte der Kranke jegliche Nahrungsaufnahme, klagte über Herzbeschwerden und wurde von kalten Schweißausbrüchen geplagt. Nach eigenen Worten gelang es Franc dennoch, den scheinbar Todgeweihten wieder zur Gesundung zu führen.

Der Heilkundige behandelte indes nicht nur die gesundheitlichen Beschwerden der Soldaten, sondern auch die von deren Frauen, verwitweten Müttern, ledigen Schwestern und Kindern. Die 165 Patientinnen und Patienten aus dem militärischen Milieu entstammten 77 verschiedenen Familien. Dabei lassen sich Behandlungen mehrerer Angehöriger für 24 Familien nachweisen (Abb. 31). In 13 Fällen nahmen sowohl der Soldat als auch seine Ehefrau und in sieben Fällen der Soldat und eines seiner Kinder Francs Dienste einmal oder mehrfach in Anspruch. Soldatenfrauen und -kinder, die in den Aufzeichnungen des Ulmer Arztes erwähnt werden, ohne dass der Familienvater als Patient genannt wird, tauchen mit zwei Beispielen auf. Ebenso belegen die Berichte, dass mindestens in zwei Soldatenfamilien – der des Johann Wakker und der des Konrad Werner – beide Elternteile wie auch Kinder zu Francs Patientenstamm zählten.

Am Beispiel der Familien Wakker und Werner wird erneut deutlich – wie sich bereits für verschiedene Handwerker wie etwa die Mürdel, Hailbronner oder Täglin gezeigt hat, dass eine Reihe von Patientinnen und Patienten Franc über Jahre hinweg immer wieder bei unterschiedlichen Erkrankungen konsultierte.

---

46   Weimert (2017), Kardiologische Kapitel, S. 182–184.

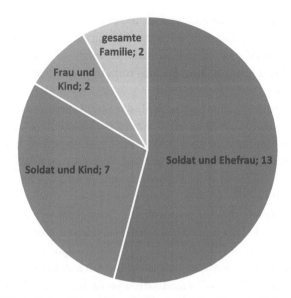

Abb. 31 Behandlungen von Soldaten und Familienmitgliedern.

So wurde der Ulmer Arzt am 4. September 1678 – möglicherweise zum ersten Mal – von einem Amtsdiener an das Krankenlager des Soldaten Johann Konrad Werner gerufen.[47] Die gesundheitlichen Beschwerden hatte sich der Patient offenbar infolge von Schanzarbeiten in städtischem Auftrag zugezogen, weshalb in diesem Fall die Obrigkeiten für die ärztliche Behandlung aufkamen.[48] Franc konstatierte in seiner Anamnese, dass der Soldat bei der beschwerlichen Tätigkeit derart ins Schwitzen gekommen war, dass er großen Durst bekam und daraufhin gierig kaltes Wasser trank. Dies führte nach der Diagnose des Arztes zu einer rechtsseitigen Rippenfellentzündung, die mit starkem Husten und Atemnot einherging. Nur wenige Monate später, am 6. Februar 1679, begab sich Werner abermals in Francs ärztliche Obhut.[49] Erneut hatte sich der 40jährige überanstrengt, als er, wie Franc vermerkt, mit einer allzu schweren Last von Gerlenhofen nach Ulm zurückkehrte. Nach dreitägiger Schlaflosigkeit und Kälteschauern, gegen die auch warme Decken nicht halfen, stellten sich Husten und schließlich Fieber ein. Auch dieses Mal wusste Franc Rat. Im Februar des Folgejahres wandte sich der Soldat abermals an den Arzt, damit dieser sich des heftigen Nasenbluten seiner 7jährigen Tochter annehme.[50] Auch Werners Ehefrau suchte Johann Franc auf, als sie zu einem in der ‚Ephemeris' nicht genannten Zeitpunkt von einer

---

47   Breuer (2012), Plagiattechnik, S. 174 ff.
48   Zu einem vergleichbaren Fall Jankrift (2004), Jüdische Ärzte, S. 95 f.
49   Schaefer (2018), Fieberkapitel, S. 356 f.
50   Weimert (2017), Kardiologische Kapitel, S. 106.

schmerzhaften Schwellung am rechten Fuß und einem Geschwür gequält wurde.[51] Unter Datum vom 18. Mai 1681 taucht der letzte Eintrag zur Behandlung eines Mitglieds der Soldatenfamilie auf.[52] Werners Frau bedurfte aufgrund eines Dreitagefiebers ein weiteres Mal ärztlicher Behandlung. Danach verliert sich die Spur der Familie in Francs Aufzeichnungen.

Mehrfach wurde der Ulmer Arzt auch für die Familie des Soldaten Johann Wakker tätig. Die erste Notiz in der ‚Ephemeris' nimmt Bezug auf deren vierjährigen Sohn.[53] Das Kind trug den Aufzeichnungen zufolge deutliche Anzeichen einer Kachexie. Bei seinem Besuch am 12. Mai 1680 bemerkte Franc, dass der junge Patient unter Atemnot litt und der an der Kehle sichtbare Puls viel zu schnell schlug. Obwohl der Knabe die verordneten Medikamente zunächst erbrach, fand Franc doch ein Mittel, um eine baldige Gesundung herbeizuführen. Augenscheinlich machten sich auch bei den übrigen Familienmitgliedern Folgen einer Mangelernährung bemerkbar. Kaum zwei Wochen nach der Behandlung seines Sohnes, am 25. Mai 1680, ließ Johann Wakker selbst Franc zu sich kommen.[54] Zuvor hatte er sich allerdings nach Anraten eines benachbarten Metzgers erfolglos an einer Selbstmedikation versucht. Dieser Umgang mit der Erkrankung ist ein weiteres Indiz für die ärmlichen Verhältnisse, in den die Familie Wakker lebte. Erst nachdem die Beschwerden unerträglich geworden waren – nach Francs Worten schlug der schmerzgepeinigte Patient seinen Kopf vor lauter Verzweiflung an die Wand – schickte der Kranke nach einem Arzt. Dem Bericht lässt sich entnehmen, dass der gut 36jährige Soldat zart und äußerst schlank erschien. Seit Tagen wurde er von bisweilen dumpfen, dann wieder scharfen Kopfschmerzen gepeinigt, die zu Verwirrtheit bis hin zu Problemen der Artikulation geführt hatten. Franc gelang es, die akuten Beschwerden in den Griff zu bekommen, aber der Patient erkrankte in den folgenden Jahren erneut. Nachdem der Ulmer Arzt Wakker im Juli 1682 wegen eines Wechselfiebers behandelt hatte, hob er in seinen Aufzeichnungen ausdrücklich den unmittelbaren Zusammenhang mit dem anhaltenden Skorbut des Soldaten hervor.[55] Kaum ein Jahr später, am 18. April 1683, hatte sich bei Wakker eine heftige, schmerzhafte Dysenterie eingestellt.[56] Möglicherweise erlag der bereits stark ausgezehrte Kranke den Folgen der anhaltenden Durchfälle. Jedenfalls erscheint er nach dieser neuerlichen Behandlung nicht mehr in den Berichten. Auch Wakkers Ehefrau nahm Francs ärztliche Hilfe in Anspruch.[57] Wann sie den Heilkundigen wegen des schmerzhaften, fressenden und von diesem als krebsartig beschriebenen Geschwürs aufsuchte, das nach der Anamnese bereits seit längerem am rechten Unterschenkel der Frau wucher-

51   Maier (2018), Dermatologie, S. 282.
52   Schaefer (2018), Fieberkapitel, S. 180.
53   Netzel (2013), Ulmer Stadtarzt, S. 193.
54   Mayer (2012), Darstellung des Skorbuts 2, S. 236.
55   Schaefer (2018), Fieberkapitel, S. 165 f.
56   StadtA Ulm, H Franc 8b, fol. 62.
57   Maier (2018), Dermatologie, S. 283 f.

te, lässt sich aufgrund des fehlenden Datumseintrags ebensowenig eindeutig bestimmen wie das Geburtsjahr oder der Vorname der Patientin. Sofern die Altersangabe von etwa 46 Jahren zum Zeitpunkt der Behandlung aber annähernd zutrifft, so erfolgte die Konsultation wahrscheinlich gegen Ende der 1680er Jahre. Möglich ist, dass die Patientin den Arztbesuch aufgrund ihrer Armut so lange wie möglich hinauszögerte. Die Not spricht deutlich aus Francs Kommentar, dass die Kranke nicht gewusst habe, wie sie die Kosten der Behandlung zahlen könne. Daher habe er sich für sie einen möglichst billigen Umschlag ausgedacht. Dieser bestand aus einer Mischung von Kalklauge und menschlichem Kot. Nach fünfmaliger Anwendung führte dieser Umschlag angeblich zum Verschwinden der Beschwerden.[58]

Trotz der insbesondere für die ärmere Bevölkerung widrigen Lebensbedingungen im ausgehenden 17. Jahrhundert belegen die in der ‚Ephemeris‘ verzeichneten Behandlungen, dass einige von Francs Patientinnen und Patienten ein hohes Alter erreicht hatten.[59] In 108 Fällen übte der Arzt seine Heilkunst an Personen, die das 60. Lebensjahr bereits überschritten hatten.

6.2.5. Alte Patientinnen und Patienten in der ‚Ephemeris‘

Schätzungen zufolge lag die durchschnittliche Lebenserwartung im Alten Reich bei der Geburt um 1700 bei gut 30 Jahren.[60] Dies ist nicht der Ort für ausführliche Erörterungen all der Faktoren und Umstände, die letztlich entscheidend für das Erreichen eines höheren Lebensalter waren, oder die Darlegung zeitspezifischer Wahrnehmungen und Definitionen von „Alter“. Dass die Beziehung zwischen der körperlichen Konstitution, einer täglichen Arbeit und dem Eintritt in einen altersbedingten Ruhestand dabei eine Rolle spielte, steht außer Frage. Francs Aufzeichnungen veranschaulichen in diesem Zusammenhang, welche gesundheitlichen Gefährdungen neben armutsbedingter Mangelernährung, schlechten hygienischen Verhältnissen oder gefährlichen Infektionskrankheiten (wie etwa den Pocken) selbst nach Überstehen der weit verbreiteten, typischen Erkrankungen im Kindesalter durch die Arbeitswelt drohten. Dass es bei der Arbeit zu tödlichen Unfällen kam, zu denen Franc gerufen wurde, zeigt etwa das Beispiel eines 38jährigen Maurers, welches er in seiner ‚Ephemeris‘ schildert. Der Handwerker stürzte von einem Dach und erlag seinen Verletzungen.[61] Wenngleich Arbeitsunfälle nicht immer tödlich verliefen, führten diese in minderschweren

---

58 Ausführlicher zu Francs Behandlungen vgl. den entsprechenden Beitrag von Hans-Joachim Winckelmann in diesem Band.

59 Zur medizinischen Versorgung alter Patientinnen und Patienten in der Vormoderne ausführlich Schäfer (2004), Alter und Krankheit; Schäfer (2015), Was ist Alter(n)?, S. 17–40.

60 Marschalck (1984), Bevölkerungsgeschichte, S. 26.

61 StadtA Ulm, H Franc 8a, fol. 172r.

Fällen jedoch meistens zu einer mehr oder weniger großen Einschränkung der körperlichen Leistungsfähigkeit. Mitunter, so etwa beim Verlust von Gliedmaßen, waren die Schäden dauerhaft. Damit ging zugleich die Gefahr einher, dass der Verunglückte seine Arbeit nicht länger verrichten konnte, um den Lebensunterhalt für sich und seine Familie zu sichern. Dieses Schicksal hätte möglicherweise auch dem Kupferschmied Tobias Maier gedroht, wäre Francs Behandlung fehlgeschlagen.[62] Maier hatte Metallschlacke in sein rechtes Auge bekommen. Als die Schmerzen am dritten Tag nach dem Unfall unerträglich geworden waren, ließ er den Arzt rufen. Dieser wusch das verletzte Auge seinen Aufzeichnungen zufolge zunächst mit Rosenwasser. Dann applizierte er einen Leinsamenschleim, der bei seiner Trocknung drei kleine Metallteilchen aus dem Augapfel herauszog. Schließlich verordnete Franc eine Arznei, um der Entzündung entgegenzuwirken und rettete so das Augenlicht seines Patienten.

Dass die einstige Tätigkeit bisweilen ihre Spuren hinterließ und sich in gesundheitlichen Beschwerden des Alters bei Patentinnen und Patienten widerspiegelte, die mit 70 oder mehr Jahren die durchschnittliche Lebenserwartung deutlich übertrafen, steht wohl außer Frage. Davon zeugen auch viele der 106 Behandlungsfälle von Personen dieses Alters, die Franc in der ‚Ephemeris‘ beschreibt. Der über 80jährige Johannes Ruland, den Franc als Schumacher und Zunftmeister der Schuster bezeichnet, nahm mehrfach die Dienste des Arztes in Anspruch. Im Frühjahr 1681 suchte Ruland den Heilkundigen zweimal wegen arthritischer Beschwerden auf.[63] Franc stellte in seiner Anamnese fest, dass der hochbetagte Handwerksmeister bereits seit mehreren Wochen von starken Schmerzen in der Hüfte geplagt wurde, die weder im Stehen noch im Liegen nachließen. Durch Schwefelpulver mit Zinnober vermochte der Arzt die Beschwerden seines Patienten nach eigenen Worten vorübergehend zu lindern. Gut zwei Jahre später, am 23. März 1683, verzeichnete Franc abermals eine Behandlung Rulands.[64] Dieses Mal konstatierte der Arzt ein *malum hypochondriacum,* welches nach seiner Auffassung von einer fehlerhaften, das Blut verunreinigenden Magensäure hervorgerufen wurde. Kaum zwei Monate später erschien der greise Schuster ein weiteres Mal in Francs Praxis.[65] Aufgrund des Schwindels, von dem sein Patient berichtete, sah der Heilkundige die Gefahr eines Schlaganfalls. In diesem auf den 18. Mai 1683 datierten Eintrag in der ‚Ephemeris‘ wird Johannes Ruland zum letzten Mal erwähnt. Ob sich Francs Befürchtung bewahrheitete, bleibt offen.

Den gut 90jährigen Stephan Burgerdinger, den ältesten der von Franc aufgeführten Patienten, vermochte der Arzt nach eigenem Bekunden von seinen Beschwerden zu befreien und dessen Gesundheit wiederherzustellen.[66] Der aus Vöhringen stammende

---

62   Holweger (2015), Augen-, Hals-, Nasen-, Ohren- und Zahnheilkunde, S. 283.
63   Fries (2018), Geschlechts- und Männerkrankheiten, S. 190 f. und S. 201.
64   Weimert (2017), Kardiologische Kapitel, S. 241.
65   StadtA Ulm, H Franc 8a, fol. 158r.
66   Breuer (2012), Plagiattechnik, S. 322.

Burgerdinger, den Franc als äußerst blass beschreibt, litt unter Atemnot, Blähungen und einem geschwollenen Oberbauch. Nach der Verabreichung eines Brechmittels, dem ein Ausspeien sandiger, roter Materie folgte, verschwanden die Symptome. Seine älteste Patientin, die ebenfalls gut 90jährige Anna Fischer, befreite der Arzt seinen Notizen zufolge von einer langwierigen Verstopfung durch das Auflegen einer Mischung aus Bierhefe und Schafsmist auf das Abdomen.[67]

Trotz aller Bemühungen gelang es Franc dennoch nicht in jedem Fall, das Leben hochbetagter Patientinnen und Patienten zu verlängern. So verstarb etwa die 76jährige Witwe des Bauern Kaspar Hansen aus Römertshofen [Römerhöfe] infolge einer Rippenfellentzündung.[68] Drei Tage vor ihrem Ableben hatten besorgte Nachbarn nach Franc geschickt. Bei der Erhebung seiner Anamnese stellte dieser fest, dass die Lunge seiner Patientin durch langjähriges Asthma bereits stark geschädigt gewesen sei. Alle medizinischen Anwendungen blieben denn auch vergeblich.

Betrachtet man Francs Vorgehen bei der Behandlung betagterer Patientinnen und Patienten, so lässt sich kein Unterschied zum Umgang mit seinem übrigen Patientenkreis feststellen. Hinweise auf besondere Vorsicht bei der Anwendung bestimmter Arzneien aufgrund von altersbedingter Gebrechlichkeit finden sich in seinen Ausführungen nicht. Stammte insbesondere Francs ältere Klientel aus der Stadt selbst sowie deren näherem Umland, so tauchen doch immer wieder Berichte über Behandlungen von Patientinnen und Patienten auf, die aus unterschiedlichen Gründen nach Ulm gekommen waren und sich zumeist nur vorübergehend dort aufhielten.

6.2.6. Reisende und Auswärtige in Francs ‚Ephemeris‘

Der Anteil an Reisenden und Auswärtigen, die während ihres Aufenthalts in Ulm ärztlicher Hilfe bedurften, nimmt sich im Vergleich zu Francs übrigem Patientenstamm vergleichsweise gering aus. Unter den 1442 Personen, deren Herkunftsorte in der ‚Ephemeris‘ angegeben werden, lassen sich lediglich 76 eindeutig als Zugewanderte mit mehr oder weniger langem Verbleib in der Stadt und Reisende identifizieren. Dies entspricht einem Anteil von 5,3 % des Personenkreises mit bekannter Herkunft. Bezogen auf die Gesamtzahl von Francs Klientel nahm sich die Zahl vermutlich geringer aus. Francs Schilderungen seiner Behandlung Auswärtiger werfen dabei fraglos ein Schlaglicht auf die Formen vormoderner Reisetätigkeit und Migration. Mit Blick auf die Herkunftsregionen und -städte ergibt sich folgendes Bild (Tabelle 4):

---

67 StadtA Ulm, H Franc 8b, fol. 42v.
68 Breuer (2012), Plagiattechnik, S. 203.

Tabelle 4 Herkunft von Reisenden unter Francs Patient/-innen

Ort	Anzahl der Patienten
Bayern (heutiges)	16
Sachsen (heutiges)	11
Elsaß/Lothringen/Frankreich	9
Allgäu/Bodenseeregion	7
Nürnberg	6
Augsburg	3
Brandenburg	3
Italien	3
Niedersachsen (heutiges)	3
Schweiz	2
Thüringen (heutiges)	2
Diverse Orte	9
Ohne Herkunftsangabe	5

In acht Fällen gibt Franc an, wo die Reisenden während ihres Aufenthalts in Ulm logierten. Dreimal wird dabei das Gasthaus „Zum Goldenen Rad" genannt.[69] Daneben verweist der Arzt zweimal auf ein Quartier im „Weißen Ochsen"[70] sowie jeweils einmal im „Goldenen Hirsch"[71] und „Zur Krone"[72].

Die Geschlechterverteilung der Behandelten deutet darauf hin, dass sich in der zweiten Hälfte des 17. Jahrhunderts vornehmlich Männer auf Reisen nach Ulm begaben. So beziehen sich nur 13 Fallgeschichten auf weibliche, 63 hingegen auf männliche Kranke. Die Zusammensetzung dieses spezifischen Patientenkreises ist vermutlich nicht zuletzt den schwierigen, mitunter gefährlichen Bedingungen des Reisens zu dieser Zeit sowie den allgemeinen gesellschaftlichen Gepflogenheiten geschuldet. Sich in einer Gruppe – insbesondere in Begleitung einer wehrfähigen Dienerschaft – auf den Weg zu machen, erhöhte den Schutz vor Übergriffen durch Räuber, die in allen Teilen des Alten Reiches ihr Unwesen trieben.[73] Nicht zuletzt deshalb dürften sich ehrbare Frauen, deren Verhalten sich an zeitgenössischen Gesellschaftsnormen orientierte,

---

69   Weimert (2017), Kardiologische Kapitel, S. 404; Netzel (2013), Ulmer Stadtarzt, S. 142 und S. 333.
70   Holweger (2010), Urologische Kapitel, S. 148; Schaefer (2018), Fieberkapitel, S. 315.
71   StadtA Ulm, H Franc 8a, fol. 155r.
72   Maier (2019), Frauenheilkunde, S. 110.
73   Hierzu u. a. Freitag (2016), Nicol List, S. 66–73; Danker (1988), Räuberbanden; Blazek (2012), Kriminaljustiz, S. 29 f.

nicht ohne männliche Begleitung auf den Weg gemacht haben.[74] Allerdings geht Franc in seinen Aufzeichnungen nur selten auf den Anlass für die Reisen der von ihm behandelten Frauen oder deren Umfeld ein. Im Unterschied zu seinen Ulmer Patientinnen, die zumeist ohne Nennung des Vornamens als „Ehefrau des NN" verzeichnet sind, tauchen eben diese Vornamen bei auswärtigen Kranken in der Regel auf. Der Verweis auf den Gatten fehlt jedoch und auch die Tätigkeiten der fremden Patientinnen bleibt oftmals unerwähnt.

Aus den wenigen Angaben lassen sich dennoch grundlegende Muster rekonstruieren. So zeigt sich, dass reisende Frauen unter anderem zum Gesinde von Kaufleuten gehörten, die in Ulm ihre Geschäfte tätigten. Dies belegt beispielhaft die Behandlung der Katharina Voydt am 23. März 1680.[75] Francs Bericht zufolge stand die Patientin, deren Alter er nicht nennt, die er aber als schlanke, unverheiratete Frau beschreibt, als Magd in den Diensten eines Weinhändlers aus Memmingen. Der Darstellung des Ulmer Arztes zufolge genas die an Magenbeschwerden leidende Kranke rasch nach Anwendung der verordneten Arzneien.

Zumeist waren es akute, plötzlich auftretende Gesundheitsprobleme, welche Reisende dazu zwangen, in Ulm einen Arzt aufzusuchen. Ebenso charakteristisch für diesen Patientenkreis Francs ist, dass die betreffenden Personen im Gegensatz zu ortsansässigen Kranken stets nur einmal in der ‚Ephemeris' erwähnt werden. Exemplarisch steht hierfür die Fallgeschichte der Katharina Susanna von Burbach.[76] Die 22jährige befand sich gemäß der Darstellung des Arztes in Begleitung einer „hochberühmten Dame" auf dem Weg von Nürnberg nach Babenhausen. Das Ziel der Reise legt die Vermutung nahe, dass es sich bei der noblen Begleiterin der Kranken um ein Mitglied der fürstlichen Familie der Fugger handelte. Aufgrund der gesundheitlichen Beschwerden Katharina Susanna von Burbachs sah sich die vornehme Reisegesellschaft, welche Francs Worten zufolge mit einer Kutsche unterwegs war, zu einem mehrtägigen Aufenthalt in Ulm genötigt. Bei seiner Untersuchung stellte der Arzt fest, dass die Monatsblutung der Patientin ungewöhnlich stark eingesetzt hatte und von leichtem Fieber sowie Schmerzen im Lendenbereich und in den Gelenken begleitet wurde. Nach seiner Auffassung resultierten diese gesundheitlichen Beeinträchtigungen aus der anstrengenden Reise wie der regnerischen, kalten Witterung, die in diesen Maitagen des Jahres 1679 herrschte. Der nunmehr angewandte Aderlass brachte jedoch nicht die erhoffte Wirkung, sondern führte zu Brustenge und schwerer Atemnot. Ans Bett gefesselt, vermochte die junge Frau Francs Beobachtung zufolge nur noch sitzend durch den Mund einzuatmen. Erst die regelmäßige Verabreichung einer Mixtur brachte nach dreitägiger Einnahme, gegen welche sich die Patientin sträubte, eine erkennbare Linderung der Symptome.

---

74   Zum Begriff der weiblichen Ehrbarkeit in der frühneuzeitlichen Gesellschaft u. a. Koloch (2011),
      Kommunikation, S. 330–332.
75   Breuer (2012), Plagiattechnik, S. 340 f.
76   Maier (2019), Frauenheilkunde, S. 93.

Daneben finden sich unter den Patientinnen und Patienten mehrere protestantische Glaubensflüchtlinge aus dem Elsaß. Darunter das Ehepaar Oswald und Christina Kunz aus Straßburg,[77] die Francs Dienste im Frühjahr 1682 in Anspruch nahmen sowie die Magd Eva Maria de Bar[78] – wohl aus dem lothringischen Bar-le-Duc – und die Ehefrau des Christoph Melier.[79] Ihre Anwesenheit in Ulm veranschaulicht exemplarisch die Auswirkungen der Besetzung Straßburgs durch das Heer König Ludwigs XIV. im September 1681.[80] Wenngleich weiterhin offiziell Religionsfreiheit im Elsass herrschte und das spätere Edikt von Fontainebleau vom Oktober 1685 dort keine Anwendung finden sollte, blieben die Protestanten im Alltag offenbar nicht von Bedrückungen verschont. So vermerkt Franc, dass sich die Familie Melier angesichts der Umstände augenscheinlich gezwungen gesehen hatte, ihre Heimatstadt zu verlassen und dass der sechsjährige Sohn auf der Flucht gestorben war.

Die größte Gruppe der Auswärtigen, deren Behandlung Franc in der ‚Ephemeris‘ beschreibt, bilden mit 22 Patienten wandernde Handwerker verschiedener Tätigkeitszweige. Mehr oder weniger ausgedehnte Wanderschaft von Handwerksgesellen war in der Vormoderne ein weit verbreitetes Phänomen, dessen Reste insbesondere im Falle der Zimmerleute bekanntermaßen bis in die Gegenwart hinein erhalten geblieben sind.[81] Die Hälfte dieser migrierenden Gesellen machen in den Aufzeichnungen des Ulmer Arztes Schneider (7) und Schuster (4) aus, die überwiegend aus Sachsen stammten.

Wenngleich nicht auszuschließen ist, dass sich vor allem bei den aus Italien und Frankreich stammenden Reisenden verschiedentlich um Kaufleute handelt, so nennt Franc explizit lediglich fünf Handelsmänner; darunter die Nürnberger Sebastian Kreuter und Kaspar Seufart.[82] Der 30jährige Seufart wurde von heftigen Albträumen heimgesucht, die zudem mit Schmerzen der Milz einhergingen und die Franc durch Gabe verschiedener Arzneien zu behandeln versuchte.

6.2.7. Francs Angehörige als Patientinnen und Patienten

Besonderes Augenmerk des gelehrten Heilkundigen galt den Angehörigen seiner eigenen Familie, die ebenfalls im Kreis seiner Patientinnen und Patienten auftauchen.

Franc ließ seine ärztliche Fürsorge sowohl seiner Ehefrau Veronica und seinen Kindern als auch seinen Eltern und Schwestern zukommen. Mehrfach finden sich Ein-

---

77   Weimert (2017), Kardiologische Kapitel, S. 332 und S. 411.
78   StadtA Ulm, H Franc 8b, fol. 10r.
79   Weimert (2017), Kardiologische Kapitel, S. 384.
80   Bertrand (1984), Histoire secrète, S. 200–202.
81   Hierzu u. a. Steidel (2003), Mobilität; Wadauer (2005), Gesellen.
82   Breuer (2012), Plagiattechnik, S. 277; Netzel (2013), Ulmer Stadtarzt, S. 330.

träge in der ‚Ephemeris', in denen der Arzt von gesundheitlichen Beschwerden der eigenen Familienangehörigen und deren Behandlung berichtet. Aus Wendungen wie „mein werter Vater" (*parens meus dilectus*) oder „meine teuerste Mutter" (*carissima mater*) wird dabei zugleich das persönliche Verhältnis deutlich. Mitunter gewähren die Schilderungen auch einen fragmentarischen Einblick in das Leben der Familie Franc.[83]

Francs Vater Bartholomäus, der seinen Lebensunterhalt als Maurer verdiente, scheint bis ins fortgeschrittene Alter hinein handwerklich tätig gewesen zu sein. Zumindest deutet die Verletzung, die er durch seinen Sohn behandeln ließ, auf einen Arbeitsunfall hin.[84] Dabei war dem Maurer ein kleiner Nagel in das rechte Auge eingedrungen. Zwar fehlt eine Angabe über den Zeitpunkt der Behandlung, doch gibt Johann Franc das Alter seines Vaters in diesem Zusammenhang mit 70 Jahren an. Der Heilkundige verabreichte zweimal täglich Augentropfen, welche aus einer Mischung von Eiweiß, gebranntem Alaun und Kellerasseln bestanden. Nach mehrfacher Anwendung konstatierte er zu seiner Zufriedenheit, dass der Fremdkörper sich aus dem Glaskörper löste und das trübe Auge wieder klar wurde. Bei anderer Gelegenheit versuchte Franc, die schon seit langem spürbaren arthritischen Beschwerden seines Vaters zu lindern, die sich vor allem in nächtlichen Krämpfen äußerten. Johann Francs diesbezügliche Ausführungen werfen dabei zugleich ein Schlaglicht auf die Verbreitung und Art laienheilkundlich-magischer Praktiken jenseits der gelehrten Medizin. So erstand der Arzt höchstselbst von einem Laienheiler einen Eisenring, der angeblich gegen Krämpfe wirken sollte.[85] Mit Eisen, vor allem aber Hufeisen, verband man in der Vormoderne aus unterschiedlichen Gründen die Vorstellung von Schutz vor Krankheit, Unwetter, Brandgefahr und Hexenzauber.[86] Wenngleich Johann Franc den Verkäufer des Rings in seinen Ausführungen eher despektierlich als Scharlatan betrachtete, scheint er doch weit weniger Zweifel an der Wirksamkeit des Verfahrens selbst gehabt zu haben. Immerhin überließ er den erstandenen Eisenring seinem Vater, der diesen über sein Bett hängte und auf die schmerzhaften Stellen auflegte. Johann Franc zufolge verschwanden daraufhin die Krämpfe in Füßen und Zehen.

Auch Francs Mutter Rosina Elisabeth wurde zweimal von ihrem Sohn behandelt.[87] Der Arzt beschreibt die 65jährige als schmächtig und seit 15 Jahren unter einem *malum hypochondriacum* leidend. Seiner Schilderung zufolge war sie zur achten Abendstunde des 6. Oktober 1677 – gut zwei Wochen bevor Johann Franc seinen Doktortitel in Tübingen erwarb – gerade damit beschäftigt, Brot für das Essen zu schneiden, als sie durch ein unerwartetes Auftauchen ihres Mannes erschreckt wurde. Folge dieses plötzlichen Schreckens war eine Lähmung der linken Mundpartie, so dass sich diese bis

83   Holweger (2015), Augen-, Hals-, Nasen-, Ohren- und Zahnheilkunde, S. 145 f.
84   Ebd.
85   Fries (2018), Geschlechts- und Männerkrankheiten, S. 235.
86   Müller-Kasper (1999), Handbuch des Aberglaubens 2, S. 400.
87   StadtA Ulm, H Franc 8a, fol. 176r.

zum Ohr hin gekrümmt zeigte. Zugleich trat eine partielle Bewegungsunfähigkeit ein, die der Arzt nach seinem Befund einer Obstruktion im oberen Teil des Rückenmarks anlastete. Johann Franc vermochte zwar durch Verabreichung verschiedener Medikamente, die Beschwerden seiner Mutter leidlich zu lindern, die völlige Wiederherstellung der Gesundheit scheiterte indes. Fortan, so notierte der Arzt, wurde Rosina Elisabeth Franc alljährlich von mehr oder minder schweren Lähmungserscheinungen heimgesucht, die sich jedes Mal durch Schwindel, Kopfschmerzen, harten Stuhlgang und vermehrter Ausscheidung von Urin ankündigten. So verschlimmerten sich die Beschwerden im September des Folgejahres.[88] Demzufolge bemerkte Francs Mutter morgens gegen acht Uhr beim Spinnen, dass ihre Finger plötzlich kalt wurden und sie nicht mehr in der Lage war, die Fäden zu schneiden. Johann Franc stellte bei seiner Untersuchung die Gefühllosigkeit der gesamten linken Körperhälfte fest. Mit Salben und der Einnahme diverser Medikamente versuchte der Arzt sich an der schwierigen Behandlung, die immerhin eine Besserung des Zustands bewirkte.

Die erste Konsultation seiner jüngsten Schwester Anna Maria erfolgte ebenfalls noch bevor Johann Franc seinen Doktorhut erworben hatte.[89] Die 22jährige, deren Erscheinungsbild der Arzt als gedrungen beschreibt, wurde am Abend des 20. August 1677 von derart starken Zahnschmerzen befallen, dass sie sich gemäß seinen Worten entweder sofortige Hilfe oder den Tod wünschte. Die Wange der Patientin war sichtlich angeschwollen. Nachdem ein Aderlass nicht die gewünschte Wirkung entfaltet hatte, gelang es durch Einnahme eines opiumhaltigen Tranks schließlich, den Schmerz zu betäuben. Um die Zahngesundheit Anna Marias scheint es nicht zum Besten bestellt gewesen zu sein.[90] Jedenfalls stellten sich im Mai 1682 erneut starke Zahnschmerzen ein. Da sich Johann Franc, wie er notiert, zu dieser Zeit nicht in Ulm aufhielt, wandte sich Anna Maria hilfesuchend an einen jungen, namentlich nicht genannten Wundarzt. Dieser vermochte die Leiden seiner Patientin jedoch nicht zu lindern. So musste sich die Frau gedulden, bis ihr Bruder zurückgekehrt war. Dieser verordnete Tropfen, die aus einer Mischung von Mastix, Salz, Pfeffer und Petersilienwurzel bestand. Kurz darauf verschwand der Schmerz.

Auch Francs Schwester Sara nahm die ärztlichen Dienste ihres älteren Bruders in Anspruch, nachdem im November 1677 Flechten in ihrem Gesicht aufgetreten waren.[91] Der Arzt empfahl ihr mit Erfolg die häufige Anwendung einer Mixtur aus dem Wasser weißer Lilien, Erdbeeren und Weißwurz sowie Kampfer und Kalomel. Mit Blick auf die angegebenen Behandlungsdaten seiner Eltern und Geschwister fällt auf, dass diese meistenteils in die Frühzeit von Francs Niederlassung in Ulm fallen.

---

88   StadtA Ulm, H Franc 8a, fol. 176v–177r.
89   Holweger (2015), Augen-, Hals-, Nasen-, Ohren- und Zahnheilkunde, S. 163 f.
90   Holweger (2015), Augen-, Hals-, Nasen-, Ohren- und Zahnheilkunde, S. 168 f.
91   Maier (2018), Dermatologie, S. 349.

Im Winter 1681/1682 wurde Francs Ehefrau Veronica von einem heftigen Husten heimgesucht.[92] Dass die Ehe mehr war, als nur ein reines Zweckbündnis und wohl von tiefer Zuneigung geprägt war, darauf deutet nicht zuletzt die Bezeichnung Veronicas als „geliebte Ehefrau" hin. Besonders nachts fand die Kranke keine Ruhe und wurde von Hustenanfällen geschüttelt, die dem ärztlichen Bericht zufolge bisweilen in Erbrechen gipfelten. Der Heilkundige verabreichte seiner Frau einen wässrigen Auszug aus Süßholz, kleinen Feigen, Alantwurzel, Violenschwertel, Zimt, Rosinen und Ehrenpreisabguss, was den Husten innerhalb von vier Tagen besänftigte.

Im September 1680 musste der Arzt um das Leben seines ältesten, neunjährigen Sohnes David Jonathan kämpfen.[93] Ohne erkennbare Ursache stellte sich bei diesem eine anhaltende Appetitlosigkeit ein, die zu einer voranschreitenden Abmagerung führte. Trotz aller Bemühungen verweigerte das Kind jegliche Nahrungsaufnahme und erbrach augenblicklich die nur mit Widerwillen hineingezwängten Speisen. Bewegt schildert Franc, dass sein Sohn nurmehr aus Haut und Knochen bestand. „Altmütterlein" hätten die älteren Frauen ein solch erbärmliches Erscheinungsbild gemeinhin genannt und darauf verwiesen, dass keine Hoffnung auf Heilung bestehe. Tatsächlich gesteht auch der Arzt ein, dass sein Sohn bereits Anzeichen einer *facies hippocratica* zeigte und der baldige Tod zu befürchten sei. Dies umso mehr, als die angewandten Heilmittel – unter anderem gegen Würmer – keinerlei Wirkung zeigten. Wider Erwarten brachte Francs geduldiges Bemühen am zehnten Tag die Kehrtwende. Der Junge genas.

6.2.8. Hausbesuch

Trotz solch vielfältiger Einblicke in Francs Therapien und die Lebenswelt seiner Patientinnen und Patienten sowie detaillierte Befunde zur Alters-, Geschlechts- und Sozialstruktur des behandelten Personenkreises, liefern die Aufzeichnungen in der ‚Ephemeris' keine Rückschlüsse auf die Zahl der täglich oder im Laufe eines Jahres durchgeführten Behandlungen. Allerdings lassen sich durchaus nähere Erkenntnisse über die Abläufe des Praxisalltags gewinnen. So vermerkte der Arzt mitunter, zu welchen Zeiten und unter welchen Umständen seine Hilfe in Anspruch genommen wurde.

Die Aufzeichnungen verraten, dass der Arzt – vor allem bei Notfällen – offenbar zu jeder Tages- und Nachtstunde gerufen wurde. Die wohlhabende, über 60jährige Witwe Barbara Miller etwa, die nach einem Wirtshausbesuch betrunken heimkehrte und unter plötzlicher Atemnot litt, ließ am 4. November 1677 nach Mitternacht (*post*

92　Netzel (2013), Ulmer Stadtarzt, S. 394.
93　Weimert (2017), Kardiologische Kapitel, S. 189–191.

mediam noctem) nach Franc schicken.[94] Bereits am frühen Morgen des Folgetages – einem Sonntag – verlangte ein anderer Patient in Kirchberg nach ärztlichem Beistand.[95] Dabei wird zugleich deutlich, dass der Ulmer Arzt ungeachtet des jeweiligen Wochentages seinen Dienst versah. Sogar während des Essens wurde der Heilkundige, so klagt er, gestört (*vocatus a coena*). So eilte er am 4. Juli 1680 in das Gasthaus „Zum Goldenen Rad", um dort der von kräftigem Herzklopfen geplagten Claudia Maria Nöbert beizustehen.[96]

Solche Hausbesuche innerhalb der Stadt erledigte Franc wahrscheinlich zu Fuß, Visiten außerhalb Ulms wahrscheinlich mit Pferden.[97] Dies belegt unter anderem sein Bericht über einen Notfall im nahegelegenen Burlafingen im September 1679.[98] Nach eigenen Worten war er in Begleitung eines namentlich nicht genannten Wundarztes durch die Morgendämmerung geritten, um dem bei einem Unfall lebensbedrohlich verletzten Wilhelm Lang zur Hilfe zu eilen. Als die Heilkundigen am Ort des Geschehens eintrafen, war der Verunglückte bereits verstorben. Bei seinen Visiten führte Franc offenbar stets eine Tasche mit sich, in der sich unter anderem wohl häufig gebrauchte Arzneimittel befanden.[99] So händigte Franc dem unter Dreitagefieber und Verstopfung leidenden 54jährigen Jakob Mayer, der den Arzt zu sich nach Dornstadt gerufen hatte, 0,5 Drachmen Wermut *ex Myrothecio meo portabili* aus. Der geschilderte Fall verdeutlicht zugleich beispielhaft, dass der Umgang mit Krankheit keineswegs eine intime Angelegenheit zwischen dem Arzt und seinem Patienten war. Immer wieder berichtet Franc in seinen Aufzeichnungen von Angehörigen, Freunden und Nachbarn am Krankenbett.[100] War die stete Präsenz weiterer Personen an der Seite des Patienten während der Vormoderne ein gemeinhin übliches Phänomen, so übten der Ulmer Physikus und seine ärztlichen Zeitgenossen doch vielfach Kritik an derlei Gewohnheiten.[101] Wenngleich nämlich die Anwesenden mit ihren Aussagen zur Erhebung der Anamnese beizutragen vermochten und für die Pflege des Kranken unerlässlich waren, mischten sie sich mit ihren Empfehlungen und Urteilen zugleich in die medizinische Behandlung ein. Dass dies dem Wohle des Kranken nicht immer zuträglich war, hebt Franc deutlich hervor: „So sehr nämlich die Freunde die Seele des Kranken beruhigen und besänftigen sollten, umso mehr können sie diesen aufregen und die Unruhe mehr als einmal zurückbringen."[102]

94   Weimert (2017), Kardiologische Kapitel, S. 312.
95   Weimert (2017), Kardiologische Kapitel, S. 313.
96   Weimert (2017), Kardiologische Kapitel, S. 404 f.
97   Breuer (2012), Plagiattechnik, S. 290.
98   Breuer (2012), Plagiattechnik, S. 290 f.
99   StadtA Ulm, H Franc 8b, fol. 46r.
100   Hierzu auch die Beispiele bei Balint (2008), Tagebuch, S. 23–24.
101   Stolberg (2003), Homo patiens, S. 96.
102   Zitiert nach Balint (2008), Tagebuch, S. 24 mit Anm. 71.

Bevor schließlich ein Arzt gerufen wurde, spielten Familie, Freunde oder Nachbarn häufig eine zentrale Rolle als Ratgeber und Erstbehandler. Der Fall des Jakob Mayer aus Dornstadt steht stellvertretend für die vielen Beispiele in Francs Aufzeichnungen, die belegen, dass Kranke sich oftmals über einen mehr oder weniger langen Zeitraum zunächst für eine Selbstmedikation mit Hausmitteln entschieden und dabei dem Ratschlag medizinischer Laien vertrauten. Die Nachbarn des von starken Bauchschmerzen gequälten Jakob Mayer versuchten, die Schmerzen mithilfe eines in Kuhmilch gekochten, mit Kamille und gedroschenem Hafer gefüllten Säckchens zu lindern.[103] Da die erhoffte Wirkung nicht eintrat, folgte der Kranke am nächsten Tag der Empfehlung eines „Fremden" (*peregrinus quidam*), in Salbei aufgekochtes Bier zu sich zu nehmen. Drei weitere Tage erduldete Jakob Mayer die Schmerzen unter Verschlechterung seines Zustands, bevor er sich letztlich entschloss, Franc rufen zu lassen.

Dieser betont, dass jeder Handgriff des Arztes von den Anwesenden kritisch beäugt wurde und die Diagnose mitsamt den daraus resultierenden Verordnungen ebenso deren Wohlgefallen finden mussten, wie das des Patienten.[104] Ein angemessenes Auftreten des Arztes war essentieller Teil dieses Schauspiels am Krankenbett. Dessen erster Akt begann, sobald der Heilkundige das Haus des Kranken betrat. Dabei durfte der Arzt im Einklang mit der allseits bekannten Mahnung des Lukas-Evangeliums *Medice, cura te ipsum*[105] keinesfalls selbst kränklich erscheinen, um nicht den Eindruck zu erwecken, er könne sich nicht einmal um sein eigenes Wohl kümmern. Vielmehr galt es, die eigene Gesundheit als Voraussetzung zur Ausübung einer medizinischen Tätigkeit deutlich zu zeigen.[106] Dass Franc diese nachdrückliche Empfehlung zur persönlichen Gesunderhaltung ernst nahm, veranschaulicht eine Aussage in seinem Bericht über das Bad in Obertalfingen. Darin heißt es, dass er selbst dieses Bad *offt frequentiere*.[107] Augenscheinlich schätzte der Arzt die Bäderkur. Des Weiteren finden sich Zeugnisse einer Selbstbehandlung unter den Fallgeschichten seines Werkes ,Ephemeris'. So griff Franc nach eigener Aussage beispielsweise auf einen Absud aus Tabak mit Kamillenwasser zurück, um seine heftigen Zahnschmerzen zu kurieren.[108] Am 15. August 1687 behandelte er sein entzündetes Rachenzäpfchen mit Hilfe eines Gurgelwassers.[109]

Weit schwerwiegender erwies sich indes eine Fiebererkrankung, die sich der Arzt im Januar 1685 zuzog.[110] Nach der anfänglichen Einnahme von Brechweinstein fühlte sich Franc besser, besuchte nach eigenen Worten den Gottesdienst und begab sich danach auf den wohl üblichen, täglichen Krankenbesuch. Nach Hause zurückgekehrt,

---

103   StadtA Ulm, H Franc 8b, fol. 47r.
104   Hierzu Lachmund/Stollberg (1992), The doctor, S. 53–66.
105   Lk 4,23.
106   Schaefer (2018), Fieberkapitel, S. 299 f.
107   Franc (1709), Ober-Thalfingen, S. 16.
108   Holweger (2015), Augen-, Hals-, Nasen-, Ohren- und Zahnheilkunde, S. 173.
109   Holweger (2015), Augen-, Hals-, Nasen-, Ohren- und Zahnheilkunde, S. 491 f.
110   Schaefer (2018), Fieberkapitel, S. 393 f.

fühlte er sich schwach und appetitlos. Zugleich beschlich ihn ob seines Zustandes ein Gefühl der Angst, das sich offenbar nach einem neuerlichen erfolglosen Versuch der Selbstmedikation und achttägiger Bettlägerigkeit ohne Besserung der Beschwerden weiter verstärkte. Als Franc begann, um sein Leben zu fürchten, ließ er seinen ärztlichen Kollegen Alphons Khon rufen.[111] Dieser verabreichte dem Kranken eine Arznei, die ihn von seinen Beschwerden befreite. Francs Berichte über den Umgang mit seinen eigenen Erkrankungen war keine Ausnahme. Auch im Praxistagebuch des Nürnberger Arztes Johann Christoph Götz, einem Zeitgenossen Francs, tauchen ähnliche Beschreibungen mitsamt Hinweisen auf die Konsultation eines vertrauenswürdig erscheinenden Standeskollegen auf.[112]

Neben der eigenen Gesundheit kam auch dem gepflegten Erscheinungsbild eines Arztes bei der Ausübung seiner Tätigkeit große Bedeutung zu. Gestützt auf hippokratisch-galenische Traditionen, die nicht zuletzt in deontologischen Schriften des Mittelalters und der frühen Neuzeit breit rezipiert wurden, setzt sich Franc im Kapitel *Cardialgia* detailliert mit dem adäquaten Erscheinungsbild des Arztes bei der Visite auseinander.[113] Seine Ausführungen lassen dabei zugleich Rückschlüsse auf eigene Gewohnheiten des Arztes hinsichtlich der Bekleidung und Körperpflege zu. Scharf kritisiert er in diesem Zusammenhang seinen Kollegen Johann Jacob Kleinknecht (1652–1686) ob dessen abscheulichen Tabakgeruchs aus dem Mund (*ob tetrum tabaci à ore[m]*).[114] Für ebenso abstoßend hielt er neben dem Nikotin die Ausdünstungen des Aquavits. Darüber hinaus unterstreicht Franc seine Haltung, dass ein anständiges Auftreten für einen Arzt ebenso eine Frage des gesellschaftlichen Ansehens sei. Um dem üblen Geruch des eigenen Achselschweißes vorzubeugen, so verrät der Ulmer Arzt, nähe er stets ein kleines Säcklein mit wohlriechendem Pulver an der entsprechenden Stelle seiner Kleidung ein.[115] Dieses war befüllt mit einer Mischung aus Iris- und Nussgraswurzel, Rosen- und Veilchenblüten, Storax, Gewürznelken, weißem und gelbem Sandelholz, Benzoe sowie Zimt. Die schon von den antiken Ärzten hervorgehobene Geruchsempfindlichkeit insbesondere der Patientinnen, wegen derer laut der klassischen Autoritäten auf eigene Körpergerüche bei Konsultationen geachtet werden sollte,[116] unterstreicht Franc mit Verweis auf seine Ehefrau Veronica.[117] Diese, so führt er aus, schätze insbesondere den Duft von Amber und Moschus, erschaudere jedoch vor Bibergeil.

Wohlriechend, mit angemessener Haartracht und Kleidung ans häusliche Krankenbett gelangt, erfolgte für gewöhnlich zunächst die Erhebung der Anamnese. Franc spart dabei in seinen Ausführungen nicht an Kritik über viele seiner Patientinnen und

---

111   Zu einer kurzen Biographie mit weiterführenden Angaben vgl. Netzel (2013), Ulmer Stadtarzt, S. 37.
112   Jankrift (2014), Nürnberger Arzt.
113   Hierzu Leven (2007), Laien, S. 53–54. Allgemein: Deichgräber (1970), Medicus gratiosus.
114   StadtA Ulm, H Franc 8b, fol. 37v. Zu Francs Biographie vgl. Netzel (2013), Ulmer Stadtarzt, S. 39.
115   StadtA Ulm, H Franc 8b, fol. 39v.
116   Leven (2007), Laien, S. 47–62.
117   StadtA Ulm, H Franc 8b, fol. 39v.

Patienten jeden Alters, die ihre Erkrankung durch einen aus seiner Sicht unmäßigen Lebenswandel gewissermaßen selbst verschuldet hatten. Das „gierige" Verschlingen oft allzu großer Mengen einer bestimmten Speise, Trunksucht, aber auch Überanstrengung durch zu viel Bewegung erscheinen immer wieder als ursächlich für die von den Kranken geschilderten Beschwerden. Ausdrücklich preist er das Maßhalten in allen Dingen als bestes Mittel zur Gesunderhaltung. Ein *redlicher Alter*, vermerkt Franc, habe ihm gegenüber jüngst seine Verwunderung zum Ausdruck gebracht, dass die Heilkunde sich angeblich verbessert habe, aber die Menschen dennoch nicht mehr so lange lebten wie zu Zeiten seiner eigenen Eltern.[118] Der Arzt fährt fort: *Nicht aber die Artzney=Kunst ist schuldig, sondern das übermächte Essen und Trinken stellet als Unheil in dem Leib an.* Die Bedeutung humoralpathologischer Vorstellungen wird anhand solcher Urteile besonders deutlich.

Der Befragung des Patienten und der am Krankenbett Anwesenden zu Symptomen und bisherigem Verlauf der Krankheit folgte der zweite Akt – die körperliche Untersuchung, über die Franc nicht in jedem Fall und ansonsten zumeist nur knapp berichtet.[119] Die Ausführungen veranschaulichen, dass die Diagnosemethoden des Ulmer Arztes der gewöhnlichen zeitgenössischen Vorgehensweise entsprachen: Nachdem der Patient und dessen Ausscheidungen in Augenschein genommen worden waren, tastete der Heilkundige den Körper des Kranken ab, fühlte den Puls und begutachtete dessen Urin.[120] Zusätzlich zu diesem Diagnosespektrum finden sich vereinzelt Hinweise darauf, dass Franc auch die Chiromantie in seine Befunderhebung einbezog.[121]

Exkurs: Aussagen zur Ethik

Franc orientierte sich bei der Ausübung seiner ärztlichen Praxis ebenso wie seine Standeskollegen an den Geboten des Hippokratischen Eides.[122] Dementsprechend richtete auch der Ulmer Arzt seine Behandlungen an dem vorrangigen hippokratischen Grundsatz aus, Patientinnen und Patienten nicht zu schaden. Auch versäumt er es nicht darauf hinzuweisen, dass ärztliches Wissen einer ständigen Vertiefung und Erweiterung durch Erfahrung und Literaturstudium bedürfe.[123] Wenngleich er keinerlei Zweifel daran hegte, dass ärztliche Sterbehilfe und die Tötung des Leibesfrucht durch Abtreibung

---

118 Franc (1683), Schnur-Ziehen, S. 42.
119 Zu Francs Diagnosemethoden und Therapie ausführlich mit Beispielen aus der ‚Ephemeris' Holweger (2015), Augen-, Hals-, Nasen-, Ohren- und Zahnheilkunde, S. 34–69.
120 Kinzelbach/Neuner/Nolte (2016), Medicine in practice. Zur Harnschau vgl. Stolberg (2009), Harnschau.
121 Beispielsweise Schaefer (2018), Fieberkapitel, S. 197.
122 Zur Bedeutung des Hippokratischen Eides im Wirken Francs vgl. Holweger (2010), Urologische Kapitel, S. 22 f.
123 Breuer (2012), Plagiattechnik, S. 113.

ebenso strikt verboten waren wie jeglicher sexuelle Umgang mit behandelten Kranken oder Angehörigen von deren Haushalt, stieß das Verbot des Steinschneidens durch Ärzte bei ihm eher auf Unverständnis.[124] Seiner Auffassung zufolge konnten gelehrte Heilkundige aufgrund ihrer anatomischen Kenntnisse Eingriffe zur Entfernung von Blasensteinen sogar gefahrloser für die Patientinnen und Patienten durchführen als die hierzu spezifisch ausgebildeten Steinschneider.[125]

In seinen Äußerungen zu medizinethischen Fragen setzte sich Franc eingehend mit dem hippokratischen Gebot der ärztlichen Schweigepflicht auseinander[126] Er machte dabei unmissverständlich deutlich, dass sämtliche Auskünfte seiner Patientinnen und Patienten über deren körperliche oder geistige Befindlichkeiten für ihn als behandelnden Arzt auf dem gleichen Rang standen wie das Beichtgeheimnis.[127] Franc schloss in diese ärztliche Schweigepflicht neben solchen Informationen, welche ihm die Behandelten selbst anvertrauten auch alles ein, das er aus anderen Quellen über den Zustand der Erkrankten erfuhr. In besonderer Weise galt dies für geschlechtsspezifische Frauenleiden. Immerhin, so Franc, wählten die Kranken den Arzt gleichsam als ihren engsten, freundschaftlichen Berater.[128] Lediglich im Falle ansteckender Krankheiten wie der Lepra oder der Syphilis oblag dem Arzt in Francs Augen eine Verpflichtung, den Schutz der Öffentlichkeit vor einer Weiterverbreitung der Infektionen über die ärztliche Schweigepflicht zu stellen[129] Die Obrigkeiten wie auch Personen im Umfeld der Erkrankten sollten über die bestehende Ansteckungsgefahr in Kenntnis gesetzt werden.

Vor- und Mitbehandler

Immer wieder kam es vor, dass Franc sich nicht als einziger Arzt am Krankenbett einfand, sondern der Patient die Dienste mehrerer Laien und Heilkundiger im Laufe der Behandlung in Anspruch nahm (Abb. 32).[130] Je nach Art der erforderlichen Therapie, wirkte vielfach auch ein Wundarzt an der Seite Francs; vor allem beim Aderlass.[131] Dabei scheint der gelehrte Arzt vor allem die Fertigkeiten des Johann Jakob Riedlin besonders geschätzt zu haben. Immerhin betont er in seiner Abhandlung über das Schnurziehen, dass dieser *erfahne und wol gereiste Chirurg* nach seiner Anweisung mit *beglückter Hand* gewirkt habe.[132] Zu weiteren Chirurgen, mit denen Franc zusammen-

---

124   Holweger (2010), Urologische Kapitel, S. 24–26.
125   Holweger (2010), Urologische Kapitel, S. 25.
126   Ausführlich hierzu Maier (2018), Dermatologie, S. 20–25.
127   Maier (2018), Dermatologie, S. 21.
128   Maier (2018), Dermatologie, S. 184.
129   Maier (2018), Dermatologie, S. 23.
130   Hierzu ausführlich Netzel (2013), Ulmer Stadtarzt, S. 48–65.
131   Beispielsweise Balint (2008), Tagebuch, S. 257 f.; Maier (2018), Dermatologie, S. 350.
132   Franc (1683), Schnur-Ziehen, S. 1.

gearbeitet hat, gehören u. a. Matthias Stölzlin, Bartholomäus Hecking und Philipp Held.[133] Mitunter wurde Franc auch von einem seiner Kollegen hinzugezogen oder er selbst ersuchte in einem schwierigen, lebensbedrohlichen Fall um Rat.[134] Will man den Ausführungen Francs Glauben schenken, so sah sich dieser jedoch vor allem dazu gezwungen, die Weiterbehandlung von Patientinnen und Patienten zu übernehmen, die sich nach missglückten Therapieversuchen durch Laien, Bader, Wundärzte und Ärztekollegen schließlich hilfesuchend an ihn wandten.

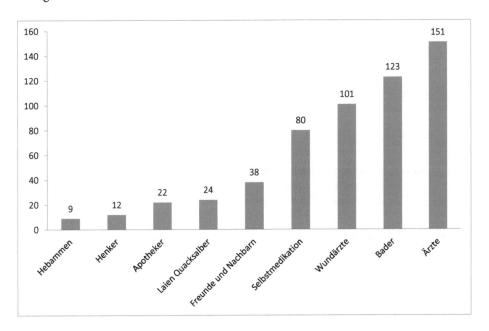

Abb. 32 Vor- und Mitbehandler.

Mitunter weigerte sich Franc auch, eine von ihm begonnene Behandlung fortzusetzen. In anderen Fällen wiederum, brachen unzufriedene Kranken ihre Behandlung bei Franc ab und konsultierten einen anderen Arzt zu. So etwa der 48jährige Kerkermeister Georg Frank.[135] Dieser hatte den Physikus wegen seines anhaltenden, quälenden Hustens konsultiert. Als Franc seinem Patienten nach vergeblicher Anwendung verschiedener Arzneien keine Hoffnung auf Genesung mehr machen konnte, nahm der Todkranke dessen Dienste nicht weiter in Anspruch und überantwortete sein Geschick Dr. Alphons Khon. Francs Aufzeichnungen zufolge verstarb der Patient nur

133   Zu Stölzlin vgl. StadtA Ulm, H Franc 8a, fol. 29r; zu Hecking vgl. ebd., fol. 28v; zu Held vgl. ebd., fol. 164v.
134   Netzel (2013), Ulmer Stadtarzt, S. 51.
135   Maier (2018), Dermatologie, S. 124.

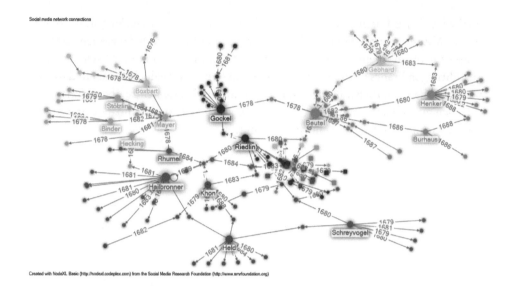

Abb. 33 Einfaches Netzwerk der in der ‚Ephemeris‘ genannten Mitbehandler.
171 Knoten, 164 Verbindungen (davon 10 zweimalige Co-Behandlungen).
Eigene Darstellung erstellt mit NodeXL Basic.

Abbildung 33 zeigt die in der ‚Ephemeris‘ aufgeführten Vor- und Mitbehandler in einer
Netzwerkdarstellung, wobei die Knoten jeweils Personen darstellen, die Verbindungs-
linien kennzeichnen eine geteilte Konsultation. Pfeile gehen vom Behandler aus und
weisen auf die behandelte Person hin. Die Größe der Knoten steigt mit den gemeinsam
mit Franc durchgeführten Behandlungen. Personen mit mehr als drei geteilten Konsultationen werden namentlich bezeichnet. Neben einem bunten Cluster mit jeweils nur einer
oder zwei gemeinsamen Behandlungen lassen sich durch Mitbehandlungen bedingte
Cluster identifizieren, die farblich markiert sind und Beziehungen der Zusammenarbeit
unter den Ulmer Behandlern zumindest andeuten.

zwei Tage später, am 19. Oktober 1680. Ein undatiertes Schreiben an seinen Kollegen
Johann Caspar Beutel deutet exemplarisch darauf hin, wie der Informationsaustausch
zwischen den Ulmer Ärzten in einem solchen Fall von statten gehen konnte.[136] Franc
schreibt darin:

> *Weil ich denn in erfahrung gebracht, daß Ew. Excell. von ietzo den Metzger Martin Mürdel in*
> *die Cur genom[m]en, also habe es nöthig erachtet, demselben kund zu thun, wie ich ihne, da er*
> *schon in circa 6 wochen krank gelegen, gefunden, nemblich als einen fieber sichtigen [...].*

136   Universitätsbibliothek Erlangen, H 62/TREWBR FRANC_JOHANN [1]. Der Brief trägt ein kleines, rotes Lacksiegel, das einen mit Blumen gefüllten Topf zeigt. Zu Francs Biographie vgl. Netzel
(2013), Ulmer Stadtarzt, S. 37.

Wie bereits erwähnt, tauchen der besagte Metzger Mürdel und seinen Angehörigen in Francs ‚Ephemeris' mehrfach als Patienten auf. Dem Brief, in dem Franc den weiterbehandelnden Dr. Beutel über die Symptome des Kranken in Kenntnis setzt, tritt dessen Verärgerung über das Verhalten Mürdels deutlich zutage. Den Ausführungen zufolge wies der Metzger nicht nur alle verordneten Arzneien mit Ausnahme eines Kraftwassers zurück. Vielmehr sah sich Franc zutiefst in seiner Ehre gekränkt, weil er erfahren hatte, *daß der Scharffrichter vor mir ist consultiert worden*.[137] Seine Bedenken wollte er nach eigenen Worten dem Kollegen Beutel unbedingt mitteilen.

Henker und Scharfrichter allerdings verfügten häufig über solide Kenntnisse der menschlichen Anatomie und Heilkunde, die sich unmittelbar aus ihrem düsteren Aufgabenfeld ergaben.[138] Immerhin durften Angeklagte, welche zur Wahrheitsfindung gemäß der 1532 durch Karl V. erlassenen Constitutio Criminalis Carolina einer peinlichen Befragung unterzogen wurden, unter der Folter nicht sterben. Dies setzte wiederum voraus, dass der Scharfrichter die körperliche Konstitution der Gefolterten möglichst gut einschätzen konnte. Meister Franz Schmidt, der zwischen 1573 und 1616 als Scharfrichter in Nürnberg zahlreiche Hinrichtungen vollstreckte, berichtet in seinem Tagebuch mehrfach von Obduktionen, die er selbst an seinen Delinquenten durchführte.[139] Zu den lukrativen Nebeneinkünften der Scharfrichter zählten neben dem schwunghaften Handel mit Amuletten, Körperteilen wie etwa dem Diebsdaumen oder Menschenfett für pharmazeutische Zwecke also auch heilkundliche Dienste.[140] Die unheimlich-magische Aura, welche von Henkern ausging und diese gesellschaftlich ebenso stigmatisierte wie deren Familienangehörige, wirkte ambivalent. In allen Teilen der Bevölkerung griff man auf Salben und sonstige Arzneimittel zurück, welche der Scharfrichter selbst zubereitet hatte und ließen sich von „Meister Hans" behandeln. Diese alltägliche Praxis führte vielerorts immer wieder zum Streit zwischen Scharfrichtern, Ärzten und Wundärzten.[141] In Ulm, so belegt Francs Brief an seinen Kollegen Johann Caspar Beutel, gestaltete sich diese Situation wohl durchaus ähnlich (vgl. Tabelle 5).

137   Zum medizinischen Markt im Ulm des 16. und 17. Jahrhunderts allgemein Kinzelbach (1995), Überlingen und Ulm.
138   Zur Rolle der Scharfrichter im frühneuzeitlichen städtischen Gesundheitswesen u. a. Jankrift (2002), Rechtswesen; Herzog (1994), Scharfrichterliche Medizin; Schattenhofer (1984), Henker; Nowosadtko (1994), Scharfrichter, S. 163 ff.
139   Endter (1980), Tagebuch, S. 8, S. 15 und S. 23. Hierzu jetzt auch Harrington (2019), Scharfrichter.
140   Jankrift (2005), Medizin im Mittelalter, S. 22, S. 44; Wilbertz (1994), Scharfrichter, S. 148–149. Zum Diebsdaumen als Glücksbringer u. a. Ruff (2003), Zauberpraktiken, 282 ff.
141   Wilbertz (1994), Scharfrichter, S. 48–50 mit Beispielen.

Tabelle 5 Gleichzeitig mit Franc tätige Ärzte in Ulm[142]

Name	Lebensdaten	Studium	Biographische Stationen
Backmeister, Philipp Jacob	1680–1735	Erfurt	Apothekergesell in der Gebhardschen Apotheke 1716 Mitglied des Collegium Medicum in Ulm
Beutel, Johann C.	?-1700	Tübingen	1650 Stadtphysikus in Ulm Scholarch
Bix, Johann Ulrich	26.9.1674– 18.5.1704	Straßburg	1679 Aufnahme ins Collegium Medicum 1702 Hospitalphysikus
Boxbart, Anton	1607–1679	Straßburg	1632 Physikatsarzt in Augsburg 1635 Stadtphysikus in Ulm 1647 Visitator des Gymnasiums 1655–1679 Senior des Collegium Medicum 1655 Scholarch
Boxbart, Theodor	1650–1703	Tübingen Straßburg Basel	1676 Aufnahme ins Collegium Medicum u. Stadtphysikus in Ulm
Cramer, Johann Bartholomäus	1658–1727	Jena Altdorf	1684 Stadtphysikus in Ulm 1724 Senior des Collegium Medicum
Frick, Melchior	1651–1703	Jena	1674 Physikus in Ulm 1679 Aufnahme ins Collegium Medicum 1699 Landphysikus der Oberen Herrschaft in Ulm
Gerhard, Johann A.	1644–1694	Tübingen	1672 Aufnahme ins Collegium Medicum u. Stadtphysikus in Ulm 1686–1694 Landphysikus der Unteren Herrschaft in Geislingen (als Nachfolger von J. Kleinknecht)
Gockel, Christoph E.	1672–1703	Tübingen Altdorf Halle	1698 Arzt in Esslingen 1700 Arzt in Ulm Mitglied des Collegium Medicum

---

142 Die hier um fünf Ärzte (Philipp Jacob Backmeister, Johann Bartholomäus Cramer, Johann Ulrich Bix, Johann Georg Laib, Theodor Renatus Rommel) ergänzte und angepasste Tabelle hat Lothar Netzel in seiner Dissertation angelegt, Netzel (2013), Ulmer Stadtarzt, S. 29 f. Vgl. Weyermann (1789), Nachrichten, S. 33 f. (Backmeister), S. 78 (Bix) und S. 104 f. (Cramer); Weyermann (1829), Fortsetzung der Nachrichten, S. 265 (Laib) und S. 429 (Rommel).

Name	Lebensdaten	Studium	Biographische Stationen
Gockel, Eberhard	1636–1703	Tübingen Basel	Arzt in Waiblingen 1659 Arzt in Geislingen Arzt in Giengen 1677 Arzt der Klöster Elchingen und Roggenburg 1677 Aufnahme ins Collegium Medicum 1678 Hofarzt im württembergischen Weiltingen a. d. Wörnitz und in Kirchberg 1679–1702 Hospitalphysikus (als Nachfolger von A. Khon)
Gockel, Johann G.	1607–1693	Tübingen	1632 Arzt in Ulm 1632 Stadtphysikus in Biberach 1634 Aufnahme ins Collegium Medicum, Pestilentiarius 1679–1693 Senior des Collegium Medicum (als Nachfolger von A. Boxbart)
Khon, Alphons	1640–1713	Padua	1666 Aufnahme ins Collegium Medicum 1674–1679 Hospitalphysikus (als Nachfolger von J. Pfautz) Pestilentiarius (Pest-/Seuchenarzt) 1675 Visitator des Gymnasiums Inspektor des Brech-, Seel- und Siechenhauses 1693–1713 Senior des Collegium Medicum (als Nachfolger von J. G. Gockel) 1701 Scholarch
Kleinknecht, Johann J.	1652–1686	Jena Tübingen	1683–1686 Landphysikus der Unteren Herrschaft in Geislingen (als Nachfolger von J. Butz)
Laib, Johann Georg	1680–1749	Halle	Stadtphysikus in Dinkelsbühl, Giengen a. d. Brenz 1718 Landphysikus in Ulm 1735 Senior des Collegium Medicum
Pfautz, Johannes	1622–1674	Tübingen Padua	1648 freie Praxis in Ulm 1653 Aufnahme ins Collegium Medicum 1653 Professor für Physik am Ulmer Gymnasium 1668–1674 Hospitalphysikus (als Nachfolger von V. Riedlin senior)
Riedlin, Veit (der Jüngere)	1656–1724	Tübingen Padua	1679 Aufnahme ins Augsburger Collegium Medicum 1704 Stadtphysikus in Ulm 1707 Vorsitzender des Examen chirurgorum 1713 Scholarch 1713–1724 Senior des Collegium Medicum (als Nachfolger von A. Khon)

Name	Lebensdaten	Studium	Biographische Stationen
Rommel, Peter	1643–1708	Straßburg Padua	Prokurator und Bibliothekar der deutschen Nation in Padua 1665 Consiliarius anatomicus in Padua, Rückkehr nach Ulm 1666 Aufnahme ins Ulmer Collegium Medicum Sektionen und Vorlesungen in Ulm
Rommel, Theodor Renatus	1669–1697	Jena	1694 Stadtphysikus in Ulm
Schultes, Johann (Scultetus der Jüngere)	1621–1680	Padua	1650 freie Praxis in Ulm 1653 Aufnahme ins Collegium Medicum
Villinger, Johann G. R.	1610–1680	Altdorf Straßburg Basel	1636–1639 Inhaber der Mohren-Apotheke 1647 Aufnahme ins Collegium Medicum 1656 Scholarch

6.2.9. Vergütung von Francs ärztlichen Diensten

So facettenreich die unterschiedlichen Formen seines Umgangs mit anderen Wundärzten und Ärzten in den Abhandlungen Francs durchscheinen, so selten sind Hinweise auf die Vergütung seiner ärztlichen Dienstleistungen. Wie bereits an anderer Stelle ausgeführt, erhielt der Ulmer Arzt für die recht aufwendige Behandlung des Augsburger Patriziers Emanuel Hainhofer, die ihm immerhin eine mehrtägige Reise in die Fuggerstadt abverlangte, nach eigener Aussage einen halben Gulden.[143]

Die wenigen Angaben lassen sich so interpretieren, dass sich Franc bei den Forderungen seines ärztlichen Honorars wie unter seinen Zeitgenossen gemeinhin üblich am jeweiligen Vermögen seiner Patienten orientierte und mittellose Kranke gegen Naturalien oder um Gotteslohn behandelte.[144] So überreichte etwa der aus Jungingen stammende Georg Köllen, den Franc im Sommer 1680 wegen einer Schädigung seines Geruchssinns behandelt hatte, dem Arzt aus Dankbarkeit Butter und Eier.[145] Zugleich verwies er darauf, dass seine finanzielle Lage ihm leider nicht erlaube, Franc angemessen für seine Dienste zu entschädigen. Von einer Bäckersfrau erhielt er einen Eierkuchen und ein junger Mann, dessen Ikterus der Arzt behandelt hatte, *bedankte sich mit*

---

143   Vgl. oben S. 57 und S. 106 f.
144   Klaas/Steinke/Unterkircher (2016), Daily business, S. 88–91 betonen, dass bisher nur sehr wenige Untersuchungen zum ärztlichen Einkommen in der Vormoderne vorliegen. Für das 16. Jahrhundert vgl. Walter (2008), Ärztehaushalt. Einblicke in den ärztlichen Verdienst am späteren Beispiel Samuel Hahnemanns (1755–1843) zeigt Jütte (2008), Ärztehaushalt.
145   Holweger (2015), Augen-, Hals-, Nasen-, Ohren- und Zahnheilkunde, S. 410 f.

einem frischen Butter-Wecken.[146] Franc gab sich bei bedürftigen Patientinnen und Patienten jedoch nicht nur mit eher symbolischen Vergütungen seiner Tätigkeiten zufrieden. Vielmehr gab er einer mittellosen Witwe aus Bernstadt nach eigenen Angaben sogar noch Geld, damit sich diese einen besseren Wein leisten könne.[147] Hierzu betont er, dass ein Arzt sich nicht weigern solle, einen Kranken zu behandeln, der in Armut lebe.

6.2.10. Behandlung in der häuslichen Praxis

Durch Notizen wie etwa *me convenit museo meo* oder auch *ad me venit*[148] wird zweifelsfrei deutlich, dass der Arzt – wie verschiedentlich für andere Heilkundige seit dem späten 16. Jahrhundert belegt – Kranke nicht nur besuchte, sondern sie ebenso in seinem Haus zur Behandlung empfing.[149] Wenngleich sich dieses Verfahren erst im 19. Jahrhundert als Standard durchsetzte,[150] so deutet sich doch vereinzelt in der Literatur an, dass bereits zu Francs Zeit mehr oder weniger feste Sprechzeiten galten, zu denen ein Arzt in seiner häuslichen Praxis für die Patienten zur Verfügung stand.[151] Möglicherweise verfuhr auch Franc in dieser Weise. Zumindest deutet seine Bemerkung, er sei *vor verschlossenen Türen* um Rat gefragt worden (*ante portas clausas consultus* [...]) darauf hin.[152] Francs Beschreibungen geben aber leider keinerlei Auskunft über das Aussehen seiner Praxis.[153] Seine Worte, wonach er eine Patientin *in museo* empfangen habe, sprechen für die Annahme, dass der Ulmer Arzt seine Bibliothek zugleich als Praxisraum nutzte. Somit befanden sich neben Büchern wohl auch verschiedene wissenschaftliche Objekte im Untersuchungszimmer, die nicht zuletzt dem Zweck dienten, besondere Gelehrsamkeit gegenüber den Patienten zur Schau zu stellen.[154] Ein Frontispiz im Werk des Arztes und Gelehrten Johannes Magirus (1615–1697), das diesen in einem Raum voller Bücher und astronomischer Gerätschaften am Schreibpult zeigt, vermittelt indes einen ungefähren Eindruck davon, wie auch Francs häusliches Behandlungszimmer ausgesehen haben könnte.[155]

---

146 Holweger (2015), Augen-, Hals-, Nasen- und Zahnheilkunde, S. 247; Franc (1718), Flachs-Seiden-Kraut, S. 27.
147 Maier (2019), Frauenheilkunde, S. 201.
148 Holweger (2015), Augen-, Hals-, Nasen- und Zahnheilkunde, S. 316 f.
149 Holweger (2015), Augen-, Hals-, Nasen- und Zahnheilkunde, S. 25. Klaas/Steinke/Unterkircher (2016), Daily business, S. 73–74. Lötscher (1976), Felix Platter, S. 330; Nance (2001), Turquet de Mayerne, S. 24.
150 Stolberg (2003), Homo patiens, S. 92 f.
151 Klaas/Steinke/Unterkircher (2016), Daily business, S. 74.
152 Weimert (2017), Kardiologische Kapitel, S. 310 f.
153 Holweger (2015), Augen-, Hals-, Nasen- und Zahnheilkunde, S. 25.
154 Klaas/Steinke/Unterkircher (2016), Daily business, S. 75.
155 Hess/Schlegelmilch (2016), Cornucopia Officinae Medicae, S. 24.

In diesem Rahmen fanden auch die Ferndiagnosen statt, von denen an anderer Stelle bereits die Rede war. Dabei fungierten Familienangehörige, Freunde, Bedienstete oder Nachbarn als Übermittler von Urinproben, der Krankengeschichte und dann einem Medikament für die Kranken. Dies trifft vor allem für auswärtige Patienten zu, deren Gesundheitszustand weder erlaubte, sich persönlich in Ulm einzufinden, noch auf das Eintreffen des Heilkundigen zu warten. Als etwa der 19jährige Nicolaus Pfeifer, der Sohn eines reichen Bauern aus Roth, von Fieberschauern und Beklemmungen übermannt in Lebensgefahr geriet, ritt ein Nachbar eilends zu Franc.[156] Dieser händigte dem Boten ein Medikament aus, dass den scheinbar Todgeweihten rettete. In einem anderen Fall flehte der Ehemann einer 30jährigen Frau aus dem Dorf Beutelreusch, die bereits seit 14 Tagen an Dysenterie litt, um eine Arznei für seine schwerkranke Gattin an.[157] Aufgrund ihrer Armut hatte die Patientin bisher keinerlei Heilmittel eingenommen. Wie seine Standesgenossen, so bediente sich augenscheinlich auch Johann Franc der während der Vormoderne weit verbreiteten Form ärztlicher Fernkonsultation mittels Konsiliarkorrespondenz.[158] Dies zeigen einige in sein Werk ‚Ephemeris' aufgenommene Briefe.[159] Die wenigen Beispiele reichen indes nicht aus, um das Korrespondentennetzwerk Francs annähernd bestimmen zu können.[160]

6.2.11. Todesfälle und Obduktionen

Wenngleich der Ulmer Arzt in seinem Werk vor allem von seinen Erfolgen berichtet, die er angeblich auch dann verzeichnen konnte, wenn Standeskollegen mit ihrer Kunst versagt hatten, verschweigt er dennoch nicht die Todesfälle unter seinen Patientinnen und Patienten. Unter den 174 Erkrankten, die Franc in der ‚Ephemeris' als solche aufführt, denen er nicht mehr zu helfen vermochte, finden sich keineswegs nur solche in einem fortgeschrittenen Alter. Vielmehr entfällt der größte Anteil der Erkrankungen mit tödlichem Verlauf proportionell zum Altersspektrum seiner Klientel auf Personen zwischen 20 und 50 Jahren. Häufig verweist Franc bei seinen Beschreibungen darauf, dass angesichts der Natur der Krankheit und der jeweiligen Anamnese wenig Hoff-

---

156   Holweger (2015), Augen-, Hals-, Nasen-, Ohren- und Zahnheilkunde, S. 441–443.

157   StadtA Ulm, H Franc 8b, fol. 60r.

158   Hierzu u. a. Jankrift/Kinzelbach/Ruisinger (2012), Ernst von Metternich; Ruisinger (2008), Patientenwege; Ruisinger (2008), Briefpraxis; Schnalke (1997), Medizin im Brief; Stolberg (1996), Patientenbriefe. Umfassend das Akademieprojekt „Frühneuzeitliche Ärztebriefe des deutschsprachigen Raumes (1500–1700)" unter Leitung von Michael Stolberg unter www.medizingeschichte.uni-wuerzburg.de/akademie/index.html [abgerufen am 19.02.2019].

159   Beispielsweise Holweger (2010), Urologische Kapitel, S. 277; Weimert (2017), Kardiologische Kapitel, S. 373f. und S. 395f.

160   Briefe aus der Konsiliarkorrespondenz Francs sind mit Ausnahme der auf S. 21 f. genannten keine bekannt.

nung auf Heilung bestand. Verschärft wurden bereits als bedrohlich eingestufte Krankheitszustände nach Francs Ausführungen nicht zuletzt durch mangelnde Mitwirkung der Behandelten, welche die Einnahme der verordneten Arzneien verweigerten oder gar die Behandlung abbrachen.

Beispielhaft steht hierfür der Fall eines 20jährigen Knechts Dionysius Sepper aus Roth.[161] Nach tagelangen starken Kopfschmerzen und erfolgloser Selbstmedikation wandte sich der junge Mann am 24. August 1679 hilfesuchend an Franc. Als der Arzt bei seinem Patienten eintraf, fand er diesen bereits in geistig verwirrtem Zustand und fiebrig vor. Sepper redete wirr, rezitierte unter anderem angeblich Psalmen in hebräischer Sprache und schmähte die Anwesenden an seinem Krankenbett mit den übelsten Worten. Nachdem das Fieber stieg, der Kranke keinen Urin mehr ausschied und sämtliche Nahrung umgehend wieder von sich gab, diagnostizierte Franc eine *Phrenitis*. Angesichts der Symptome stellte Franc eine infauste Prognose, die sich alsbald bewahrheiten sollte, nachdem der Patient einen Aderlass und alle gereichten Medikamente ablehnte. Drei Tage später verstarb Dionysius Sepper.

Franc bat daraufhin den Pfarrer, eine Obduktion des Leichnams vornehmen zu dürfen. Nachdem der Geistliche eingewilligt hatte, eröffnete der Arzt zunächst den Schädel seines verstorbenen Patienten. Dabei stellte er nach eigenem Bekunden zwar keinerlei Entzündung der Dura Mater oder des Plexus choroideus, nach anschließender Untersuchung des Bauchraums wohl aber des Zwerchfells fest. Derlei Obduktionen verstorbener Patienten, die aufgrund der Befunde zu einer Erklärung der jeweiligen Todesursache beitragen sollten, beschreibt Franc mehrfach.[162] Soweit aus seinen Angaben ersichtlich wird, fanden diese Leichenöffnungen außerhalb Ulms statt. In anderen Fällen bleibt der jeweilige Ort der Sektion indes unklar. Fest steht, dass Franc für Obduktionen innerhalb des Stadtgebiets einer Genehmigung der Obrigkeiten bedurft hätte.[163] Immerhin gehörte er nicht dem *Collegium Medicum* an und hatte, wie seine Ausführungen mehrfach zeigen, oftmals erbitterte Meinungsverschiedenheiten mit seinen ärztlichen Standeskollegen.[164]

161   Fries (2018), Geschlechts- und Männerkrankheiten, S. 245 f.
162   Beispielsweise Breuer (2012), Plagiattechnik, S. 290 f., S. 309–311 und S. 366 f.; Netzel (2013), Ulmer Stadtarzt, S. 119 f. und S. 126.
163   Für diesen Hinweis danken wir herzlich Frau Dr. Gudrun Litz, Stadtarchiv Ulm.
164   Vgl. unten S. 152–163 Kapitel Metzner und die Ausführungen zu den vorbehandelnden Ärzten in diesem Kapitel.

6.2.12. Francs Austausch mit Gelehrten und wissenschaftliche Interessen jenseits der Medizin

Erwecken die zahlreichen Hinweise in der ‚Ephemeris' auf derlei Reibereien auf den ersten Blick das Bild Francs als eines einsamen Streiters, so sprechen die Widmungen angesehener Ulmer Persönlichkeiten in seinen Werken wie auch die Erwähnung „guter Freunde" eine andere Sprache.[165] Der Arzt pflegte offenbar gute Kontakte zu verschiedenen Ulmer Geistlichen und gelehrten Zeitgenossen. Darunter Eberhard Rudolph Roth (1646–1715), seit 1691 Rektor des Ulmer Gymnasiums, Professor der Geschichte und Verfasser von nicht weniger als 42 wissenschaftlichen Werken.[166] Möglicherweise kannten sich Roth und Franc bereits seit einer gemeinsamen Studienzeit in Jena. Im Jahre 1673, zur selben Zeit als Franc sein Studium an der dortigen *Alma Mater* aufnahm, war Roth dort zum *adjunctus* der Philosophischen Fakultät eingesetzt worden.[167] Zu Francs gelehrtem Freundeskreis gehörte auch der Mathematiker Michael Scheffelt (1652–1720), der unter seinen Zeitgenossen vor allem durch die Erfindung eines besonderen Rechenstabs bekannt wurde.[168] Scheffelt und seine Angehörigen tauchen auch als Patienten in Francs Berichten auf.[169] Dass bei Zusammenkünften in Francs intellektuellem Freundeskreis wissenschaftliche Fragen erörtert wurden, belegt sein 1717 in der Lokalzeitschrift ‚Zufällige Relationen' veröffentlichter Beitrag ‚Von den Ulmischen Stein=Erbsen'.[170] Die knapp einseitige Miszelle, die sich der Beschreibung eines geologischen Phänomens widmet, verweist zugleich darauf, dass Francs Interessen sich keineswegs nur auf die Medizin beschränkten.

Wie die meisten seiner ärztlichen Zeitgenossen so befasste sich auch Johann Franc mit den unterschiedlichsten Wissensgebieten.[171] Dies spiegelt sich nicht zuletzt in den Werken seiner riesigen Bibliothek wider. Beobachten, Beschreiben, Experimentieren und Sammeln gehörten für den Ulmer Arzt augenscheinlich ebenso zum Alltag wie die Krankenbehandlung. Die Titel seiner Werke sprechen dafür, dass sein vorrangiges Augenmerk neben der Medizin der Botanik und damit verbunden der Frage nach der pflanzlichen Heilwirkung galt. In diesem Zusammenhang wird in seinen Schriften

---

165   Franc (1683), Schnur-Ziehen, S. 2; Franc (1717), Stein-Erbsen; S. 371; Franc (1725), Sonnen-Blume, S. 14 sowie die lobpreisenden, dem Text vorangestellten Gedichte etwa in Franc (1700), Veronica Theezans; Franc (1709), De Herba alleluja; Franc (1720), Thappuah Jeruschalmi.

166   Franc (1700), Veronica Theezans, S. (0) mit Widmungsgedicht Roths. Weyermann (1798), Fortsetung der Nachrichten, S. 448–450; Hirsching (1807), Handbuch, S. 180 und S. 190 f.

167   Hirsching (1807), Handbuch, S. 190 f.

168   Franc (1700), Veronica Theezans, S. (0) mit Widmung Michael Scheffelts. Zu Francs Schwager Michael Scheffelt vgl. oben S. 22 (Kapitel 3.1.3) und S. 88. Ferner Kremeier (2015), Balthasar Neumann, S. 204; Vollrath (2013), Verborgene Ideen, S. 95–97.

169   U. a. Breuer (2012), Plagiattechnik, S. 410 f.

170   Franc (1717), Stein-Erbsen, S. 371.

171   Beispiele hierzu u. a. bei Schlegelmilch (2016), Johannes Magirus; Kinzelbach/Grosser/Jankrift/ Ruisinger (2016), Observationes et Curationes.

mehrfach die Bedeutung von Reisen für seine botanischen Beobachtungen deutlich. So erwähnt er beispielsweise besonders schöne Exemplare der Sonnenblume im Garten der Kartause Buxheim und bei einem Besuch in Leipzig gesehen zu haben.[172] Auch betont er an anderer Stelle seine Freude darüber, ein solches Gewächs in Wittenberg bekommen und nach Ulm gebracht zu haben.[173] Des Weiteren sei ihm ein Strauß von 35 Ähren auf einem einzigen Halm zugeschickt worden, in denen er mehr als 2.000 Körner habe zählen können.[174] Auf das Flachsseidenkraut, das er in einer anderen Abhandlung ausführlich beschreibt, war er nach eigenen Worten aufmerksam geworden, „als [er] neulich von Dillingen durch Günzburg über Leipheim [...] nach Hause reiste" sowie 1688 im Garten des Aufheimer Pfarrers Michael Binder.[175] Der Rahmen von Francs wissenschaftlichem Wirken wird verschiedentlich auch in seiner Fallsammlung ‚Ephemeris' deutlich; vor allem in seinem Kapitel über den Gebrauch des Mikroskops, und in seinem Verweis auf ein „eigenes Geheimmittel".[176]

Wie seine Zeitgenossen pflegte auch Franc zum wissenschaftlichen Austausch die Korrespondenz mit auswärtigen Gelehrten. Obwohl bislang nur sehr wenige seiner Briefe zu Tage gefördert wurden, werfen diese doch ein Schlaglicht auf dessen Korrespondenzpartner und die behandelten wissenschaftlichen Fragen. In einem Schreiben vom 9. Dezember 1707 an den Nürnberger Arzt Johann Georg Volckamer den Jüngeren lobt er unter anderem dessen ausgezeichnete Expertise als Botaniker.[177] Zugleich erwähnt er Briefkontakte zu seinem Lehrer Georg Wolfgang Wedel (1645–1721) sowie dem Eisenacher Arzt und Universalgelehrten Christian Franz Paullini (1643–1712), den Verfasser der vielfach aufgelegten ‚Heilsamen Dreck-Apotheke'. Weiterführende Erkenntnisse über Francs wissenschaftliche Interessen liefert ein früheres Schreiben vom 5. November 1692, das an den bereits betagten Johann Georg Volckamer den Älteren (1616–1693) gerichtet ist, den Präsidenten der Leopoldina.[178]

Die Art und Vielfalt der höchst unterschiedlichen Themen, die Franc darin aufgreift, vermitteln den Eindruck eines regelmäßigen Briefwechsels. So berichtet der Ulmer Arzt, dass das Wechselfieber den ganzen Sommer über Ulm und das Umland schwer heimgesucht habe, worauf dann eine „böse dysenteria" gefolgt sei. Zudem verweist er eingangs auf seine Untersuchungen zum Ehrenpreis: *ein Exemplar observationes [...] Veronicae haben sie vielleicht schon gesehen, werde bald mit dem anderen Theil aufwarten*.[179] In diesem Zusammenhang erwähnt er, dass ein türkischer Chirurg eine gute Schrift zum Ehrenpreis verfasst habe und lässt in arabischer Schrift den orientalischen Namen

172 Franc (1725), Sonnen-Blume, S. 15.
173 Franc (1725), Sonnen-Blume, S. 16.
174 Franc (1725), Sonnen-Blume, S. 5 f.
175 Franc (1718), Flachs-Seiden-Kraut, S. 1 und S. 10.
176 Mayer (2012), Darstellung des Skorbuts 2, S. 214.
177 Universitätsbibliothek Erlangen, Briefsammlung Trew, H 62/TREWBR FRANC_JOHANN [3].
178 Universitätsbibliothek Erlangen, Briefsammlung Trew, H 62/TREWBR FRANC_JOHANN [2].
179 Universitätsbibliothek Erlangen, Briefsammlung Trew, H 62/TREWBR FRANC_JOHANN [2].

der Heilpflanze folgen. Im Folgenden wird deutlich, dass sich Franc offenbar für die isla-
mische Kultur interessierte. Er habe, so lässt er Volckamer wissen, einen Ulmer Hauptmann namens Jacob Schild gebeten, ihm einen „Türkischen Alcoran auß Ungarn mit zu
bringen". Mit Blick auf den zeitlichen Kontext liegt die Vermutung nahe, dass der Offizier am Feldzug des als „Türkenlouis" bekannten Markgrafen Ludwig Wilhelm von Baden-Baden (1655–1702) teilnahm und in der Schlacht bei Slankamen am 19. August 1691
gefallen war. Franc zufolge war Schild in der Fremde gestorben und obwohl seine Habe
nach Ulm gebracht wurde, befand sich doch der so ersehnte Qur'ān nicht dabei. Die
Witwe des Gefallenen empfahl Franc daraufhin, sich an den kaiserlichen Kommandan-
ten Schablitzki in Heilbronn zu wenden, der ihm das Buch sicherlich aushändigen werde. Sowohl Jacob Schild als auch seine Ehefrau finden in der ‚Ephemeris' Erwähnung
im Kreis von Francs Patientenschaft. Der junge Hauptmann suchte Franc im Februar
1683 auf, weil er von einem starken Husten mit eitrigem Auswurf geplagt wurde.[180] Die
Beschwerden führte der Arzt auf einen Verzehr allzu vieler Muscheln zurück, die eine
klebrige Schärfe im Blut bewirkt hätten. Im August des Vorjahres hatte Schildts Ehefrau Franc wegen außergewöhnlich starker Monatsblutungen konsultiert.[181] Bei dieser
Gelegenheit versäumte der Arzt nicht zu vermerken, dass seine Patientin einen guten
Lebenswandel führte. Die Einträge belegen mithin, dass Johann Franc den Hauptmann
und seine Gattin bereits seit einigen Jahren kannte, als er Jacob Schild darum bat, ihm
einen Qur'ān von seinem Feldzug mitzubringen.

    Damit stellt sich zugleich die Frage nach Francs Sprachkenntnissen. Dass er neben
der zeitgenössischen Wissenschaftssprache Latein wohl auch gewisse Kenntnisse des
Griechischen besaß, belegen entsprechende Passagen in seinen Schriften. Hatte er darüber hinaus auch grundlegende Kenntnisse des Arabischen? Abgesehen davon, dass
ihm der Qur'ān ohne entsprechende Sprachfertigkeiten kaum von Nutzen gewesen
wäre, finden sich in Francs Abschriften zeitgenössischer chemischer Handbücher
vereinzelt Worte in arabischer Schrift. So in dem Brief an Volckamer, aber auch eine
Basmala, die arabische Anrufungsformel am Beginn der qur'ānischen Suren.[182] Darüber hinaus berichtet der Bibliothekar Stöltzlin – wie eingangs bereits erwähnt – bei
seiner Erstsichtung der Franc'schen Bibliothek von einer zusammengerollten türkischen Handschrift.[183] In Francs im Jahre 1700 erschienenen Werk über das Ehrenpreis
erscheint darüber hinaus ein Zitat auf Hebräisch unter Beigabe einer lateinischen
Übersetzung.[184] Allerdings fällt dabei auf, dass mehrere der hebräischen Buchstaben
falsch gesetzt sind. Dies legt die Vermutung nahe, dass Franc wohl keine der beiden
orientalischen Sprachen tatsächlich beherrschte, sondern die Schriftzeichen lediglich

---

180   Maier (2018), Dermatologie, S. 145.
181   Maier (2019), Frauenheilkunde, S. 194.
182   StadtA Ulm, Franc H 4–7, auf allen Titelseiten.
183   StadtA Ulm, A [1994/2], Nr. 8: Die Frankesche Stiftung zur Stadtbibliothek (21. März 1726).
184   Franc (1700), Veronica Theezans, S. 2.

abmalte. Die Verwendung arabischer und hebräischer Worte diente mithin wohl eher
dem Zweck, den Anschein besonderer Gelehrsamkeit zu erwecken. Sein Interesse an
orientalischen Sprachen unterstreicht nicht zuletzt der Besitz einschlägiger Wörter-
bücher und Grammatiken des Arabischen, Hebräischen, osmanisch Türkischen und
Persischen in seiner abundanten Bibliothek.[185]

---

185   Mesgnien Meninski (1680), Thesaurus; Habermann (1588), Sefer ha-shorashim.

7. „Mein liebes Bücher-Vorräthlein"
Die Privatbibliothek Johann Francs und ihr Schicksal

Marie-Kristin Hauke / Marie-Isabelle Schwarzburger

Johann Franc war nicht nur Arzt, Liebhaber der Wissenschaften und Autor von mehr als 40 Schriften, sondern auch ein begeisterter Büchersammler. Seine sorgsam aufgebaute Privatbibliothek war für ihn gleichermaßen unentbehrliches Arbeitsinstrument für die Tätigkeit als Arzt und Gelehrter wie auch Ausdruck seiner „Curiosität" gegenüber den Entwicklungen in Welt und Wissenschaft und nicht zuletzt Mittel zur Erbauung und Zerstreuung. Noch am Ende des 18. Jahrhunderts wurde seine Sammlung in der Stadt bewundert. In seinen ‚Nachrichten von Gelehrten, Künstlern und anderen merkwürdigen Personen aus Ulm' hielt der Chronist Albrecht Weyermann 1798 fest:

> *Er wandte besonders großen Fleiß auf Mineralogie, Botanik und Naturgeschichte, und seine Bibliotheck, die er mit vielem Aufwand und Mühe gesammelt hatte, und 2000 Bände stark war, prangete mit den besten medizinischen Schriften und deren seltensten Ausgaben. Es befande sich in derselben auch eine vorzügliche Kupfersammlung aus der Naturgeschichte und Botanick, wichtige Handschriften, [...] und mehreres.*[1]

Neben Medizin, Naturwissenschaft und Botanik richtete sich Francs bibliophile Sammelleidenschaft auch auf Theologie, Geschichte und Literatur – ein Spiegel von Francs vielseitigen Interessen. Weit mehr als die Hälfte aller gesammelten Werke standen jedoch in direktem Zusammenhang mit seinem Beruf und seiner gelehrten Tätigkeit. Von besonderem Wert sind die aus seiner Büchersammlung auch heute in der Ulmer Stadtbibliothek noch erhaltenen Abbildungswerke zur Anatomie, Zoologie und Botanik, darunter die deutsche Ausgabe von Leonhard Fuchs' ‚Kräuterbuch' aus dem Jahr 1543 oder die in Amsterdam gedruckte ‚Anatomia humani corporis' des niederländischen Arztes Govert Bidloo von 1685.[2] Sein besonderes Interesses galt darüber

---

1   Weyermann (1798), Nachrichten, S. 218.
2   Eine genaue Analyse zur Genese und Zusammensetzung der Bibliothek von Johann Franc steht im Gegensatz zu anderen Ulmer Privatbibliotheken (z. B. der Patrizierbibliotheken von Anton Scher-

hinaus der Sammlung medizinischer Manuskripte, vor allem aus dem Ulmer Raum. In seinem Besitz befanden sich u. a. eine ‚Practica' Johann Stockers (1453/55–1513), ein ‚Diarium Medicum' Anton Boxbarts (+ 1679) sowie eine ‚Praxis medica' Johann Caspar Beutels (+ 1700).[3]

Am Ende seines Lebens bestand Francs Bibliothek aus geschätzt 2.500 Titeln in ca. 1.800 Bänden.[4] In seinem Bibliotheks-Testament vom 4. September 1725[5] (Abb. 34) vermachte Franc sein *mit vieler Mühe, Unkosten und Sorgfalt* gesammeltes *liebes bücher vorräthlein* der Stadt Ulm mit der Auflage, seine Bücher- und Manuskriptsammlung *unzertrennt* und *unverruckt* in der Stadtbibliothek aufzustellen und nicht mit dem restlichen Bestand zu vermischen.[6] Seine Tochter und Erbin Rosina Regina erhielt lediglich einige Predigt- und Andachtssammlungen der vielgelesenen lutherischen Theologen und Erbauungsschriftsteller Heinrich Müller (1631–1675) und Christian Scriver (1629–1693):

> *Es solle jedoch meiner Tochter Rosina Regina Franckin erlaubet seyn folgende stuck zu ihrer guten Erbauung und Seelen-Nutzen davon zu nemmen und gebrauchen, als Doctor Millers Evangelische und Epistolische Schluß Kette, Erquick-Stunden und Liebes Kuß. Christian Scrivers Seelen-Schatz, Haußhaltung, Herrlichkeit und Seeligkeit der Kinder Gottes im Leben, Leyden und Tod, Gottholds Zufällige Gedancken, Gold Predig[t]en und verlohrenes Schäfflein.*[7]

Francs Bibliothek war eine willkommene Erweiterung der städtischen Bibliothek, die, wie der damals zuständige Bibliothekar David Stölzlin (1670–1742) festhielt, nur

---

mar, 1604–1681, und Erhard Schad, 1604–1681) noch aus. Erste Anhaltspunkte liefern: Greiner (1917), Ulms Bibliothekswesen, S. 85–87, Breitenbruch (1991), Ulmer Privatbibliotheken, S. 18–20.

3   Vgl. StadtA Ulm, H Franc 11 und StadtA Ulm, H Stockar 1.
4   Breitenbruch (1991), Ulmer Privatbibliotheken, S. 18.
5   Das Originaltestament für Francs Bibliotheksstiftung vom 4. September 1725 findet sich im StadtA Ulm, A [1994/2], Nr. 2, eine Abschrift davon im Bücherkatalog zur Francschen Sammlung in StadtA Ulm, A [5353/1]. Ein weiteres Testament vom 19. Oktober 1725, das Francs allgemeinen Nachlass regelte, findet sich als Abschrift in StadtA Ulm, A [1994/2], Nr. 1.
6   StadtA Ulm, A [5353/1], o. fol.
7   StadtA Ulm, A [5353/1], fol. 1; die genannten Titel sind nur im Testament, nicht aber in Francs Bibliothekskatalog aufgeführt. Daher sind keine weiteren Aussagen zu den einzelnen Ausgaben möglich, die Franc seiner Tochter vermachte. Die Buchtitel sind über das Verzeichnis deutscher Drucke des 17. Jahrhunderts (VD 17) nachweisbar: Müller: Evangelische Schluß-Kette (u. a. VD17 32:683161M), Müller: Geistliche Erquickstunden / oder Dreyhundert Hauß- und Tisch-Andachten (u. a. VD17 15:743731P), Müller: Himmlischer Liebes-Kuß (u. a. VD17 3:322046A), Scriver: Seelen-Schatz (u. a. VD17 23:268661V), Scriver: Heilige und Gott wohlgefällige Hauß-Haltung (u. a. VD17 32:695472D), Scriver: Herrlichkeit und Seligkeit der Kinder Gottes (u. a. VD17 23:273915R), Scriver: Gottholds Zufälliger Andachten Vier Hundert (u. a. VD17 23:666890T), Scriver: Chrysologia Catechetica oder Goldpredigten (u. a. VD17 3:302495R), Scriver: Das verlohrne und wiedergefundene Schäfflein (u. a. VD17 7:719249V).

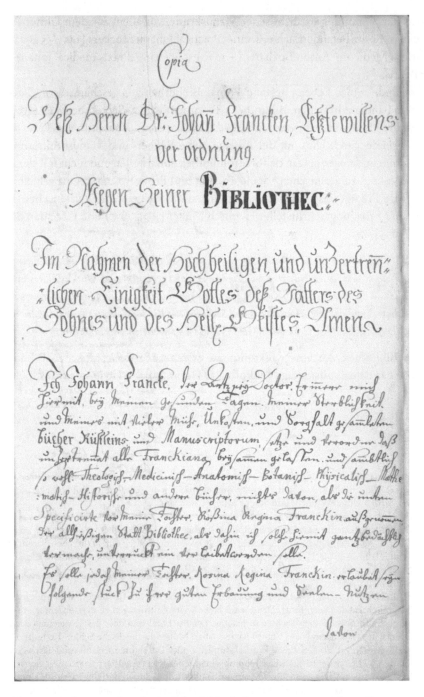

Abb. 34 Ausschnitt aus der Abschrift des Bibliothekstestaments von Johann Franc, 1725.
StadtA Ulm, A [5353/1], o. Fol. (Detail).

wenige medizinische Schriften besaß.[8] Nach einer Besichtigung der Bücher in Francs
Haus schwärmte Stölzlin geradezu:

Jedoch aber, und überhaupt zu reden, ist selbiger [Bücher-Vorrath], *in betrachtung sowol der
anzahl alß der güte und des werths der bücher von solcher beschaffenheit, daß man sich über einen so ansehnlichen zuwachs, welcher der Bibliothecae Publicae hierdurch angedeyhet billich zu
erfreuen* [...]. *Die anzahl dieser bücher belangend, so erstrecket sich selbige über 1800 Stuke, die
ungebundenen nicht mit gerechnet, und sind sie a potiori wol conditioniret, worunter zumalen
viel kostbare und considerable werke sich befinden, besonders in Historia naturali, Anatomicis
und Botanicis. So sind auch noch ferner, ausser den übrigen Medicinischen büchern, ex Theologicis, Historicis, Philologicis, Physicis und Mathematicis, manche stattliche opera vorhanden
* [...]. *Und also khurtz zusagen, so ist dieses Legatum ein schöner Bücher-Schatz, welcher, wann
er mit der Zeitt zu der annoch separirt-stehenden belobten Stadt-Bibliothec unter ein obdach
sollte gestellet werden, derselben ein nicht geringes lustre geben würde.*[9]

Wollte die Stadt den Bestimmungen in Francs Testament nachkommen, erforderte die
Übernahme der Büchersammlung aus Platzgründen eine Umsiedlung der gesamten
Stadtbibliothek. Diese war bislang in einem Gebäude auf dem nördlichen Münsterplatz untergebracht. Im Jahr 1726 zogen auf Vorschlag Stölzlins beide Bibliotheken in
das obere Stockwerk des Schwörhauses am Weinhof.[10]

Die Bibliothek von Johann Franc wuchs in den ersten Jahrzehnten nach seinem
Tod langsam, aber stetig weiter. In seinem Testament hatte Franc einen Betrag von 300
Gulden zur *Continuierung und Under Haltung* der Bibliothek gestiftet. Von den Zinsen
des Stiftungskapitals – ca. 15 Gulden jährlich – wurden bis etwa ins Jahr 1800 Francs
Wunsch gemäß Zeitschriften und mehrbändige Werke ergänzt sowie neue Werke be-
schafft. Dazu gehörten u. a. medizinische, chirurgische und anatomische Schriften
Albrecht Hallers (1708–1777), die 1737–1745 erschienene vierbändige ‚Phytanthoza
Iconographia' des Regensburger Apothekers und Botanikers Johann Wilhelm Wein-
mann (1683–1741) oder die zweite Auflage der ‚Insektenbelustigungen' des Naturfor-
schers und Kupferstechers August Johann Rösel von Rosenhof (1705–1759) aus den
Jahren 1764–1768.[11]

In der Nacht des 15. Oktober 1785 kam es jedoch zu einer Katastrophe, die für Francs
Büchersammlung einschneidende Folgen haben sollte (Abb. 35). In der nahegelegenen Veltinsmühle brach Feuer aus, das sich auf die umliegenden Häuser ausbreitete

---

8   Der Katalog der Stadtbibliothek von 1676 listet gerade einmal 80 medizinische Titel auf. Breiten-
       bruch (1994), Ulm 1, S. 151.
9   StadtA Ulm, A [1994/2], Nr. 8: Bericht des Bibliothekars David Stölzlin über die Frankische Bib-
      liothek an den Ulmer Rat vom 21. März 1726.
10   Haid (1786), Ulm, S. 118; Greiner (1917), Ulms Bibliothekswesen, S. 86.
11   Greiner (1917), Ulms Bibliothekswesen, S. 87; Breitenbruch (1991), Ulmer Privatbibliotheken,
      S. 20.

und auch auf das Schwörhaus übergriff. Der damalige Stadtbibliothekar Ludwig Albrecht Vetter (1731–1811) berichtet dazu folgendes:

*Bei dem fürchterlichen Brand, der Hier den 15. Oct. 1785 deß morgens um 3. Uhr ausgebrochen,
und dergl[eichen] wie man wissen will, Ulm nie betroffen, indem in 8. Stunden 16. Gebäude
ein Raub der Flammen geworden, hat die frankisch Bibliothek am meisten gelitten. Sie war
näml[ich] in Retten [beim Rettungsversuch] die letzte u[nd] d[ie] Leute trugen die Bücher
nur in die concertstube, welches ich erst beim weggehen und also zu spat, gesehen*[12] (vgl. unten
Abb. 36).

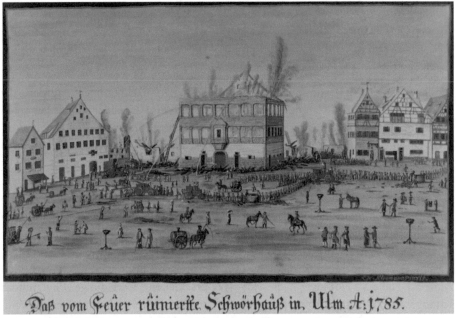

Daß vom Feuer ruinierte Schwörhauß in, Ulm. A. 1785.

Abb. 35 Beim Brand des Schwörhauses am 15. Oktober 1785 wurde die Francsche Bibliothek zum größten Teil zerstört. StadtA Ulm, F 5 Chr. Zb. 1785.0.0. Nr. 1.

Viele Bücher der Francschen Bibliothek wurden während des Brandes offenbar nicht
sofort aus dem brennenden Gebäude gebracht, sondern zunächst nur in die sogenann-
te Konzertstube, die sich vermutlich im Erdgeschoss befand;[13] dadurch ist wahrscheinlich ein Großteil der Bücher verloren gegangen. Besonders hoch waren die Verluste
bei den kleinformatigen ‚Libri Theologici, Historici, et Philologico-Philosophici'. Viele
der hochwertigen medizinischen und botanischen Abbildungswerke konnten jedoch

---

12   StadtA Ulm, A [5353], fol. 1.
13   Schmid (1801), Beschreibung, S. 12.

gerettet werden. Schätzungen zufolge fielen vier Fünftel der Bücher dem Feuer zum Opfer.[14]

Die Stadtbibliothek verlor hingegen „nur" etwa ein Drittel ihres Bestandes. Große Erleichterung herrschte jedoch darüber, dass die besten Stücke – darunter zahlreiche Manuskripte und Inkunabeln – gerettet werden konnten, wie der Ulmer Chronist Johann Herkules Haid (1738–1788) ein Jahr später berichtete.[15]

7.1 Die Kataloge der Francschen Bibliothek

Der Brand von 1785 machte eine Neuinventarisierung des Bibliotheksbestands nötig, die der amtierende Bibliothekar Ludwig Albrecht Vetter übernahm. Dabei griff er für die Francsche Sammlung auf einen Katalog zurück, den sein Vorgänger David Stölzlin im Auftrag des Ulmer Rats bei der Übernahme von Franks Bibliothek 1726 angefertigt hatte. Franc selbst hatte keinen Katalog hinterlassen.[16] Stölzlin verzeichnete Francs Bücher nach Formaten geordnet; innerhalb der Formate standen die ‚Libri Medici' stets an erster Stelle, dann folgten die nicht weiter unterteilten ‚Libri Theologici, Historici et Philologico-philosophici'. Am Ende listete Stölzlin die ‚Libri Manuscripti' sowie die ungebundenen Bücher auf. Um das Auffinden einzelner Titel zu erleichtern, markierten geschwungene Klammern Buchbindeeinheiten.

Im Ulmer Stadtarchiv werden heute zwei Exemplare dieses Bibliothekskatalogs verwahrt, die unterschiedlichen Zwecken dienten.[17]

Der erste Katalog (StadtA Ulm A [5353/1]) diente als Exemplar für die reichsstädtische Verwaltung. Dem eigentlichen Katalogteil wurde eine Abschrift des „Bücher"-Testaments von Johann Franc vorangestellt, so dass die Bestimmungen im Bedarfsfall immer zur Hand waren. Als Referenz an den Stifter schloss der Katalogteil mit dem beigebundenen ‚Lessus Franckianus', dem ‚*Leich- und Abschiedslied des weyland Wol-Edlen Besten und Hochgelehrten Herrn Johann Franck seel. Weit-berühmten Medic. Doctoris* [...]', das Franc persönlich für seine Beerdigung gedichtet und komponiert hatte. In fünf Strophen beschrieb er darin sein Leben und seinen Abschied, wobei er in der 3. Strophe Bezug auf seine Bibliothek und seine Leidenschaft für das Schreiben

---

14 Breitenbruch (1991), Ulmer Privatbibliotheken, S. 19; Breitenbruch (1994), Ulm 1, S. 151; Schultes (1937), Chronik, S. 334 f.

15 Haid (1786), Ulm, S. 120.

16 Stölzlin berichtete dem Ulmer Rat am 21. März 1726, dass Franc angeblich mit der Erstellung eines Katalogs angefangen hätte; in seinem Haus sei aber kein entsprechendes Verzeichnis zu finden: *Melde aber anbey nochmalen kürtzlich dieses, daß ich bemeldten Frankischen Bücher-Vorrath, wegen so vieler auff der laube, im Musaeo und in der Cammer stehenden separirten repositorien* [Bücherschränke], *[...] in zimlicher unordnung, und dabey nicht die geringste Spur eines, von dem seel. Herrn Doctore verfertigten catalogi angetroffen habe* [...]. StadtA Ulm, A [1994/2], Nr. 8, o. fol.

17 StadtA Ulm, A [5353] und A [5353/1].

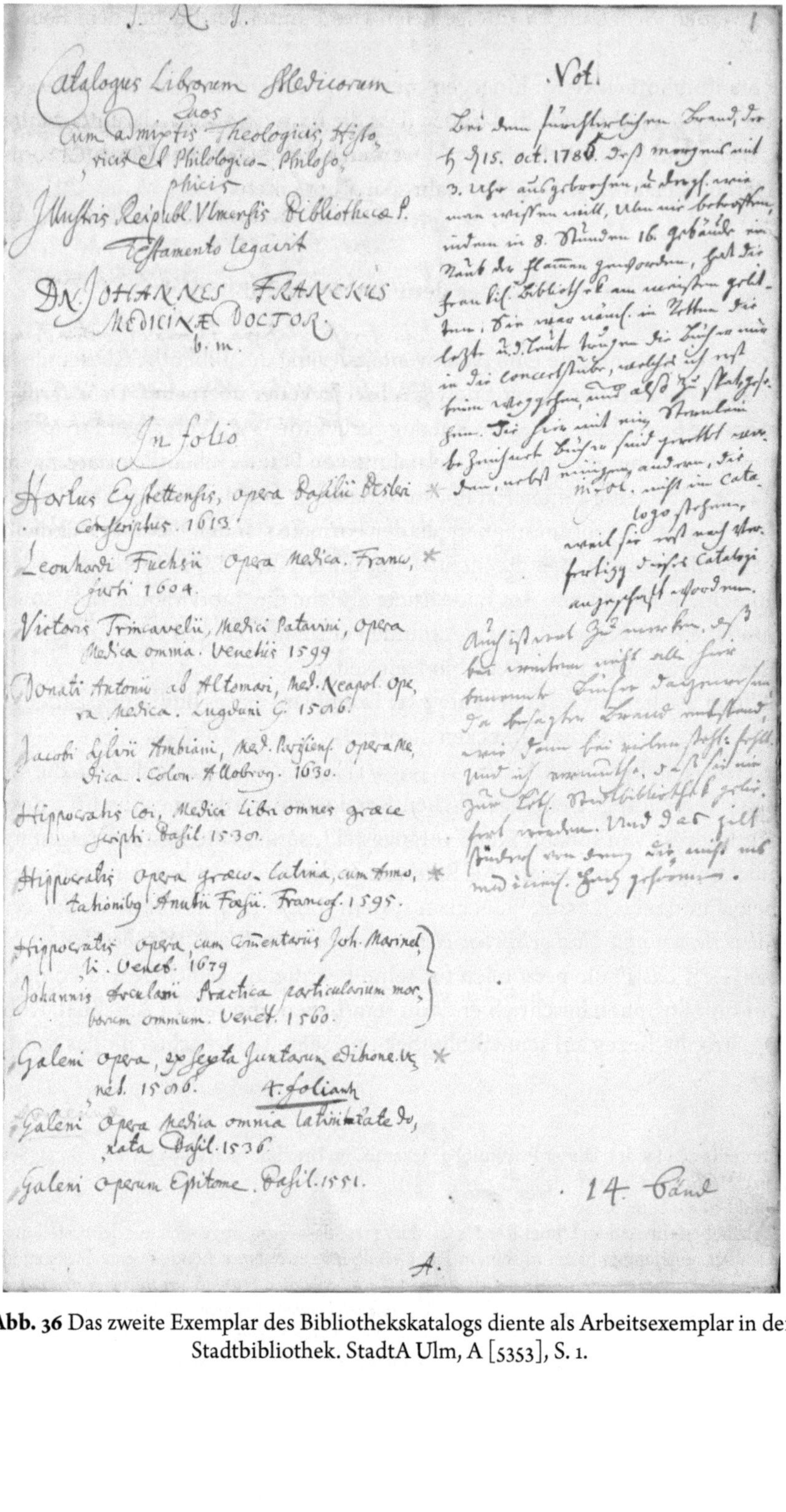

Catalogus Librorum Medicorum quos cum admixtis Theologicis, Historicis et Philologico-Philosophicis Illustris Reipubl. Ulmensis Bibliothecae p. testamento legavit DN. JOHANNES FRANCKIUS MEDICINAE DOCTOR. b. m.

Not.

In folio

Hortus Eystettensis, opera Basilii Besleri conscriptus. 1613. *

Leonhardi Fuchsii Opera Medica. Francofurti 1604. *

Victoris Trincavelii, Medici Patavini, Opera Medica omnia. Venetiis 1599

Donati Antonii ab Altomari, Med. Neapol. Opera Medica. Lugduni G. 1566.

Jacobi Sylvii Ambiani, Med. Parisiens. Opera Medica. Colon. Allobrog. 1630.

Hippocratis Coi, Medici libri omnes graece scripti. Basil. 1530.

Hippocratis Opera graeco-latina, cum Annotationibus Anutii Foesii. Francof. 1595. *

Hippocratis opera, cum Commentariis Joh. Marinelli. Venet. 1679

Johannis Arculani Practica particularium morborum omnium. Venet. 1560.

Galeni opera, ex sexta Juntarum editione. Venet. 1586. *

4. Foliant

Galeni Opera Medica omnia latinitate donata Basil. 1536.

Galeni operum Epitome. Basil. 1551.

14. Bände

A.

Abb. 36 Das zweite Exemplar des Bibliothekskatalogs diente als Arbeitsexemplar in der Stadtbibliothek. StadtA Ulm, A [5353], S. 1.

und Malen nahm: *Ich bin satt der lieben Bücher; und die holde Mahlers-Lust, wechßle nun mit Grabe-Tücher, so verhüllten Haupt und Brust, Schreib- und Mahler-Feder hat jetzt ein End und ich bin satt*[18] (vgl. oben Abb. 2). Prominent in der Mitte des Blattes platziert befindet sich sein von ihm selbst entworfenes Ex libris – ein Memento-Mori-Motiv mit einem Knochenmann, der einen überdimensionalen Schlüssel im Arm hält und mit der anderen Hand auf ein neben ihm stehendes Stundenglas zeigt (vgl. oben Abschnitt 3.3.1) –, das auch das Titelblatt des Katalogs schmückt.

Am Ende des Bandes findet sich eine Liste mit *Ausgabe*[n] *zum Augmentieren der fränkischen Bibliothec*.[19] Auf fünf Seiten werden im Detail die Ein- und Ausgaben aus den Zinsen des Stiftungskapitals bis 1753 aufgelistet:[20] Dazu gehören nicht nur die Aufwendungen für Bücher, sondern auch die Bezahlung der örtlichen Buchbinder und Buchhändler – meistens die größte Buchhandlung am Ort von Daniel Bartholomäi (1674–1761) (später: Daniel Bartholomäi und Sohn).

Der zweite erhaltene Bibliothekskatalog (StadtA Ulm A [5353]) diente offensichtlich als Arbeitsexemplar des Stadtbibliothekars (Abb. 36). Er enthält neben dem eigentlichen Katalogteil einige interessante Notizen Ludwig Albrecht Vetters zur Vollständigkeit von Francs Büchersammlung vor dem Brand von 1785. Vetter vermutete, dass entgegen der Bestimmungen des Testaments nicht alle Bücher in die Stadtbibliothek verbracht worden waren. Er schloss dies aus verschiedenen Marginalien – u. a. „fehlt"[21] oder „deest"[22] –, die offenbar einer seiner Vorgänger bei der Durchsicht des Bestandes vermerkt hatte. Vetter schreibt dazu:

> *Auch ist wol zu merken, daß bei weitem nicht alle hier benennte Bücher dagewesen, da besagter Brand entstand, wie dann bei vielen steht: fehlt und ich vermuthe, daß sie nie zur löbl. Stadtbibliothek geliefert wurden.*[23]

In einer zweiten Notiz präzisierte Vetter seine Vermutung:

> *Ich schließe dieß 1) daraus, weil von vorne her bei vielen Büchern steht: fehlt. Es mag also ein seliger Bibliothekarius, und vermuthlich der selige Herr Rektor Miller*[24] *angefangen haben, den*

---

18   StadtA Ulm, A [5353/1], o. fol.
19   StadtA Ulm, A [5353/1], o. fol.
20   Weitere Abrechnungen bis zum Beginn des 19. Jahrhundert finden sich in den Bibliotheksakten im StadtA Ulm A [1994/2].
21   StadtA Ulm, A [5353], Bandnr. 33. (Im Folgenden wird aufgrund fehlender Foliierung in beiden Bibliothekskatalogen die im Katalogteil auf jeder Seite angegebene Bandzählung als Referenz angegeben).
22   StadtA Ulm, A [5353], Bandnr. 309.
23   StadtA Ulm, A [5353], Bandnr. 33.
24   Johann Peter Miller (1705–1781), Rektor am Ulmer Gymnasium wurde 1743 zum Stadtbibliothekar berufen. Vgl. Weyermann (1798), Nachrichten, S. 399–404.

Catalogum durchzugehen, und die fehlende bezeichnet haben.[25] *Kam aber nicht weit. 2) habe ich die hier bemerkten libros manuscriptos nicht alle angetroffen, wie mir die Bibliothek anvertraut ward, sondern nur etliche. 3) habe ich zwar nur etliche Bücherschränke gezählt, aber nach diesen zu urtheilen mag die ganße anzahl etwa auf 1000 Bände sich belaufen haben, ehe der traurige Brand entstand.*[26]

Außerdem stellte Vetter fest, dass der Bestand weitere Bücher umfasste, die allerdings im Katalog nicht verzeichnet waren. Vermutlich handelt es sich dabei um Neuanschaffungen, die nicht konsequent im Katalog ergänzt worden waren.[27]

Nach dem Brand wurden alle geretteten Bände in das sog. Hüttenarchiv[28] gebracht und der gesamte Bestand der Stadtbibliothek von Vetter neu verzeichnet. Dabei wurde – entgegen der ausdrücklichen Bestimmung des Testaments – auf die separate Aufstellung der Bücher Johann Francs verzichtet. Sie verschmolzen mit dem restlichen Bestand. Im ‚Arbeitskatalog' wurden die geretteten Bücher mit einer Sternchen-Glosse gekennzeichnet. Vetter gab in einem Bericht an den Ulmer Rat ihre Zahl mit 285 Bänden an: 77 Folianten, 170 Quart- und 38 Oktavbände, wobei mit dem Begriff ‚Bände' vermutlich ‚Buchbindeeinheiten' gemeint waren. Ob diese Zahlen tatsächlich zutreffen,[29] ließe sich nur durch eine händische Überprüfung am Altbestand der Stadtbibliothek feststellen.

Trotz der großen physischen Verluste, die Francs „Bücherschatz" erlitten hat, bieten die noch verbliebenen Bände und die vorhandenen Kataloge eine großartige Möglichkeit, Francs ärztliche und wissenschaftliche Arbeit näher zu untersuchen und seiner Persönlichkeit auf die Spur zu kommen. Welche Fachgebiete und aktuelle medizinische Fragestellungen interessierten Franc besonders? Veränderten sich seine

---

25 Tatsächlich kennzeichnete Miller nicht nur fehlende Bände, sondern korrigierte auch falsche Titel, fehlerhafte Standorte und vermerkte zusätzliche Titel in Sammelbänden mit dem Hinweis *et alia* oder *noch andere tractate.* Offenbar waren seinem Vorgänger David Stölzlin bei der Erstellung des Katalogs einige Flüchtigkeitsfehler unterlaufen.

26 StadtA Ulm, A [5353], o. fol.; diese Zahl kann nur eine grobe Schätzung sein, da laut Vermerk im Katalog 1.831 Bände plus einer Reihe ungebundener Werke vorhanden gewesen sein müssten. Ein Schwund von mehr als 800 Bänden erscheint unrealistisch, zumal Vetter – sich selbst widersprechend – in seinem Bericht an den Ulmer Rat vom 27. Juni 1786 zum Umfang der Büchersammlung selbst zugibt: *Wie stark sie vor dem unvergeßl. Brande gewesen, kan ich nicht gewiß bestimmen. Ich habe sie nie gezählet.".* Vgl. StadtA Ulm, A [1993], Nr. 61, o. fol.

27 StadtA Ulm, A [5353], fol. 1.

28 Gemeint ist das Archiv des Pfarrkirchenbaupflegamts, der obersten reichsstädtischen Kultus- und Kulturbehörde; vgl. das Vorwort im Repertorium zum Bestand dess Pfarrkirchenbaupflegamts im Stadtarchiv Ulm unter: https://www.stadtarchiv-ulm.findbuch.net/php/main.php?ar_id=3766#41205265702e203133 .

29 StadtA Ulm, A [1993], o. fol. Bericht von Ludwig Albrecht Vetter an den Ulmer Rat vom 27. Juni 1786; Die genannte Zahl steht im Widerspruch zu den 164 vermerkten Sternchen-Glossen im Arbeitskatalog, die am Ende der Rubrik ‚Libri Medici in 4°' auf S. 36 bei gezählten 530 Bänden abbrechen; zu berücksichtigen sind weiterhin 38 „fehlt"-Angaben. Das hieße, von 530 Werken fehlen 366, wovon wohl 328 im Feuer verloren gegangen sind.

Interessen und Schwerpunkte im Laufe der Jahre? Wie intensiv nutzte Franc seine Bibliothek und rezipierte einzelne Werke? Wie unterschied sich seine Büchersammlung von anderen Ärztebibliotheken der Zeit? Und: Über welche Kontakte beschaffte er seine Bücher? Und lassen sich über seinen Buchbesitz weitere Erkenntnisse über sein persönliches Netzwerk gewinnen? Eine weitere wissenschaftliche Aufarbeitung der Privatbibliothek Johann Francs wäre daher absolut wünschenswert.

8. Streitbarer Franc in Ulm und um Ulm herum

8.1 Streit in der ‚Ephemeris‘

Hans-Joachim Winckelmann / Kay Peter Jankrift

Das Bild seiner Standeskollegen, welches Johann Franc in seiner ‚Ephemeris‘ zeichnet, ist alles andere als schmeichelhaft. Sein Verhältnis zu den meisten Mitgliedern des Ulmer Collegium Medicum, dem er selbst nicht angehörte, war augenscheinlich recht angespannt.[1] In seinem Werk wird Franc jedenfalls nicht müde, viele seiner Standeskollegen in großer Überheblichkeit immer wieder wegen deren vermeintlicher Unwissenheit, fehlerhaften Diagnosen und falscher Behandlungsmethoden als elende Quacksalber oder gar Mörder zu verspotten.[2] Nur die wenigsten – so Johann Andreas Gerhard (1644–1694), Johann Caspar Beutel († 1700) und Alphons Khon (1640–1713) – werden in seinen Aufzeichnungen, wenngleich nicht gänzlich ohne Kritik, so doch mit wohlwollenden Worten bedacht.[3] Ob die harsche Kritik allein Francs Charakter und persönlichem Empfinden durch Erfahrungen der täglichen Praxis geschuldet ist oder gar ein konkreter Anlass zur Verbitterung geführt hat, lässt sich nicht zweifelsfrei ergründen.

Eine herausragende Zielscheibe für Francs beißenden Spott im Spiegel der ‚Ephemeris‘ sind Vater und Sohn Gockel. Johann Georg Gockel (1607–1693) war langjähriger Senior des Collegium Medicum, sein Sohn Eberhard (1636–1703) Hospitalphysikus und Mitglied der Leopoldina, beide angesehene Persönlichkeiten der Reichsstadt.[4] Beispielhaft wird die anscheinend auf Gegenseitigkeit beruhende Abneigung zwischen Johann Franc und Eberhard Gockel in der Fallgeschichte des Simon Schreiber deutlich.[5] Der 39jährige Weber war laut Francs Befund an der Cholera erkrankt, was sich unter anderem in häufigem Erbrechen äußerte. Der Arzt verabreichte dem Patienten eine Mixtur aus Opium, Korallensirup, Minz- und Zimtwasser, worauf

---

1   Hierzu ausführlich Netzel (2013), Ulmer Stadtarzt, S. 48–65.
2   Breuer (2012), Plagiattechnik, S. 316.
3   Netzel (2013), Ulmer Stadtarzt, S. 48–50.
4   Grob/Winckelmann (2014), Collegium Medicum, S. 109–123.
5   StadtA Ulm, H Franc 8b, fol. 58r.

das Erbrechen aufhörte. Dennoch hielten die Blähungen und starken Durchfälle an. Am Folgetag kam es zu unzähligen Darmentleerungen. Auch diese vermochte Johann Franc, nach eigenem Bekunden, durch die verabreichten Arzneien zu lindern. Da sich der Patient indes nicht an die ärztlichen Ratschläge hielt und eiskaltes Wasser trank, kam es zu einem lebensbedrohlichen Rückfall. In dieser Situation brach Schreiber die Behandlung bei Franc ab und setzte sein Vertrauen stattdessen auf die Kunstfertigkeit Eberhard Gockels. Dieser hatte, wenn man den fraglos subjektiv gefärbten Aufzeichnungen in der ‚Ephemeris‘ glauben will, versprochen, den Patienten mit einfachen Hausmitteln zu kurieren und spottete über Francs Behandlungsweise. Schreiber bezahlte seine mangelnde Compliance und den Arztwechsel mit dem Leben. Schon am Morgen des Folgetages verstarb der Kranke unter heftigen Krämpfen. Franc macht keinen Hehl daraus, dass er den Tod Schreibers vor allem der Arroganz Gockels anlastet.

Aus den zahlreichen weiteren Beispielen für eine angebliche Falschbehandlung durch Eberhard Gockel seien die 38jährige Frau des Tuchmachers Johann Jakob Manzen erwähnt, die spontan stimmlos geworden war. Eberhard Gockel führte die Ursache auf einen unheilbaren Schlagfluss zurück und verordnete einen Einlauf. Da dieser nichts brachte wurde Franc herbeigerufen, diagnostizierte als Ursache einen hysterischen Anfall, der durch einen Krampf der Muskeln und Nerven des Kehlkopfes verursacht wurde. Nach Einatmen von Salmiakgeist kehrte die Stimme zurück.[6] Weiterhin berichtet Franc über das Schicksal des 17-jährigen Sohnes des Johannes Jäger,[7] der seine Tuberkulosetherapie bei Franc abbrach, sich Gockel anvertraute und kurze Zeit später starb.

Aber nicht nur die von Eberhard Gockel begangenen Therapiefehler prangert Franc an, sondern er wirft ihm auch vor, sich nicht standesgemäß zu verhalten. So wird der 20jährige Georg Brözel aus Vöhringen, der an kontinuierlichem Fieber leidet, nach mehrtägiger Behandlung von ihm krank ohne Arzneien zurückgelassen, während er zu einem Vortrag eilte. Mit Bezug auf Hippokrates, Galen und Celsus geißelt Franc dieses unethische Verhalten seines Kollegen und spart nicht mit Hinweisen über die ethischen Verpflichtungen der Ärzte in der Öffentlichkeit.[8]

Manche Ulmer Apotheker und ihr vermeintliches Unvermögen bei der Zubereitung verordneter Arzneien wurden ebenfalls zur Zielscheibe von Francs harscher Kritik. Diese zeugt keineswegs immer von dem gegenseitigen Respekt im gemeinsamen Umgang zwischen Ärzten und Apothekern, den die Ulmer Apothekerordnung des Jahres 1687 nachdrücklich einforderte.[9] Vor allem dem Apotheker der Kronen-Apotheke, Dietrich Hailbronner,[10] warf Franc des Öfteren grobe Fahrlässigkeit bei der

6 Netzel (2013), Ulmer Stadtarzt, S. 342.
7 Netzel (2013), Ulmer Stadtarzt, S. 129 f.
8 Schaefer (2018), Fieberkapitel, S. 297–300.
9 Becher (2021), Rezeptsammlung, S. 199.
10 Reichard (1825), Beiträge, S. 189.

Ausgabe vermeintlich nutzloser oder gar schädlicher Medikamente vor.[11] Besser traf es Wolfgang Mayer, der die Mohren-Apotheke führte.[12] Wenngleich Franc auch ihm bisweilen Unfähigkeit und die eigenmächtige Veränderung der verordneten Arzneien unterstellt,[13] hebt der Arzt gelegentlich durchaus die Wirksamkeit von Mayers Medikamenten hervor,[14] wobei er an anderer Stelle auch ironisch vermerkt, dass ein Purganz aus der Apotheke Mayer Erbrechen bewirke.[15] Der Inhaber der Löwenapotheke (unklar, ob Hans Wolfgang Gebhardt oder Adam Otto Gerhard gemeint ist),[16] und Hieronymus Christiani, der die Engelapotheke führte,[17] erscheinen hingegen frei von Francs Tadel.[18] Hailbronners Nachfolger, Apotheker Adolph Wilhelm Leuchterhand scheint bei Franc darüber hinaus eine Vertrauensperson gewesen zu sein, immerhin bestimmte er ihn als seinen Nachlassverwalter.[19]

Doch die Streitbarkeit Francs, die sich in Form abfälliger Äußerungen wie ein roter Faden durch die ‚Ephemeris' zieht und der Öffentlichkeit verborgen blieb, nahm schließlich in der Auseinandersetzung um vermeintliche Behandlungsfehler in Form einer Schmähschrift nebst Widerspruch publikumswirksame Form an.

8.2 Schmähschrift

Flora Metzner

8.2.1 Einleitung

Wie gerade durch die beschriebenen Streitfälle in der ‚Ephemeris' angedeutet, war Johann Franc kein einfacher Charakter, doch auch seine medizinischen Entscheidungen waren nicht immer unumstritten. Somit verwundert es nicht, dass es früher oder später zu einem öffentlich ausgetragenen Dissens mit seinen Kollegen kam. Die Art und Weise dieser Streitigkeiten war zur damaligen Zeit zwar geläufig, den modernen Leser trifft sie allerdings unerwartet. Wie in der ‚Ephemeris' erwähnt,[20] kam es immer wieder

---

11 Fries (2018), Geschlechts- und Männerkrankheiten, S. 192 und S. 286 f.; Schaefer (2018), Fieberkapitel, S. 206 f.
12 Reichard (1825), Beiträge, S. 189.
13 Hierzu u. a. Breuer (2012), Plagiattechnik, S. 226 f.
14 Breuer (2012), Plagiattechnik, S. 279.
15 StadtA Ulm, H Franc 8a, fol. 231r.
16 Reichard (1825), Beiträge, S. 189 und vgl. oben S. 28.
17 Reichard (1825), Beiträge, S. 189.
18 Maier (2018), Dermatologie, S. 174 f. Holweger (2010), Urologische Kapitel, S. 283.
19 Becher (2021), Rezeptsammlung, S. 18.
20 Diese Auseinandersetzungen aufgrund medizinischer Gegebenheiten fallen in ihrem Ton sehr unterschiedlich aus, so gibt es durchaus unsachliche Äußerungen, so beispielsweise in den Kapiteln *Obstructiones viscerum* (vgl. Breuer [2012], Plagiattechnik, S. 316 und S. 320 f.), *Ischuria renalis* (vgl.

zu kleineren Auseinandersetzungen; hier soll exemplarisch ein Fall in Francs Streitkultur genauer begutachtet werden. Dieser ist insofern herauszuheben, als er eine schriftlich niedergeschriebene und der Öffentlichkeit zugängliche Meinungsverschiedenheit darstellt und zudem nicht nur einen einzelnen Patientenfall behandelt, sondern eine Vielzahl unterschiedlicher Fälle sowie verschiedener Themenbereiche anschneidet.

Es handelt sich um einen aus drei Teilen bestehenden Schriftwechsel: Der Ausgangspunkt ist ein 1686 unter dem Titel ‚Mercurius vivus in hernia lethalis‘[21] in der Zeitschrift ‚Miscellanea curiosa‘[22] veröffentlichter Artikel Francs. Darauf folgt eine Angriffsschrift eines anonymen Schmähers gegen Franc, die 1687 als ‚Epistola apologetica‘ erscheint. Diese lässt Franc jedoch nicht unbeantwortet und stellt in einer weiteren Veröffentlichung, den ‚Observationis medicae miscellaneis‘,[23] seine Position in dieser Auseinandersetzung abschließend dar.

Jedoch bleiben einige Fragen offen: Wer steckte hinter der Schmähschrift? Hatte diese Auswirkungen auf Francs medizinisches Wirken oder die kollegialen Verhältnisse in Ulm? Handelt es sich um einen rein sachlichen Disput oder eher einen persönlichen Angriff? War diese Art der Auseinandersetzung ein für die Zeit typisches oder untypisches Phänomen? Diesen Fragen widmet sich das folgende Kapitel.

8.2.2 Der Konflikt

Den Ausgangspunkt der Debatte bildet ein von Franc verfasster Artikel, den er in der Zeitschrift ‚Miscellanea curiosa‘ veröffentlichte. Bei dieser Zeitschrift handelt es sich um das Organ der Academia Imperialis Leopoldina Naturae Curiosorum (heute Leopoldina). Sie erscheint seit 1670 und gehört zu den weltweit ältesten und damals wichtigsten medizinisch-naturwissenschaftlichen Fachzeitschriften.[24] In seinem Beitrag schildert Franc den Fall einer Patientin, die, nachdem sie an einer Hernie erkrankt war, mit Quecksilber behandelt wurde. Es handelt sich dabei um einen medizinischen Bericht, der die internale Verwendung von Quecksilber, insbesondere bei Hernien, kritisiert. Die Kritik wird mithilfe eines anonymen Patientenbeispiels illustriert, in dem ein vorbehandelnder Arzt Quecksilber angewendet hatte. Bei der Patientin führte die Therapie nicht zur Zurückbildung der Hernie, sondern das Quecksilber sammelte sich an der Stelle der Hernie und wirkte lokal als Gift. Im weiteren Verlauf führte es

---

Holweger (2010), Urologische Kapitel, S. 198 f.), *Febris alba virginum* (vgl. Maier [2018], Dermatologie, S. 282 f.), aber auch rein fachliche Meinungsunterschiede, etwa in den Kapiteln *Inflammatio renum* (vgl. Holweger (2010), Urologische Kapitel, S. 133) und *Mictus cruentus* (vgl. ebd., S. 283 f.)

21 Franc (1686), Mercurius vivus.
22 Der vollständige Name lautet ‚Miscellanea curiosa medico-physica Academiae Naturae Curiosorum sive Ephemeridum medico-physicarum Germanicarum curiosarum‘.
23 Franc (1688), Observationis medicae.
24 Conforti (2015), Illustrating Pathologies, S. 573.

zu einer perforierenden Nekrose der beteiligten Darmabschnitte, an deren Folgen die Patientin schließlich verstarb.[25] In Francs ‚Ephemeris' findet sich exakt derselbe Fall mit dem Unterschied, dass die Patientin sowie die vor- und mitbehandelnden Ärzte bzw. Chirurgen dort namentlich genannt werden.[26] Laut der ‚Ephemeris' handelte es sich beim Vorbehandler um Johann Caspar Beutel (*unbekannt, †1700), einen älteren Ulmer Kollegen Francs.[27]

Als Antwort auf diesen publizierten Patientenfall erschien zur Verteidigung der Quecksilberbehandlung und insbesondere zur Verteidigung Beutels die Schrift ‚Epistola apologetica', ein 26-seitiges Schriftstück, das anonym verfasst und veröffentlicht wurde. Die Schrift ist eine Ansammlung von Beleidigungen, die sich gegen Franc richten. Er wird zum Beispiel als „Besserwisser und Egomane",[28] „unfähiger Tölpel"[29] sowie „Lügner und Betrüger"[30] bezeichnet, während Beutel als „Venerandum Senem"[31] hochgelobt wird. Der Autor kritisiert die Darstellung des Patientenfalls in der ‚Miscellanea curiosa' durch Franc, indem er sieben Aussagen aus Francs Artikel herausgreift und kommentiert. Er fährt dann fort, Franc als inkompetenten und geldgierigen Arzt[32] zu beschreiben, der nur vom Pöbel aufgesucht werde. Dabei dienen Francs Herkunft[33] und Physiognomie[34] dem Autor als stigmatisierende Merkmale, um Francs Fähigkeiten in Frage zu stellen.[35] Wie dem auch sei, die Aussage des Anonymus lautet zu-

---

25 Franc (1688), Observationis medicae, S. 21: *ex anhelitu fœdi odoris intestinum putrescere & animæ defectiones imminere suspicionem duxi* (Aufgrund des stinkenden Geruches habe ich den Verdacht gehabt, dass der Darm vermodert ist und Zerstörungen des Geistes bevorstehen). Die Übersetzungen stammen von der Autorin. Die Autorin arbeitet an einer Dissertation zu den Streitfällen, in der auch vollständige Übersetzungen der ‚Observationis medicae miscellaneis' und der ‚Epistola apologetica' abgedruckt werden.

26 Vgl. Fries (2018), Geschlechts- und Männerkrankheiten, S. 348–349 Kapitel *Hernia*.

27 Franc (1686), Mercurius vivus, S. 20: *vir, praxin medicam exercens antequam ego natus* (ein Mann, der schon als Mediziner tätig war, bevor ich geboren wurde). Zu Beutel vgl. Netzel (2013), Ulmer Stadtarzt, S. 33, 48 f., 52 f., 60 f.

28 Anonymus (1687), Epistola apologetica, S. 4: *scioli et philauti*.

29 Anonymus (1687), Epistola apologetica, S. 5: *ineptè Cucule*.

30 Anonymus (1687), Epistola apologetica, S. 7: *mendacem et fallacem*.

31 Anonymus (1687), Epistola apologetica, S. 4: *zu verehrender Alter*.

32 Anonymus (1687), Epistola apologetica, S. 16: *infelicissime & inexpertissime Medicaster* (ausgesprochen unglückseliges und unerfahrenes Ärztlein); ebd., S. 16: *ex ambitione & avaritia venari quidem plures Clientes* [...] *quæris* ([...] aus Ehrgeiz und Gier gewiss vielen Kunden hinterherjagst).

33 Anonymus (1687), Epistola apologetica, S. 9: *à Parente tuo murario* (von deinem Vater, der Maurer ist).

34 Anonymus (1687), Epistola apologetica, S. 20: *corpore pygmæus, tergo gibbosus, pectore tumidus, collo incurvatus, capite deformis, facie defœdatus* (vom Körper zwerghaft, am Rücken bucklig, an der Brust aufgeblasen, am Hals gekrümmt, am Kopf unförmig, im Gesicht verunstaltet).

35 Franc selbst nimmt in den ‚Observationes' (S. 59) dazu Stellung und schreibt vom Verfasser der Schmähschrift, dass dieser *ein Mann von ansehnlicher Gestalt* sei (*illum speciosa forma virum*), während er selbst *von der Natur eher stiefmütterlich behandelt worden* sei (*me Naturam heic novercam expertum*). Ob es sich bei diesen Aussagen um Tatsachen oder Topoi handelt, muss offen bleiben. Zur Problematik des Portrait Francs vgl. oben bei Abb. 1.

sammenfassend: Nicht das von Beutel gegebene Quecksilber habe den Tod der Frau verursacht, sondern die bereits zu Behandlungsbeginn zu weit fortgeschrittene Hernienerkrankung der Patientin, die kein Arzt mehr hätte heilen können.

Anschließend bringt der Anonymus weitere Anschuldigungen gegen Franc vor: Er benennt acht Fälle, in denen Fehlbehandlungen durch Franc zum Tod von Patienten oder zur Notwendigkeit der Übernahme der Behandlung durch einen anderen Arzt geführt hätten. Dabei verlässt der Autor der ‚Epistola‘ das Gebiet der Quecksilberanwendungen und behandelt unterschiedlichste medizinische Themen von petechialem Fieber über ein Erysipel bis hin zum Fluor albus.[36]

Diesen öffentlichen Angriff auf seine Reputation konnte Franc nicht auf sich sitzen lassen. Er antwortete mit einer im Jahr 1688 gedruckten 62-seitigen Schrift mit dem Titel ‚Observationis medicae miscellaneis‘. Dabei bezeichnet er die ‚Epistola apologetica‘ als ein ‚Libellus famosus‘, als eine „Schmähschrift“.[37] In seiner Antwort wurde auch Franc persönlich,[38] jedoch ist sein Ton weit weniger beleidigend als derjenige in der ‚Epistola apologetica‘. Franc verteidigt sich nicht gegenüber dem Autor der ‚Epistola apologetica‘, sondern richtet sich direkt an den Leser,[39] um bei diesem seine möglicherweise angeschlagene Reputation wiederherzustellen. Als Druckort wählte Franc nicht Ulm, sondern Nördlingen aus, höchstwahrscheinlich um dadurch einer Begutachtung durch das Ulmer Collegium Medicum inklusive des vermuteten Autors der ‚Epistola apologetica‘ zu entgehen.

In den ‚Observationis medicae miscellaneis‘ verteidigt Franc seine Ablehnung, rohes Quecksilber innerlich zu verabreichen, indem er verschiedene medizinische Autoritäten der damaligen Zeit, insbesondere Alchemisten und Iatrochemiker wie Paracelsus (*1493, †1541), Michael Sendivogius (*1566, †1636) oder Lazar Rivière (*1589, †1655) als Referenz heranzieht. Franc klärt den Leser über die Nebenwirkungen des Stoffes auf und geht auch auf seine chemischen Eigenschaften ein. Dabei bleibt er standhaft bei seiner Aussage, dass das Quecksilber nicht bei Hernien oder einem mechanischen Ileus verwendet werden sollte, erlaubt aber beispielsweise bei paralytischem Ileus oder kolikartigen Schmerzen die Anwendung des Metalls in einer zu Kügelchen verarbeiteten Form. Um seine Aussagen zu untermauern, führt er unter anderem zwei eigene Beispiele an, in denen er zwei weitere Patienten, einen mit einer Hernie und einen mit Morbus hypochondriacus, erfolgreich behandelt habe.[40]

---

36   Anonymus (1687), Epistola apologetica, S. 23–25.

37   Franc (1688), Observationis medicae, S. 5: *Anonymi Schedam esse Libellum famosum demonstravero.* (Ich werde zeigen, dass die Schrift des Anonymus eine Schmähschrift ist).

38   Beispielsweise finden sich einige religiöse Anmerkungen wie diese: *Christianus enim sum, non Atheus, qualem se esse prodit Sorex Anonymus.* (Ich bin nämlich Christ und nicht Atheist, als was sich der Anonymus, diese Spitzmaus, erweist); Franc (1688), Observationis medicae, S. 3.

39   Franc (1688), Observationis medicae, S. 3 und S. 5: *Lector benevolens.*

40   Franc (1688), Observationis medicae, S. 33 f. und S. 47 f.

Im Anschluss wendet Franc sich den anderen Fallbeispielen zu, in denen ihm
Kunstfehler vorgeworfen worden waren: Zwei der Fälle streitet er komplett ab und
legt dar, dass er diese Patienten nicht behandelt habe; in den anderen Fällen rechtfer-
tigt er sein Vorgehen oder berichtigt die Beschreibung der Umstände, unter welchen
sich die Behandlung abgespielt habe. Einige dieser Patienten finden sich auch in der
‚Ephemeris‘, was Francs Schilderung zwar nicht belegt, aber doch zumindest glaub-
würdiger erscheinen lässt, da er sie vermutlich bereits zum Behandlungszeitpunkt und
damit nicht als Rechtfertigung seiner Therapie in Hinblick auf die Schmähschrift in
der ‚Ephemeris‘ notiert hatte.

Dazu gehört zum einen der Fall eines 62-jährigen Metzgers, der unter einem Erysipel an der rechten Tibia und Fieber litt und den Franc laut dem Tagebuch zuerst alleine und dann in Zusammenarbeit mit dem Chirurgen Georg Riedlin behandelt hatte.
Franc selbst wandte zuerst zerstoßene Blätter von wildem Rettich an, um das Erysipel
durch deren Schärfe zu heilen. Zusätzlich ordnete er ein Pflaster mit Holundermus
und Bleizucker an. Dies half jedoch nach eigener Aussage nicht, weil der Patient „die
schweißtreibenden Kräfte und die Wärme des Bettes ablehnte“[41], woraufhin Franc
Riedlin dazu rief. Sowohl in der ‚Ephemeris‘, als auch in den ‚Observationis medicae
miscellaneis‘ beteuert Franc, dass es sich bei dem Geschwür nicht um ein Gangrän
handelte, und Riedlin das Bein mit einer Salbe vor der Amputation bewahren konnte.
Dabei stellt Franc den Sachverhalt so dar, als wäre er mit dem Chirurgen im Einver-
ständnis gewesen, während die ‚Epistola apologetica‘ Riedlin als den Retter in der Not
klassifizierte, der die Amputation gerade noch habe verhindern können.[42] Auffällig ist
hierbei, dass Franc den Fall tatsächlich genauso wiedergibt, wie er ihn in der ‚Ephemeris‘ notiert hat, während in der ‚Epistola apologetica‘ kaum Details angegeben werden
und auch der zeitliche Ablauf nur grob umrissen wird.

Ein weiteres Beispiel, das hier ausgeführt werden soll, ist das eines etwa 60-jähri-
gen Schiffers, der über Kopfschmerzen, Müdigkeit und Schwindel klagte und laut der
‚Ephemeris‘ einen Schlaganfall erlitten hatte. Dementsprechend wird er von Franc
auch behandelt. Der Arzt verordnet Jalappenharz und Scammonium[43] als Abführmittel
sowie Brechweinstein,[44] eine Behandlung, die der Anonymus wiederum als zu aggres-
siv kritisierte. Franc schreibt in beiden von ihm verfassten Texten, dass der Zustand
des Patienten sich durch seine Therapie zunächst gebessert habe, bevor er ihn eines
Nachts krampfend aufgefunden und ihm dann mit keinen Notfallmedikamenten mehr

---

41   Franc (1688), Observationis medicae, S. 51: *interna sudorifera & caliditatem lecti recusaret.*
42   Vgl. Anonymus (1687), Epistola apologetica, S. 23; Franc (1688), Observationis medicae, S. 50 f.;
      Maier (2018), Dermatologie, S. 107.
43   Dabei handelt es sich um getrockneten Milchsaft der Purgierwinde, welcher als drastisches Ab-
      führmittel verwendet wurde.
44   In der ‚Ephemeris‘ findet sich eine ausführlichere und etwas andere Therapie des Patienten; StadtA
      Ulm, H Franc 8a, S. 172–175. Daher ist nicht eindeutig klar, auf welches Therapieprinzip sich der
      Autor der ‚Epistola apologetica‘ bezieht.

habe helfen können. Der Verfasser der Schmähschrift besteht jedoch darauf, dass der Tod des Patienten nicht durch eine Krankheit, sondern durch die Behandlung Francs verursacht worden sei.[45]

8.2.3 Schmähschriften in der Medizin der Frühen Neuzeit

Streitschriften im Alltag – Libellus famosus

Die ‚Epistola apologetica' gehört zur Gattung der Schmähschriften, wenn man einer zeitgenössischen Definition des Juristen Benedict Carpzov (*1595, †1666) folgt. Sie ist „eine schriftliche Zusammenstellung dessen, was der Autor nicht billigen will, und was zur Schande irgendjemandes an einem öffentlichen Ort befestigt worden ist [...] und die ohne Namensnennung gemacht wurde".[46] Die Anfänge der so definierten Schmähliteratur sind bereits im 5. Jahrhundert n. Chr. belegt[47] und beschäftigen seitdem die Historiographie.[48] Insbesondere während der Reformationszeit findet sie sich vorzugsweise im Gebiet des religiösen Diskurses, aber auch im juristischen und – in einer einfacheren Form – im privaten Bereich. In der Sekundärliteratur ist der Oberbegriff der Schmähliteratur dabei sehr weit gefasst, und insbesondere der in Francs Fall hervorstechende Tatbestand der Anonymität bzw. der Pseudonymität ist häufig in anderen Fällen nicht gegeben. Außerdem gibt es diverse andere Formen der Streitkultur wie beispielsweise die Ehrenschelte oder die Schandbilder des Mittelalters. Bis heute hat sich an der Definition Carpzovs nichts Wesentliches verändert. Vier Merkmale sind ausschlaggebend für das Vorliegen eines ‚Libellus famosus'.[49]

---

45 *[Q]uorum usu bonus vir paulo post in furorem præcipitatus, & ad insaniam usq´; redactus, ut ita ex imprudentia Medicastri hujus mors accelerata.* (Durch deren Gebrauch wurde der gute Mann wenig später in den Wahnsinn und bis zur Tollheit getrieben, sodass durch die Ahnungslosigkeit dieses Ärztleins der Tod beschleunigt wurde.); Anonymus (1687), Epistola apologetica, S. 24. Vgl. auch Franc (1688), Observationis medicae, S. 53 und StadtA Ulm, H Franc 8a, fol. 172–175.

46 *Compositio inscriptis facta ejus, quod autor probare non vult, ad infamiam alicujus, in publico loco, occulto nomine adfixa*; Carpzov (1670), Practica Nova Imperialis, S. 415.

47 Der Codex Theodosianus (Koptev [2005], De famosis libellis, 9.34.0 [https://droitromain.univ-grenoble-alpeS.fr] [Zugriff: 19.12.2018]) und der Codex Iustinianus (Haller [2018], De famosis libellis, 9.36 [http://www.opera-platonivgl.de/CI/CI_B9.pdf] [Zugriff: 19.12.2018]) bilden hier als Zusammenfassung einzelner Rechtsprechungen und Gesetzestexte die Grundlage insbesondere für das Strafmaß der Schmähschrift. In der Constitutio Criminalis Carolina (Karl V. [1599], Schmähung, S. 37) werden sie diesbezüglich aufgegriffen und sind somit auch zur Zeit Francs relevant.

48 Vgl. Schmidt (1985), Libelli famosi; Rublack (1995), Anschläge, S. 381–411; Multhammer (2015), Verteidigung.

49 Schmidt (1985), Libelli famos, S. 239.

1.   Es muss schriftlich niedergeschrieben worden sein.

2.   Es muss den Vorwurf eines Verbrechens enthalten, das eine Leibes-, Lebens- und Ehrenstrafe peinlicher Art nach sich zog.

3.   Es muss anonym oder unter einem Pseudonym veröffentlicht worden sein.

4.   Es muss mit der Zustimmung des Verfassers der Öffentlichkeit zugänglich gemacht worden sein.

Sobald diese vier Kriterien auf eine Schrift zutreffen, kann sie als ‚Libellus famosus' beurteilt werden. Eine solche Verortung erfüllt nicht allein einen akademischen Zweck. Vielmehr bedeutet die Einordnung einer Schrift als ‚Libellus famosus', dass die jeweiligen Autoren gemäß der ‚Constitutio Criminalis Carolina' mit der *Poena talionis*[50] bestraft werden sollten, falls die in der Schmähschrift vorgebrachte Anklage nicht der Wahrheit entspricht. Wenn jedoch die Anklage zutrifft, gilt für den Schmäher dennoch im Umkehrschluss keine Straffreiheit, sondern ein Strafmaß, das dem individuellen Ermessen des Richters unterliegt.[51]

Woran kann nun festgemacht werden, dass es sich im Falle der ‚Epistola apologetica' tatsächlich um ein ‚Libellus famosus' handelt? Zum einen wurde die ‚Epistola apologetica' ohne namentliche Nennung des Autors veröffentlicht,[52] was angesichts der Strafbewährtheit nachvollziehbar erscheint (vgl. unten). Außerdem wurde die Schrift im Druck verbreitet und richtete sich mit ihrer Lehrbotschaft an viele Leser.[53] Der Autor der ‚Epistola apologetica' wirft Franc nicht nur wiederholt vor, ein schlechter Arzt zu sein,[54] sondern impliziert auch direkt, dass durch seine Behandlungen Menschen zu Schaden, ja gar zum Tod gekommen seien[55] und brandmarkt ihn damit als Mörder bzw. Totschläger. Darauf müsste laut den aufgeführten Gesetzestexten insbesondere

---

50   Unter der *Poena talionis* oder auch Talion versteht man die Strafe der Vergeltung, was bedeutet, dass der Autor der Schmähschrift die Strafe zugedacht bekommt, die das in der Schmähschrift vorgeworfene Verbrechen dem Geschmähten einbringen hätte sollen. Zedler (1732), Universal-Lexicon 55 (https://www.zedler-lexikon.de/index.html?c=blaettern&id=483484&bandnummer=55&seitenzahl=1178&supplement=0&dateiformat=1%27) (Zugriff: 19.12.2018).

51   Kappler (1838), Handbuch, S. 710.

52   Anonymus (1687), Epistola apologetica, S. 1, Z. 26.

53   *Quare quotquot Epistolam hanc Apologeticam lecturi sunt, discant vel hoc exemplo scrupulose ponderare omnia, ac ubiq´; magnam adhibere diligentiam, cautionem´que, ne cùm hoc modo ejusmodi vanissimi at´que falsissimi ostentatores delinquant, incuriosè seducantur, & illi, aut etiam alios seducant.* („Daher mögen alle, die diese Epistola Apologetica lesen werden, an diesem Beispiel lernen, alle Dinge gewissenhaft abzuwägen, sowie überall große Sorgfalt und Vorsicht anzuwenden, damit sie sich nicht auf diese Art als ebenso äußerst eitle und falsche Prahler schuldig machen, leichtsinnig verführt werden und auch andere verführen.") Anonymus (1687), Epistola apologetica, S. 8.

54   Vgl. Anonymus (1687), Epistola apologetica, S. 5 oder auch *infelicissimus omnium Practicus* („unfähigster aller Ärzte"); ebd., S. 4, Z. 25 *ridicule Physicunce* („lächerliches Ärztlein"), ebd., S. 15, Z. 31.

55   *Disce nunc (tria tibi in aurem verba,) disce, disce, cautius mercari, impostorem non agere, imposturâ non officere, homines non occidere sed salvare potius* („Lerne nun [drei Worte in dein Ohr], lerne, lerne, vorsichtiger zu handeln, nicht als Betrüger zu wirken, nicht durch Betrug zu schädigen und die Menschen nicht zu töten, sondern lieber zu heilen."); Anonymus (1687), Epistola apologetica, S. 26, Z. 19 ff.

im Falle der Widerlegung der Vorwürfe eine Strafe gegen den Autor der ‚Epistola apologetica' folgen, wenn dieser denn bekannt wäre. Vermutlich hat der Autor aber gerade wegen der möglichen Strafbewährtheit seiner Anschuldigungen den Weg der anonymen Beschuldigung gewählt.

Fraglich ist, ob die Schmähschrift, Francs Antwort und die Schärfe des Dialoges im hier geschilderten Fall ein eher typisches Phänomen in der Medizin bzw. des medizinischen Diskurses der Frühen Neuzeit waren oder ob es sich um eine außergewöhnliche Auseinandersetzung handelte. Zumindest im Umfeld Francs findet sich eine solche Form der Auseinandersetzung kein weiteres Mal.

Es sind jedoch in der Historiographie einzelne andere Fälle von Schmähdialogen im medizinischen Bereich bekannt. Dazu gehören beispielsweise die aus dem 16. Jahrhundert stammenden Schmähschriften von Jacobus Sylvius (1478–1555) und Francesco dal Pozzo (1520–1564) und deren jeweilige Verteidigung,[56] die durch die Publikation ‚Fabrica'[57] von Andreas Vesal (1514–1564) ausgelöst worden waren. Die wesentlichen Unterschiede zur anonym erschienenen ‚Epistola apologetica' liegen zum einen in der Offenlegung des Schmähautors und zum anderen in der Art des vorgeworfenen Fehlverhaltens. So erheben beide Schriften Galen auf die Ebene eines Gottes, bezichtigen Vesal, der Galens Schilderungen der Anatomie in Frage stellte, der Häresie und fordern eine Verbrennung seiner Schriften. In Bezug auf Ausdrucksschärfe, was die Anschuldigungen der Dummheit, Ruhmsucht und Arroganz ebenso wie religiös geprägte Vorwürfe angeht, stehen die beiden Schriften der ‚Epistola apologetica' in nichts nach.[58] Daher trifft die Einschätzung Renate Witterns, dass die gegen Vesal gerichteten Streitschriften in „Wortwahl, Schärfe des Tons und rhetorischer Gestaltung selbst für die wissenschaftliche Polemik des 16. Jahrhunderts außergewöhnlich"[59] gewesen seien, höchstwahrscheinlich ebenso auf die gegen Franc gerichtete Schmähschrift zu, auch wenn diese erst gut 100 Jahre später veröffentlicht wurde.

In den bibliographischen Nachschlagewerken vd17 und vd18[60] finden sich für die Jahre 1638 bis 1738[61] mindestens 24 Drucke, die in den Bereich der medizinischen Streitschrift eingeordnet werden können. Dabei sind aber auch botanische und pharmazeutische Abhandlungen mitgezählt sowie Streitschriften, die sich nicht auf zwei

56   In den ‚Fabrica' macht Vesal öffentlich seine Erkenntnisse zur menschlichen Anatomie bekannt und stellt anhand der Unterschiede zur bereits bekannten Anatomie Galens die These auf, Galen habe Tierkadaver statt menschlicher Leichen für seine Forschung verwendet. Wittern (2004), Gegner, S. 167–199.

57   Vesalius (1543), Fabrica.

58   Vgl. Wittern (2004), Gegner, S. 187–191 sowie Anonymus (1687), Epistola apologetica, S. 3 (*ingenti gloriolæ pruritu tenearis*), S. 15 (*stultitia* [...] *mendacissima verba*) und S. 26 (*arrogantiam & improbitatem*).

59   Wittern (2004), Gegner, S. 197.

60   Hierbei handelt es sich um die Verzeichnisse der im deutschen Sprachraum erschienenen Drucke des 17. bzw. 18. Jahrhunderts, online unter: http://www.vd17.de/ , http://www.vd18.de .

61   50 Jahre vor bis 50 Jahre nach der Erscheinung der ‚Observationis medicae miscellaneis'.

Autoren oder zwei aufeinanderfolgende Schriften beschränken, sondern sich über Jahre hinziehen. So hat beispielsweise die ‚Pharmacopoeia Augustana Reformata'[62] von Johann Zwelfer (1618–1668) einen Schmähdialog zwischen Michael Raphael Schmuz (1616–1679) und Johannes Adamus Spaenholz (genaue Lebensdaten unbekannt), der unter verschiedenen Pseudonymen[63] zur Verteidigung Zwelfers[64] arbeitete, ausgelöst. Der Ausgangspunkt dieser Debatte, die ‚Pharmacopoeia Augustana',[65] wurde erstmals 1564 in Augsburg veröffentlicht und danach regelmäßig überarbeitet. Sie diente der Übersicht über lokal verwendete und einfach zuzubereitende Arzneimittel.[66] Zwelfer kritisierte diese unreflektierte Arzneimittelübersicht in der ‚Pharmacopoeia Augustana Reformata' und versah die dort aufgeführten Medikamente mit teils beißenden Kommentaren, erweiterte die Sammlung aber auch insbesondere um einen alchemistischen Anteil.[67] Dafür erntete er von vielen Seiten Kritik, insbesondere im Rahmen dieses Schmähschriftenaustausches, der mit einem Aufsatz von Schmuz begann und sich über mindestens vier weitere Beiträge erstreckte. Bereits in der ‚Apologiae Schmuzianae Pars altera Germanica'[68] nutzt der Autor gegen Zwelfer gerichtete Beleidigungen,[69] um die Aussagekraft und Glaubwürdigkeit seiner Schrift in Frage zu stellen. Dabei bezeichnet er Zwelfers Werke sogar als „Famos-bücher"[70] – was bedeutet, dass sie in schlechtem Ruf stünden – und wirft ihm vor, mit diesen nicht die Arzneimittel von Giften zu bereinigen, sondern dem menschlichen Leben noch mehr Gift einflößen zu wollen.[71] In ähnlichem Ton folgen hierauf die Schriften von Spaenholz[72] und die diversen Antworten von Schmuz.[73]

Ein letztes Beispiel, das einen ähnlichen Verlauf wie die bisher aufgeführten Schriftwechsel zeigt, spielte sich 1735 und 1736 zwischen Carl Friedrich Kaltschmied und einem gewissen Aletophilus[74] ab. Am Anfang stand wieder eine medizinische Schrift

---

62   Zwelfer (1657), Animadversiones In Pharmacopoeiam Augustanam.
63   Er schrieb sowohl unter dem Namen „Friedrich Müller" als auch unter dem Pseudonym „Philo Nasturtius" (Jöcher, 1751: 708).
64   Zwelfer selbst war 1668 gestorben, konnte sich also nicht mehr selbst verteidigen. Vgl. vd17: http://gso.gbv.de/DB=1.28/SET=9/TTL=10/PPN?PPN=005024412 (Zugriff: 22.12.2018).
65   Occo (1564), Pharmacopoeia.
66   Bellot (1998), Pharmacopoeia Augustana.
67   Kiss (2014), Alchemy, S. 175–180.
68   Schmuz (1672), Ius Retorquendi; zusammen mit Schmuz (1671), Apologia: Schmuzens erste Antwort auf Zwelfers ‚Animadversiones In Pharmacopoeiam Augustanam'.
69   „Pfuy dich! Du ehrabschneiderisch und ungesauberter Unflat […] bekehre dich und tue Buß!" Schmuz (1672), Ius Retorquendi, S. 131. Auch bezeichnet der Autor Zwelfer als „feindselige[n] Neidhart und zankende[n] Gesell"; ebd., S. 133.
70   Schmuz (1672), Ius Retorquendi, S. 133.
71   Vgl. Schmuz (1672), Ius Retorquendi, S. 134.
72   Müller (1671), Umbra Rezidivivi Zwelferi; Müller/Nasturtius (1673), Eilfertiges Gutachten.
73   Schmuz (1673), Exorcismus; Schmuz (1674), Antithesis.
74   Wer zu diesem Zeitpunkt hinter dem Pseudonym steht, ist nicht bekannt, aber es scheint möglich, dass Kaltschmied zumindest eine Vermutung hegte.

(‚De vulnere hepatis curato‘ 1735[75]), auf die Aletophilus zwar ein wenig herablassend, aber ohne eine Vielzahl an Beschimpfungen in einem Brief an einen Unbekannten[76] antwortete. Durch diese (anonyme) Veröffentlichung provoziert, proklamierte Kaltschmied sie in seiner als Gespräch gestalteten und durchaus beleidigenden Antwort[77] zur Schmähschrift, was ihm wiederum eine Erwiderung des Aletophilus[78] bescherte, die ihrerseits erneut eher herablassend als beleidigend wirkt.

Abschließend kann man sagen, dass es Beispiele für ähnliche Auseinandersetzungen gibt, wie auch Franc sie zu führen hatte. Gleichwohl ist ihre Anzahl beschränkt, so dass der Streit zumindest in der geführten Schärfe eher außergewöhnlich erscheint.

8.2.4 Die Frage nach der Autorenschaft

Die Frage der Autorschaft der gegen Franc gerichteten Schmähschrift ist retrospektiv nur spekulativ zu beantworten. In der Sammlung Trew,[79] in der die ‚Epistola apologetica‘ gefunden wurde, ließ sich kein Hinweis auf die Autorenschaft oder den Druckort ermitteln. Da der Autor jedoch angibt, Kenntnis von weiteren Patientenfällen Francs zu haben, die er von verschiedenen befreundeten „äußerst hervorragenden und erfahrenen [Ärzten], [deren] Namen nicht zu nennen [sind]“[80] erhalten habe, erscheint es wahrscheinlich, dass der Autor Mitglied des Collegium Medicum der Stadt Ulm war, da dort ein interkollegialer medizinischer Austausch über einzelne Fallgeschichten stattfand.[81] Mit Blick auf die Beziehungen Francs, der diesem Gremium nicht angehörte, zu seinen Kollegen, so wie sie sich in seiner ‚Ephemeris‘ darstellen, fallen zwei Personen aus dem Collegium Medicum ins Auge, mit denen er in gegenseitiger Antipathie verbunden gewesen zu sein scheint, so dass ihnen eine Schmähschrift wie die vorliegende zugetraut werden könnte: Theodor Boxbart und Eberhard Gockel.

Franc und Boxbart

Theodor Boxbart (1650–1703) war seit 1676 Mitglied des Collegium Medicum und ein Kollege Francs, dessen medizinische Ratschläge bei Franc häufiger auf Ablehnung

---

75 Vgl. http://digital.slub-dresden.de/resolver.php?obj=351422773 (Zugriff: 22.12.2018).

76 Aletophilus (1735), Antwort-Schreiben.

77 Er bezeichnet sie dabei als „Faule Frucht“ (Kaltschmied [1736], Antwort, S. 1) und spricht von ihrem Inhalt als „lügenhafte Beschuldigungen“ (ebd., S. 11).

78 Aletophilus (1736), Kurtzer Unterricht.

79 Universitätsbibliothek Erlangen, H 61/TREW 285.

80 Anonymus (1687), Epistola apologetica, S. 23 (*ExcellentisS. at´que ExperientisS. D. D. N. N. Amici mei æternum devenerand*) und S. 24 (*Nobil. & ExperientisS. D. D. N. N. Fautor meus*).

81 Vgl. Grob (2007), Collegium Medicum, S. 23–27.

stießen und der von Franc in der ‚Ephemeris' auch als inkompetent und geldgierig[82] bezeichnet wird. Das ausschlaggebende Kriterium dafür, dass er als Verfasser der Schmähschrift in Betracht gezogen werden kann, ist jedoch eine Stelle im Tagebuch, die behauptet, dass er, Boxbart, Beutel „bedingungslos ergeben" sei und „ihm wegen seines Ansehens den Hof [mache]".[83]

Allerdings gibt es von Boxbart nur eine einzige publizierte Schrift,[84] die sich stilistisch und formal erheblich von der ‚Epistola apologetica' unterscheidet. Darüber hinaus ist es sehr unwahrscheinlich, dass ein wenig in der Schriftstellerei geübter Arzt innerhalb einer so kurzen Zeit von einem Jahr eine 26-seitige Schrift verfassen konnte. Daher ist eine Urheberschaft Boxbarts eher unwahrscheinlich.

Franc und Gockel

Eberhard Gockel (1636–1703)[85] wurde 1677 ins Collegium Medicum aufgenommen und war zudem Mitglied der Deutschen Akademie der Naturforscher Leopoldina. Francs ursprünglicher Artikel, der den Disput ausgelöst hatte, war in der Publikationsreihe ‚Miscellanea curiosa' der Leopoldina erschienen, so dass Gockel einen relativ direkten Zugang zu Francs Beitrag ‚Mercurius vivus in hernia lethalis' hatte. Des Weiteren veröffentlichte Gockel mindestens drei Dutzend Artikel[86] – insbesondere in der ‚Miscellanea curiosa'. In der ‚Ephemeris' schreibt Franc über Gockel: „Er hat mit seinem Hohn und Spott [gegen Franc, Anm. d. Verf.in] nicht mehr aufgehört und seine Behandlungsmethoden vor der Ehefrau des Patienten in den Himmel gelobt".[87] Viele weitere Beispiele in der ‚Ephemeris' dokumentieren die schlechte Beziehung der beiden Ärzte.[88] Daher kommt vor allem Gockel als möglicher Verfasser der ‚Epistola apologetica' in Betracht.

---

82   Vgl. Netzel (2013), Ulmer Stadtarzt, S. 30 und S. 53–55.
83   Holweger (2010), Urologische Kapitel, S. 347.
84   Dabei handelt es sich um seine zwölfseitige Dissertationsschrift; Boxbart (1675), De Variolis.
85   Netzel (2013), Ulmer Stadtarzt, S. 29; Breuer/Winckelmann (2012), Plagiattechniken.
86   Alleine bei Weyermann (1798), Nachrichten, S. 164 ff. sind 12 gedruckte Schriften, 36 Artikel in der ‚Miscellanea curiosa' und zwei handschriftliche Werke hinterleg; vgl auch StadtA Ulm, H Leopold, Memoria physicorum ulmanorum I (1733), S. 228–236.
87   Breuer (2012), Plagiattechnik, S. 279. Ähnliches auch in Kapitel *Febris alba virginum* bei Maier (2019), Frauenheilkunde, S. 282 f.
88   Mehr dazu bei Netzel (2013), Ulmer Stadtarzt, S. 62–65, Breuer/Winckelmann (2012), Plagiattechniken, S. 63.

8.2.5 Fazit

Vermutet man Gockel als wahrscheinlichsten Verfasser der Schmähschrift, so lassen sich die Schwierigkeiten, die Franc als Arzt in Ulm erlebte, besser einordnen. Auch wenn Franc sich nur einmal (1683) um die Stelle des Geislinger Landphysikus bewarb[89] und es keinen Aufnahmeantrag von ihm für das Collegium Medicum gibt, stellt sich doch die Frage, warum er nicht nachdrücklicher versucht hat, Mitglied des Gremiums zu werden. Im 17. Jahrhundert war es zwar nicht verpflichtend für Ärzte, Mitglied eines Collegiums zu sein, aber die zusätzliche Bezahlung, die über die Mitgliedschaft möglich gewesen wäre, hätte eigentlich ein Anreiz sein können.[90] Hinzu kommt die Möglichkeit, sich im Collegium mit anderen Ärzten austauschen und eventuell auch an Prestige gewinnen zu können. Aber bereits mit Gockels Vater Johann Gockel, der bis 1693 als Senior dem Collegium Medicum in Ulm vorstand,[91] gab es Meinungsverschiedenheiten, die in der ‚Ephemeris' geschildert werden.[92] Vermutlich sah Franc aufgrund der Differenzen mit beiden Gockel von einer nochmaligen Bewerbung für das Collegium Medicum ab.

Auf Francs Karriere als praktischer Arzt hatte der Schmähdialog indes keinen Einfluss, denn die Patienten kamen nach wie vor zahlreich zu ihm und auch seine Publikationstätigkeit litt nicht unter dem Vorfall. Sogar in der ‚Miscellanea curiosa' wurden 1696 wieder Artikel von ihm veröffentlicht. Der Fall bietet vor allem einen Einblick in die Streitkultur der Frühen Neuzeit, auch wenn er – wie oben bereits angedeutet – vermutlich einen etwas harscheren Umgang aufweist, als es für die Zeit üblich war.

---

89   Vgl. Netzel (2013), Ulmer Stadtarzt, S. 43.

90   Mitglieder bekamen nach Rang und Erfahrung abgestufte Jahreseinkommen von der Stadt ausbezahlt, die sie durch zusätzliche medizinische Leistungen noch aufstocken konnten. Vgl. Grob/ Winckelmann (2014), Collegium Medicum zu Ulm, S. 114 f.

91   Vgl. Grob (2007), Collegium Medicum, S. 36.

92   Vgl. Netzel (2013), Ulmer Stadtarzt, S. 35 f.; Weimert (2017), Kardiologische Kapitel, S. 167 und S. 299 ff. sowie Maier (2019), Frauenheilkunde, S. 359.

9. Anhänge

9.1 Anhang 1: Abgeschlossene Dissertationen zu Francs ‚Ephemeris'

Balint, Elisabeth Maria (2008): Das Tagebuch des Dr. Franc (1649–1725) – Transkription, Übersetzung und Diskussion ausgewählter gynäkologischer Kapitel. Open Access Repositorium der Universität Ulm. Dissertation. http://dx.doi.org/10.18725/OPARU-1515

Holweger, Christoph (2010): Das Tagebuch des Dr. Franc (1649–1725) – Transkription, Übersetzung und Diskussion ausgewählter urologischer Kapitel. Open Access Repositorium der Universität Ulm. Dissertation. http://dx.doi.org/10.18725/OPARU-2105

Breuer, Rudolf (2012): Die Plagiattechnik des Dr. Franc – Transkription, Übersetzung, Diskussion und Interpretation einiger Kapitel aus der inneren Medizin und der Urologie des Tagebuches des Ulmer Stadtarztes Dr. Johannes Franc (1649–1725). Open Access Repositorium der Universität Ulm. Dissertation. http://dx.doi.org/10.18725/OPARU-2805

Netzel, Lothar (2013): Der Ulmer Stadtarzt Dr. Johann Franc (1649–1725) – Herkunft, Werdegang, sein Verhältnis zu den Ulmer Ärztekollegen und seine Behandlungsmethoden am Beispiel der Tuberkulose. Open Access Repositorium der Universität Ulm. Dissertation. http:// dx.doi.org/10.18725/OPARU-2994

Holweger, Tobias (2015): Dr. Johannes Franc (1649–1725) und seine Praxis – Transkription, Übersetzung und Diskussion ausgewählter Kapitel aus der Augen-, Hals-, Nasen-, Ohren- und Zahnheilkunde. Open Access Repositorium der Universität Ulm. Dissertation. http://dx.doi. org/10.18725/OPARU-3716

Weimert, Joseph (2017): Das Tagebuch des Dr. Franc (1649–1725): Transkription, Übersetzung und Diskussion ausgewählter kardiologischer Kapitel. Open Access Repositorium der Universität Ulm. Dissertation. http://dx.doi.org/10.18725/OPARU-4338

Schaefer, Viktoria (2018): Das Tagebuch des Dr. Johannes Franc (1649–1725). Transkription, Übersetzung und Diskussion der Fieberkapitel. Open Access Repositorium der Universität Ulm. Dissertation. http://dx.doi.org/10.18725/OPARU-5394

Maier, Christoph Cornelius (2018): Dr. Johannes Franc (1649–1725): Transkription, Übersetzung, Diskussion und Interpretation ausgewählter Kapitel aus dem Bereich der Dermatologie und der Inneren Medizin des Praxisjournals des Ulmer Arztes Dr. Johannes Franc (1649–1725). Open Access Repositorium der Universität Ulm. Dissertation. https://oparu.uni-ulm. de/xmlui/handle/123456789/8362

Fries, Florian Georg (2018): Geschlechts- und Männerkrankheiten im Tagebuch des Dr. Johann Franc (1649–1725): Transkription, Übersetzung und Diskussion ausgewählter Kapitel. Open Access Repositorium der Universität Ulm. Dissertation. http://dx.doi.org/10.18725/OPA-RU-10256

Maier, Sonja (2019): Das Tagebuch des Dr. Johann Franc (1649–1725): Transkription, Übersetzung und Diskussion ausgewählter Kapitel der Frauenheilkunde. Open Access Repositorium der Universität Ulm. Dissertation. https://oparu.uni-ulm.de/xmlui/handle/123456789/13606

9.2. Anhang 2: Übersicht über die Werke Francs

Flora Metzner

Insgesamt sind bis dato 41 Schriften Francs bekannt, wovon einige nur einseitige Artikel sind, die in den Zeitschriften ‚Miscellanea curiosa‘[1] oder ‚Acta eruditorum‘[2] veröffentlicht wurden. In einigen Fällen handelt es sich bei den in den Zeitschriften gefundenen Schriftstücken um kurze Zusammenfassungen der namensgleichen längeren Abhandlungen. Die Texte sind teilweise auf Deutsch und teilweise auf Latein verfasst. Die Tagebücher finden sich allerdings nicht in der Übersicht, da sie zwar vermutlich mit der Intention der Veröffentlichung verfasst wurden, dies aber nie geschehen ist.

Jahr	Titel	Seitenzahl	Quelle	Link	Anmerkung
1675	De Coralio	28	MDZ (Münchener DigitalisierungZentrum – Digitale Bibliothek), Stadtbibliothek Ulm	http://reader.digitale-sammlungen.de/de/fs1/object/display/bsb11075790_00003.html	mit Lins, Paul
1676	Resolutio Aphor. X. Sect. VI Magni Hippocratis Coi, in quo traditur Prognosis Cephaleae	7	Stadtbibliothek Ulm		mit Struve, Johann Philipp
1677	De sterilitate muliebri	12	MDZ, Stadtbibliothek Ulm	http://reader.digitale-sammlungen.de/de/fs1/object/display/bsb10670473_00001.html	mit Metzger, Georg Balthasar
1683	Nummo argenteo, Rapae incluso	1	Miscellanea curiosa	http://www.biodiversitylibrary.org/item/163150#page/358/mode/1up	

---

1   Der vollständige Name lautet ‚Miscellanea curiosa medico-physica Academiae Naturae Curiosorum sive Ephemeridum medico-physicarum Germanicarum curiosarum‘.

2   Die ‚Acta eruditorum‘ waren ähnlich der ‚Miscellanea curiosa‘ eine wissenschaftliche Zeitschrift insbesondere des 17. Jahrhunderts, die sich jedoch nicht auf medizinische Artikel beschränkte, sondern auch die Bereiche Theologie, Jura, Mathematik, Geschichte, Geographie, Philosophie und Philologie umfasste.

Jahr	Titel	Seiten-zahl	Quelle	Link	Anmer-kung
1685	Castorologia explicans	250	MDZ	http://readerdigitale-sammlungen.de/de/ fs1/object/display/ bsb10287618_00009.html	mit Marius, Johannes; deutsche Überset-zung in Stadtbib-liothek
	Castorologia explicans	1	Acta Eruditorum 1685		pp.183
1686	Bericht vom Schnur-Ziehen	48	MDZ	http://reader.digitale-sammlungen.de/de/ fs1/object/display/ bsb11268524_00003.html	
	Omnis subita mutatio etiam in pejoribus periculosa	1	Miscellanea curiosa	http://www. biodiversitylibrary.org/ item/163144#page/545/ mode/1up	
	Dysenteria cerevisia Naumburgensi curata	1/2	Miscellanea curiosa	http://www. biodiversitylibrary.org/ item/163144#page/546/ mode/1up	
	Mercurius vivus in hernia letalis	1	Miscellanea curiosa	http://www. biodiversitylibrary.org/ item/163144#page/547/ mode/1up	
	Triticum arte multi-plicatum	1/2	Miscellanea curiosa	http://www. biodiversitylibrary.org/ item/163144#page/548/ mode/1up	
	Prodromus arachnoli-thographiae	1 1/2	Miscellanea curiosa	http://www. biodiversitylibrary.org/ item/163144#page/548/ mode/1up	
1688	Observationis Medicae Miscellaneis	68	MDZ	http://reader.digitale-sammlungen.de/de/ fs1/object/display/ bsb11268525_00001.html	
1690	Polycresta Herba Veronica	332	MDZ	http://reader.digitale-sammlungen.de/de/ fs1/object/display/ bsb11106821_00002.html	

Jahr	Titel	Seiten-zahl	Quelle	Link	Anmer-kung
1692	Philippi Ludovici Ebeni Observationum medicarum centuria posthuma	105	MDZ	http://reader.digitale-sammlungen.de/de/fs1/object/display/bsb11268526_00001.html	
1696	De tussi lapillorum	2	Miscellanea curiosa	http://www.biodiversitylibrary.org/item/163339#page/121/mode/1up	
	De dignis notatu anatomicis	5	Miscellanea curiosa	http://www.biodiversitylibrary.org/item/163339#page/123/mode/1up	
	De sanis difficulter medicationes ferentibus	4	Miscellanea curiosa	http://www.biodiversitylibrary.org/item/163339#page/129/mode/1up	
	De repraesentatione obsessi à stygio cacodaemone	5	Miscellanea curiosa	http://www.biodiversitylibrary.org/item/163339#page/132/mode/1up	
	De morbillis epidemicis cum tussi & diarrhoea	6	Miscellanea curiosa	http://www.biodiversitylibrary.org/item/163339#page/137/mode/1up	
1700	Veronica theezans id est Collatio Veronice Europeae cum Theae Chinitico	210	MDZ, Stadtbibliothek Ulm	http://reader.digitale-sammlungen.de/de/fs1/object/display/bsb11268527_00001.html	deutsche Übersetzung im MDZ
1701	Trifolii fibrini Historia	64	KVK (Karlsruher Virtueller Katalog)	https://gso.gbv.de/DB=2.1/PPNSET?PPN=666399727	
	Trifolii fibrini Historia	1	Acta Eruditorum 1701		pp. 328
1708	Bromographia oder Haber-Beschreibung	32	MDZ, vd18, Stadtbibliothek Ulm	http://reader.digitale-sammlungen.de/de/fs1/object/display/bsb11268160_00001.html	ursprünglich von Lower, Richard, mehrere Ausgaben vorhanden

Jahr	Titel	Seiten-zahl	Quelle	Link	Anmer-kung
1709	Nachricht vom Gesundheits-Bad in Oberthalfingen	44	MDZ, vd18, Stadtbibliothek Ulm	http://reader.digitale-sammlungen.de/de/fs1/object/display/bsb11268926_00001.html	
	Nachricht von dem sich in Ulm befinden-den Hirschbad	32	Stadtbibliothek Ulm		
	Nachricht vom Gries-bad in Ulm	25	vd18, Stadtbiblio-thek Ulm		
	De Herba alleluja	398	MDZ, vd18, Stadtbibliothek Ulm	http://reader.digitale-sammlungen.de/de/fs1/object/display/bsb11272338_00001.html	
	De Herba alleluja	1	Acta Eruditorum 1709		pp. 364
1710	Hydriatria Ulmana (Beschreibung des Sauerbronnens in Überkingen)	82	MDZ, vd18, Stadtbibliothek Ulm	http://reader.digitale-sammlungen.de/de/fs1/object/display/bsb11268528_00001.html	
1713	Iudicium medicum über den zu Reutlingen entstandenen Heil-brunnen	88	KVK	http://swb.bsz-bw.de/DB=2.1/PPNSET?PPN=028748956&INDEXSET=1	1763 in „ge-sammelte Nach-richten" enthalten (vd18)
1715	Herbarium vivum	6 Bände	Stadtbibliothek Ulm		
1717	Von den Ulmischen Stein-Erbsen	1	Zufällige Rela-tionen (Google books)	https://books.google.de/books?hl=de&id=Y4pAAAAcAAJ&-q=franc#v=snippet&-q=franc&f=false	
	Spicilegium de Euphra-gia herba	96	MDZ, Stadtbib-liothek Ulm	http://reader.digitale-sammlungen.de/de/fs1/object/display/bsb10301515_00005.html	mehrere Fassungen mit un-terschied-licher Seitenzahl vorhanden
	De Vera Herba Anti-quorum Acetosella	390	vd18	https://gso.gbv.de/DB=2.1/PPNSET?PPN=145265544	

Jahr	Titel	Seiten-zahl	Quelle	Link	Anmer-kung
1718	Bericht vom heylsa-men Flachs-Seiden-kraut	32	vd18		
1720	Thappuah Jeruschalmi	70	MDZ, vd18	http://reader.digitale-sammlungen.de/de/fs1/object/display/bsb10286477_00003.html	
1723	De Urtica urente	174	MDZ	http://reader.digitale-sammlungen.de/de/fs1/object/display/bsb11269691_00001.html	
	De Urtica urente	1	Acta Eruditorum 1723		
1725	Gründliche Untersu-chung der unvergleich-lichen Sonnenblume	43	MDZ, vd18, Stadtbibliothek Ulm	http://reader.digitale-sammlungen.de/de/fs1/object/display/bsb11111378_00001.html	
	Exzerpt aus den Rezept-Aufzeichnun-gen der Ulmer Ärzte A. Boxbart und J. C. Beutel		StadtA Ulm, H Franc 11, fol. 41r–66v		

9.3. Anhang 3: Inhalt von Francs Manuskript – Konkordanz mit Übersetzungen

Angelegt von Lorenz Kohl
Aktualisiert von Gudrun Litz und Hans-Joachim Winckelmann, Stand: 08.11.2019

Digitalisate aller Seiten aus beiden Bänden finden sich unter https://www.stadtarchiv-ulm.findbuch.net/php/main.php?ar_id=3766#48204672616e632c204a6f68616e6ex373 und https://www.stadtarchiv-ulm.findbuch.net/php/main.php?ar_id=3766#48204672616e632c204a6f68616e6ex372 .

H Franc 8a

Fol.-Angabe	Inhalt	Bearbeitet in:	Besonderheiten
1r [1v leer]	Titelblatt		
2r–19v	Phthisis	Netzel (2013), Ulmer Stadtarzt, S. 99–188	
20r–27v	Cachexia	Netzel (2013), Ulmer Stadtarzt, S. 189–229	
28r–35v	Hydrops	[in Bearbeitung]	
36r–41v	Icterus	Breuer (2012), Plagiattechnik, S. 118–148	40a, 40b leer
42r–43v	Rosa	Maier (2018), Dermatologie, S. 105–114	
44r–51v	Angina	Netzel (2013), Ulmer Stadtarzt, S. 230–273	
52r	Inflammatio ventriculi	Breuer (2012), Plagiattechnik, S. 149–150	
[52v–52av]	leer		
53r	Inflammatio ani	Breuer (2012), Plagiattechnik, S. 151–152	
[53v]	leer		
54r–57r	Inflammatio mesenterii	Breuer (2012), Plagiattechnik, S. 153–172	
[57v]	leer		
58r–69v	Pleuritis	Breuer (2012), Plagiattechnik, S. 173–246	
70r–73v	Inflammatio hepatis	Breuer (2012), Plagiattechnik, S. 247–269	
74r–76v	Inflammatio lienis	Breuer (2012), Plagiattechnik, S. 270–285	
[76ar/v]	leer		

H Franc 8a

Fol.-Angabe	Inhalt	Bearbeitet in:	Besonderheiten
77r–84r	Inflammatio renum	Holweger (2010), Urologische Kapitel, S. 124–182	
[84v]	leer		
85r/85v	Ulcus renum	Holweger (2010), Urologische Kapitel, S. 183–187	
[85ar–85cv]	leer		
86r–87v	Inflammatio vesicae	Fries (2018), Geschlechts- und Männerkrankheiten, S. 162–172	
[87a–87bv]	leer		
88r–88v	Inflammatio cerebri	[in Bearbeitung]	
89r–92v	Ophtalmia	Holweger (2015), Augen-, Hals-, Nasen-, Ohren- und Zahnheilkunde, S. 115–146	
[92ar/v]	leer		
93r/v	Inflammatio aurium	Holweger (2015), Augen-, Hals-, Nasen-, Ohren- und Zahnheilkunde, S. 147–153	
[93ar/v]	leer		
94r/v	Ulcus aurium	Holweger (2015), Augen-, Hals-, Nasen-, Ohren- und Zahnheilkunde, S. 154–161	
[94ar–94bv]	leer		
95r–102v	Empyema	Maier (2018), Dermatologie, S. 115–158	
103r–106v	Haemorrhagia	Weimert (2017), Kardiologische Kapitel, S. 99–125	
107r–110v	Sputum sanguinis	Weimert (2017), Kardiologische Kapitel, S. 126–148	
111r–114r	Ischuria renalis	Holweger (2010), Urologische Kapitel, S. 188–213	
[114v]	leer		
115r–118v	Calculus renum	Holweger (2010), Urologische Kapitel, S. 214–247	
119r–121v	Diabetes	Holweger (2010), Urologische Kapitel, S. 248–276	
[121ar/v]	leer		
122r–123r	Mictus cruentus	Holweger (2010), Urologische Kapitel, S. 277–289	
[123v–123bv]	leer		

H Franc 8a

Fol.-Angabe	Inhalt	Bearbeitet in:	Besonderheiten
124r–126r	Ischuria vesicalis	Holweger (2010), Urologische Kapitel, S. 290–305	
[126v–126av]	leer		
127r–130v	Calculus vesicalis	Holweger (2010), Urologische Kapitel, S. 306–341	
131r/v	Incontinetia urinae	Holweger (2010), Urologische Kapitel, S. 342–349	
[131ar/v]	leer		
132r–134v	Stranguria	Holweger (2010), Urologische Kapitel, S. 350–372	
[134ar/v]	leer		
135r–138v	Dysuria	Holweger (2010), Urologische Kapitel, S. 373–407	
139r–142v	Catarrhus	Netzel (2013), Ulmer Stadtarzt, S. 274–296	
143r–146v	Coryza	Netzel (2013), Ulmer Stadtarzt, S. 297–320	146 kommt in der Zählung zweimal vor (146 und 146a und b)
146br–149v	Ascites	[in Bearbeitung]	
150r	Hydrocephalus	[in Bearbeitung]	
[150v–150cv]	leer		
151r–155v	Morbi Soporosi	[in Bearbeitung]	153v; 153ar/v leer
156r–159v	Vertigo	[in Bearbeitung]	
160r/v	Epilepsia	[in Bearbeitung]	
161r–168v	Vigiliae nimiae	[in Bearbeitung]	
169r–171v	Tremor	[in Bearbeitung]	
[171ar/v]	leer		
172r–175v	Apoplexia	[in Bearbeitung]	
176r–179v	Paraplegia	[in Bearbeitung]	
180r–183v	Paralysis	[in Bearbeitung]	
184r–187v	Odontalgia	Holweger (2015), Augen-, Hals-, Nasen-, Ohren- und Zahnheilkunde, S. 162–195	
188r–199v	Cephalalgia	Holweger (2015), Augen-, Hals-, Nasen-, Ohren- und Zahnheilkunde, S. 196–282	

Fol.-Angabe	Inhalt	Bearbeitet in:	Besonderheiten
200r–203v	Dolor oculorum	Holweger (2015), Augen-, Hals-, Nasen-, Ohren- und Zahnheilkunde, S. 283–315	
204r–205v	Otalgia	Holweger (2015), Augen-, Hals-, Nasen-, Ohren- und Zahnheilkunde, S. 316–342	203/I und 204/I nach 204
206r–217v	Arthritis	Fries (2018), Geschlechts- und Männerkrankheiten, S. 174–244	
218r–221v	Visus laesiones	Holweger (2015), Augen-, Hals-, Nasen-, Ohren- und Zahnheilkunde, S. 343–377	
222r–225v	Auditus laesiones	Holweger (2015), Augen-, Hals-, Nasen-, Ohren- und Zahnheilkunde, S. 378–407	
226r–227v	Olfactus laesiones	Holweger (2015), Augen-, Hals-, Nasen-, Ohren- und Zahnheilkunde, S. 408–425	
228r–229v	Gustus laesiones	Holweger (2015), Augen-, Hals-, Nasen-, Ohren- und Zahnheilkunde, S. 426–440	
[229ar/229bv]	leer		
230r–232r	Memoria	[in Bearbeitung]	
[232v–232av]	leer		
233r–234v	Phrenitis	Fries (2018), Geschlechts- und Männerkrankheiten, S. 245–258	
235r–238v	Delirium melancholicum	[in Bearbeitung]	
239r–241v	Mania	[in Bearbeitung]	
[242r/v]	leer		
243r–244r	Rabies	[in Bearbeitung]	
[244v–244bv]	leer		
245r/v	Philtrum	Holweger (2015), Augen-, Hals-, Nasen-, Ohren- und Zahnheilkunde, S. 441–446	
[245ar/v]	leer		

H Franc 8a

	Fol.-Angabe	Inhalt	Bearbeitet in:	Besonderheiten
H Franc 8a	246r–265v	Malum hypochondriacum	Weimert (2017), Kardiologische Kapitel, S. 149–287	246a nach 246; 249a nach 249; 256 zweimal; 264a und 264b nach 264
	266r–273v	Obstuctiones viscerum	Breuer (2012), Plagiattechnik, S. 286–332	
	274r–291v	Scorbutus	Mayer, Maximilian (2012); vgl. https://opus.bibliothek.uni-wuerzburg.de/frontdoor/index/index/docId/6241.	274a nach 274; 284a nach 284
	292r–293r	Defectus seminis	Fries (2018), Geschlechts- und Männerkrankheiten, S. 259–265	
	[293v–293bv]	leer		
	294r–297v	Gonorrhoea	Fries (2018), Geschlechts- und Männerkrankheiten, S. 266–288	
	298r–300r	Impotentia virilis	Fries (2018), Geschlechts- und Männerkrankheiten, S. 289–301	
	[300v–300av]	leer		
	301r–302v	Inflammatio testi	Fries (2018), Geschlechts- und Männerkrankheiten, S. 302–312	
		1 unpaginierte Seite		
H Franc 8b	**H Franc 8b**			
	1r	Titelblatt		
	1v	Widmung?		
	[1ar/1av]	leer		
	2r–5v	Anorexia	[in Bearbeitung]	
	6r/6v	Appetitus nimius	[in Bearbeitung]	
	7r–9v	Pica	[in Bearbeitung]	
	10r–12v	Fastidium ciborum	[in Bearbeitung]	Ein unpaginiertes Blatt nach 11
	13r–15r	Sitis laesio	[in Bearbeitung]	
	[15v–15av]	leer		
	16r–19v	Vitia dentium	Holweger (2015), Augen-, Hals-, Nasen-, Ohren- und Zahnheilkunde, S. 448–481	

Fol.-Angabe	Inhalt	Bearbeitet in:	Besonderheiten
20r–21v	Deglutitio laesa	Holweger (2015), Augen-, Hals-, Nasen-, Ohren- und Zahnheilkunde, S. 482–493	
[21ar–21bv]	leer		
22r–29v	Chilificatio laesa	Breuer (2012), Plagiattechnik, S. 333–382	
30r–33v	Stomachi laesio	[in Bearbeitung]	
34r–41v	Cardialgia	[in Bearbeitung]	
42r–45v	Alvi retentio	[in Bearbeitung]	
46r–48v	Ileum	[in Bearbeitung]	
[48ar/48av]	leer		
49r/49v	Coeliaca passio	Breuer (2012), Plagiattechnik, S. 383–388	
50r–55v	Diarrhaea	[in Bearbeitung]	Bl. 51 fehlt in der Zählung
56r–58r	Cholera	[in Bearbeitung]	
[58v–58av]	leer		
59r/59v	Lienteria	[in Bearbeitung]	
60r–64v	Dysenteria	[in Bearbeitung]	
65r–67v	Tenesmus	Fries (2018), Geschlechts- und Männerkrankheiten, S. 313–329	
[67ar/67av]	leer		
68r–74r	Lumbricus	[in Bearbeitung]	
[74v–74av]	leer		
75r–78r	Fluxus hepaticus	Fries (2018), Geschlechts- und Männerkrankheiten, S. 330–347	
[78v]	leer		
79r–82v	Haemorrhoides	Maier (2018), Dermatologie, S. 159–181	
83r–90v	Colica	Breuer (2012), Plagiattechnik, S. 389–438	
91r–94v	Hernia	Fries (2018), Geschlechts- und Männerkrankheiten, S. 348–371	
95r–96r	Ani procidentia	Maier (2018), Dermatologie, S. 182–188	
[96v–96bv]	leer		
97r–100v	Chyli distributio laesa	Weimert (2017), Kardiologische Kapitel, S. 288–310	

H Franc 8b

Fol.-Angabe	Inhalt	Bearbeitet in:	Besonderheiten
101r–111v	Aeris inspiratio laesa	Weimert (2017), Kardiologische Kapitel, S. 312–377	Ein unpaginiertes Blatt nach 110 (110a)
112r–114v	Singultus	[in Bearbeitung]	
[114ar/114av]	leer		
115r–117r	Incubus	Netzel (2013), Ulmer Stadtarzt, S. 321–331	
[117v–117av]	leer		
118r/118v	Sternutatio	Netzel (2013), Ulmer Stadtarzt, S. 332–337	
[118ar–118cv]	leer		
119r–120r	Vocis vitia	Netzel (2013), Ulmer Stadtarzt, S. 338–345	
[120v–120bv]	leer		
121r–124v	Raucedo	Netzel (2013), Ulmer Stadtarzt, S. 346–365	
125r–136v	Tussis	Netzel (2013), Ulmer Stadtarzt, S. 366–424	
137r–140v	Catarrhus suffocativus	Netzel (2013), Ulmer Stadtarzt, S. 425–445	
141r–144v	Motus laesus sanguinis per cor.	Weimert (2017), Kardiologische Kapitel, S. 378–399	
145r	Tremor cordis	Weimert (2017), Kardiologische Kapitel, S. 400–402	
[145v]	leer		
146r–149v	Palpitatio cordis	Weimert (2017), Kardiologische Kapitel, S. 403–425	
[149ar/149av]	leer		
150r/150v	Febres Intermitt.	Schaefer (2018), Fieberkapitel, S. 99–246	174 zweimal in der Zählung (174a)
151r–176v	Febres intermittentes		
176r–188v	Febres continuae	Schaefer (2018), Fieberkapitel, S. 247–307	176 zweimal in der Zählung; 184 fehlt in der Zählung
189r–196v	(Febris) hectica	Schaefer (2018), Fieberkapitel, S. 308–352	

H Franc 8b

Fol.-Angabe	Inhalt	Bearbeitet in:	Besonderheiten
197r–204r	Variolae et morbilli	Maier (2018), Dermatologie, S. 189–229	
[204v]	leer		
205r–211v	Petechiae	Fries (2018), Geschlechts- und Männerkrankheiten, S. 372–416	Ein unpaginiertes Blatt nach 207 (207a)
212r–223v	Febres malignae	Schaefer (2018), Fieberkapitel, S. 353–414	
224r–239v	Mensium emansio	Maier (2019), Frauenheilkunde, S. 87–175	
240r–246v	Fluxus mensium nimius	Maier (2019), Frauenheilkunde, S. 176–217	
[246ar/246av]	leer		
247r–250v	Fluor albus	Maier (2019), Frauenheilkunde, S. 218–243	
251r–258v	Febris alba virginum	Maier (2019), Frauenheilkunde, S. 244–286	
259r–266v	Suffocatio uteri	Maier (2019), Frauenheilkunde, S. 287–335	
267r/267v	Impraegnatio simulata	Balint (2008), Tagebuch, S. 113–118	
268r–270r	Impraegnatio dissimulata	Balint (2008), Tagebuch, S. 119–130	
[270v]	leer		
271r–273v	Abortus	Balint (2008), Tagebuch, S. 131–146	
[273ar/273av]	leer		
274r–275r	Sterilita mulierum	Balint (2008), Tagebuch, S. 147–155	
[275v]	leer		
276r–278r	Lochia retenta	Balint (2008), Tagebuch, S. 156–169	
[278v–278av]	leer		
279r–281r	Lochia nimia	Balint (2008), Tagebuch, S. 170–184	
[281v–281av]	leer		
282r–285v	Partus difficilis	Balint (2008), Tagebuch, S. 185–208	
286r–287r	Dolores post partum	Balint (2008), Tagebuch, S. 209–216	

H Franc 8b

	Fol.-Angabe	Inhalt	Bearbeitet in:	Besonderheiten
H Franc 8b	[287v–287bv]	leer		
	288r–291v	Lues gallica	Fries (2018), Geschlechts- und Männerkrankheiten, S. 417–441	
	292r–295v	Tumor pudendorum	Maier (2019), Frauenheilkunde, S. 336–362	
	296r–298v	Purpura puerperarum	Balint (2008), Tagebuch, S. 217–237	
	[298ar/298av]	leer		
	299r/299v	Lactis defectus	Balint (2008), Tagebuch, S. 238–242	
	300r/300v	Lactis coagulatio	Balint (2008), Tagebuch, S. 243–245	
	301r/301v	Lactis abundantia	Balint (2008), Tagebuch, S. 246–250	
	301ar–301bv	leer		Ein unpaginiertes Blatt zwischen 301a und 301b
	302r–303r	Inflammatio mammarum	Balint (2008), Tagebuch, S. 251–259	
	[303v–303av]	leer		
	304r–307v	Vulnera	Maier (2018), Dermatologie, S. 230–253	
	308r–317v	Ulcera	Maier (2018), Dermatologie, S. 254–309	
	318r–324v	Tumores	Maier (2018), Dermatologie, S. 310–346	
	[324ar/324av]	leer		
	325r–328v	Oedema	Weimert (2017), Kardiologische Kapitel, S. 426–449	
	329(a)r–335v	Vitia cutis	Maier (2018), Dermatologie, S. 347–391	329b nach 329 (a)
	336r–342v	Purgantia	[in Bearbeitung]	337 fehlt in der Zählung;
	343r–344r	Mineralogica	[in Bearbeitung]	
	[344v–344bv]	leer		
	345r–348r	Phytologica	[in Bearbeitung]	
	[348v–348bv]	leer		

Fol.-Angabe	Inhalt	Bearbeitet in:	Besonderheiten
349r–357r	Anatomica	[in Bearbeitung]	
[357v]	leer		
358r–361r	Microscopiorum usus	[in Bearbeitung]	
[361v–361av]	leer		
361r–362r	Zoologica	[in Bearbeitung]	361 zweimal in der Zählung
[362v]	leer		

H Franc 8b

9.4. Anhang 4: Alchemistische Zeichen in Francs ‚Ephemeris'

A		
☩	acetum	Essig
⸸	acetum destillatum	destillierter Essig
🜁	aer	Luft
𝕏	alembicus	Destillierhelm
🜂	alumen	Alaun
🜾	ammoniacum	siehe sal ammoniacum
▽	aqua	Wasser
▽R	aqua regis	Königswasser
🜊	arena	Sand
⚬—⚬	arsenicum	Arsen
☉	aurum	Gold
C		
☠	caput mortuum	Morellensalz
♋	cancer	Krebs
Ɇ	cinis	Asche
☿	cinnabaris	Zinnober
D		
⟋	destillatio	destillieren
⚲	dies	Tag
⚴	digestion	digerieren

F		
♂	ferrum/mars	Eisen
H		
✿	hora	Stunde
I		
△	ignis	Feuer
L		
☾	luna/argentum	Mond, Silber
M		
MB	mariae balneum	Marienbad
☿	mercurius	Quecksilber
N		
⊕	nitrum	Salpeter
⚲	nox	Nacht
O		
⸪	oleum	Öl
P		
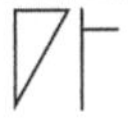 ▷⊤	phlegma	Schleim
♄	plumbum/saturnus	Blei
 �	praecipitatio	niedergeschlagen
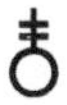 ♁	pulvis	Pulver
R		
ℭ	retorta	Retorte
♔	regulus	Metall-König

S		
✳	sal ammoniacum	Salmiak
⊖	sal communis	Kochsalz
♉	sal gemmae	Steinsalz
♏	scorpio	Skorpion
☉	sol/aurum	Sonne/Gold
⌒	spiritus	Geist
V͛	spiritus vini	Weingeist
♃	stannum/Jupiter	Zinn
⊸	sublimatio	sublimieren
♄	sulphur	Schwefel
T		
♁	tartarus	Weinstein
♉	taurus	Stier
▽	terra	Erde
U		
⊡	urina	Urin
V		
♀	venus	Weiblichkeit, Kupfer
⊕	viride aeris	Grünspan
⊕	vitriolum	Vitriol
○—○	vitrum	Glas
⋀	volatilis	flüchtig

10. Quellen- und Literaturverzeichnis

10.1 Archivalien

Stadtarchiv Ulm

Bestand A: Reichsstadt

A 3530	RP (Ratsprotokolle)
A 3531	RP Register (Gesamtregister zu den Ratsprotokollen)
A [1993]	Ordnung, Bestand, Gebäude und Verwaltung der Stadtbibliothek (1545–1802)
A [1994/2]	Die Dr. Franksche Stiftung zur Stadtbibliothek (1725–1858)
A [5353]	Katalog der Bibliothek von Dr. Johann Franc (Arbeitsexemplar des Stadtbibliothekars) [ca. 1726]
A [5353/1]	Katalog der Bibliothek von Dr. Johann Franc (Exemplar der reichsstädtischen Verwaltung) [ca. 1726]
A Gymn 84	Weyermann, Albrecht: Catalogus Philosophiae Studiosonum in Gymnasio Ulmensi

Bestand G: Dokumentation

G 2 alt	Franck, Johann (u. a. Leich- und Abschiedslied, Hochzeitscarmina)

Bestand H: Nachlässe

H Franc	H Franc, Johann, Nr. 1–14
H Leopold	H Leopold, Johann Dietrich, Memoria physicorum ulmanorum, seu biographiae medicorum ordinariorum ulmensi, ab Anno 1377 usque ad annum 1733, Bd. I.
H Maurer	H Maurer, Irene, Nr. 1
H Schwaiger	H Schwaiger, Karl, Nr. 5 und Nr. 12

Universitätsbibliothek Erlangen

Briefsammlung Trew

H 61/TREW 285

H 62/TREWBR_FRANC_JOHANN [1]. https://nbn-resolving.org/urn:nbn:de:bvb:29-bv042 029968–8 .

H 62/TREWBR FRANC_JOHANN [2]. https://nbn-resolving.org/urn:nbn:de:bvb:29-bv042
030098–7.

H 62/TREWBR FRANC_JOHANN [3]. https://nbn-resolving.org/urn:nbn:de:bvb:29-bv042
030257–5.

H 62/TREWBR FRANC_JOHANN [4]. https://nbn-resolving.org/urn:nbn:de:bvb:29-bv0420
30323–3.

10.2. Literatur und gedruckte Quellen

Adelung, Johann (1793) *Grammatisch-kritisches Wörterbuch der Hochdeutschen Mundart*. 4 Bde.
(Leipzig: Breitkopf und Sohn).

Aletophilus (1735) *Antwort-Schreiben an einen unbekannten Freund welcher über Herrn Doctor Kalt-schmieds Dissertation De Vulnere Hepatis curato meine Gedancken verlanget* (o. O.).

Aletophilus (1736) *Kurtzer Unterricht vor Hrn. D. Kaltschmieden in Jena, wie er seine Disputation De Vulnere Hepatis wider den Dargegen heraus gekommenen Bogen, wo es möglich, besser hätte defendiren sollen* (o. O.).

Anonymus (1687) *Epistola apologetica, contra authorem Observat. 238. Ephemerid. celeberrim. atque Illustriss. Natur. Curiosor. volum. quint. p. 461 insertae ab anonymo quodam edita pro vindicanda N. N. integerrima fama* (Nürnberg).

Anonymus (1772) *Medicinisch-Chymisch und Alchemistisches Oraculum darinnen man nicht nur alle Zeichen und Abkuerzungen welche so wohl in den Recepten und Buechern der Aerzte und Apo-thecker als auch in den Schriften der Chemisten und Alchemisten vorkommen findet* (Ulm: August Lebrecht Stettin).

Anonymus (2014) „Einblicke in frühere ,Praxiswelten'", *Der Allgemeinarzt* 36(3): 104.

Appenzeller, Bernhard (1990) *Die Münsterprediger bis zum Übergang Ulms an Württemberg 1810. Kurzbiographien und vollständiges Verzeichnis ihrer Schriften* (Veröffentlichungen der Stadtbibliothek Ulm 13) (Weissenhorn: Anton H. Konrad Verlag).

Atzl, Isabel / Helms, Roland / Neuner, Stephanie / Schilling, Ruth (Hrsg.) (2013) *Praxiswelten. Zur Geschichte der Begegnung von Arzt und Patient* (Ingolstadt: Deutsches Medizinhistorisches Museum) [Kataloge des Deutschen Medizinhistorischen Museums Ingolstadt 39].

Balint, Elisabeth Maria (2008) *Das Tagebuch des Dr. Franc (1649–1725) – Transkription, Überset-zung und Diskussion ausgewählter gynäkologischer Kapitel* (Open Access Repositorium der Uni-versität Ulm. Dissertation. http://dx.doi.org/10.18725/OPARU-1515).

Balint, Elisabeth Maria / Keil, Gundolf / Winckelmann, Hans-Joachim (2011) „Die ,Ephemeris' des Dr. Johannes Franc (1649–1725) – Tagebuch ganz anders", *Fachprosaforschung – Grenzüber-schreitungen* 7: 49–60.

Baschin, Marion / Dietrich-Daum, Elisabeth / Ritzmann, Iris (2016) „Doctors and their patients in the seventeenth to nineteenth centuries", in Dinges, Martin / Jankrift, Kay Peter / Schlegel-milch, Sabine / Stolberg, Michael (Hrsg.), *Medical practice, 1600–1900. Physicians and their pa-tients* (Clio Medica. Perspectives in medical humanities 96) (Leiden/Boston: Brill): 39–70.

Becher, Sandra Raphaela (2021) *Eine unbekannte Rezeptsammlung aus dem Nachlass des Ulmer Stadtarztes Dr. Johann Franc (1649–1725). Transkription, Übersetzung und Diskussion ausgewähl-ter Kapitel* (Ulm: Diss. med. dent.).

Behrens, Rudolf / Zelle, Carsten (Hrsg.) (2012) *Der ärztliche Fallbericht. Epistemische Grundlagen und textuelle Strukturen dargestellter Beobachtungen* (Wiesbaden: Harrassowitz).

Bellot, Josef (1998) „Pharmacopoeia Augustana", in Grünsteudel, Günther / Hägele, Günter / Frankenberger, Rudolf (Hrsg.), *Augsburger Stadtlexikon Online* (Augsburg: Wißner) (https://www.wissner.com/stadtlexikon-augsburg/artikel/stadtlexikon/pharmacopoeia-augustana/5019 [Zugriff.08.01.2020]).

Bernhard, Gertrud / Specker, Hans Eugen / Winckelmann, Hans-Joachim (1986) „Das Hebammenwesen der Stadt Ulm von 1491 bis Ende der Reichsstadtzeit", *Deutsche Hebammenzeitschrift* 9: 257–261.

Bertrand, Michel (1984) *Histoire secrète de Strasbourg* (Paris: Michel).

Blazek, Matthias (2012) *Ein dunkles Kapitel der deutschen Geschichte. Hexenprozesse, Galgenberge, Hinrichtungen, Kriminaljustiz im Fürstentum Lüneburg und im Königreich Hannover* (Stuttgart: ibidem).

Borscheid, Peter (2004) *Das Tempo-Virus. Eine Kulturgeschichte der Beschleunigung* (Frankfurt am Main: Campus).

Boxbart, Theodor (1675) *De variolis* (Basel: Jakob Werenfels).

Brandhorst, Jürgen (1994) „Spielleute-Vaganten und Künstler", in Hergemöller, Bernd-Ulrich (Hrsg.), *Randgruppen der spätmittelalterlichen Gesellschaft* (Warendorf: Fahlbusch): 157–180.

Breidbach, Olaf (2014) *Geschichte der Naturwissenschaften: I. Die Antike* (Berlin/Heidelberg: Springer).

Breitenbruch, Bernd (1991) *Ulmer Privatbibliotheken vom 17. bis zum frühen 19. Jahrhundert. Festvortrag zur 92. Jahresversammlung der Gesellschaft der Bibliophilen e. V. am 2. Juni 1991 in Ulm* (München: Gesellschaft der Bibliophilen).

Breitenbruch, Bernd (1994) „Ulm 1 Stadtbibliothek", in Kehr, Wolfgang / Sühl-Strohmenger, Wilfried (Hrsg.), *Handbuch der Historischen Buchbestände in Deutschland, Bd. 9 Baden-Württemberg und Saarland T-Z* (Hildesheim/Zürich/New York: Olms-Weidmann): 149–162.

Bresadola, Marco (2011) „A physician and a man of science. Patients, physicians and diseases in Marcello Malpighi's medical practice", *Bulletin for the History of Medicine* 85(2): 193–221.

Breuer, Rudolf (2012) *Die Plagiattechnik des Dr. Franc – Transkription, Übersetzung, Diskussion und Interpretation einiger Kapitel aus der inneren Medizin und der Urologie des Tagebuches des Ulmer Stadtarztes Dr. Johannes Franc (1649-1725)* (Open Access Repositorium der Universität Ulm. Dissertation. http://dx.doi.org/10.18725/OPARU-2805).

Breuer, Rudolf / Winckelmann, Hans-Joachim (2012), „Plagiattechniken im Praxisjournal. Johannes Franc (1649-1725) und Abschreibpraxis am Beispiel urologischer Texte", *Der Urologe* 1: 63–73.

Brockhaus' Kleines Konversations-Lexikon (1911), Bd. 2. 5. Aufl. (Leipzig 1911).

BUND (Bund für Umwelt und Naturschutz Deutschland / Landesverband Baden-Württemberg e. V.) (Hrsg.) (2015) *Die Ulmer Castorologia von 1685. Übersetzung der Abhandlung über den Biber mit Erläuterungen zu Natur, Eigenart und medizinisch-chemischen Nutzen dieses Tieres, vorgelegt von den Stadtärzten Johannes Mayer und Johann Franc* (Langenhagen: Umweltdruckerei).

Büttner, Frank / Friedrich, Markus / Zedelmaier, Helmut (Hrsg.) (2003) *Sammeln, Ordnen, Veranschaulichen. Zur Wissenskompilatorik in der Frühen Neuzeit* (Münster: LIT Verlag).

Cappelli, Adriano (1990) *Manuali Hoepli Lexicon Abbreviaturarum Dizinoario Di Abbreviature Latine ed italiane, 6*[th] *Ed.* (Milano: Hoepli).

Carpzov, Benedict der Jüngere (1670) *Practica Nova Imperialis Saxonica Rerum Criminalium. In Tres Partes Divisa, Pars II, Questio XCVIII* (Wittenberg: Haered. Tobiae Mevii & Elerdi Schumacheri).

Clasen, Claus-Peter (2003) *Gerber und Schuhmacher in Augsburgs Vergangenheit, 1500–1800* (Augsburg: Wißner).

Conforti, Maria (2015) „Illustrating Pathologies in the First Years of the Miscellanea Curiosa, 1670–1687", *Nuncius: Journal of the History of Science* 30(3): 570–609.

Danker, Uwe (1988) *Räuberbanden im Alten Reich um 1700. Ein Beitrag zur Geschichte von Kriminalität und Herrschaft in der frühen Neuzeit, Bd.1* (Frankfurt am Main: Suhrkamp).

Deichgräber, Karl (1970) *Medicus gratiosus. Untersuchungen zum griechischen Arztbild. Mit dem Anhang Testamentum Hippocratis und Rhazes' De indulgentia medici* (Wiesbaden: Steiner).

Dietrich, Stefan J. (2003) „Franziskanerkloster Ulm", in Zimmermann, Wolfgang / Priesching, Nicole (Hrsg.), *Württembergisches Klosterbuch. Klöster, Stifte und Ordensgemeinschaften von den Anfängen bis in die Gegenwart* (Stuttgart: Jan Thorbecke Verlag): 480–482.

Dietrich-Daum, Elisabeth / Dinges, Martin / Jütte, Robert / Rolio, Christine (Hrsg.) (2008) *Arztpraxen im Vergleich 18. bis 20. Jahrhundert* (Innsbruck/Wien/Bozen: StudienVerlag).

Dinges, Martin (2007) „Immer schon 60 % Frauen in den Arztpraxen? Zur geschlechtsspezifischen Inanspruchnahme des medizinschen Angebots" in Dinges, Martin (Hrsg.), *Männlichkeit und Gesundheit im historischen Wandel ca. 1800 – ca. 2000* (Stuttgart: Steiner): 295–322.

Dinges, Martin / Jankrift, Kay / Schlegelmilch, Sabine / Stolberg, Michael (Hrsg.) (2016) *Medical practice, 1600–1900. Physicians and their patients* (Leiden/Boston: Brill) [Clio Medica. Perspectives in medical humanities 96].

Dinges, Martin (2008) „Arztpraxen 1500–1900. Zum Stand Der Forschung", in Dietrich-Daum, Elisabeth / Dinges, Martin / Jütte, Robert / Rolio, Christine (Hrsg.), *Arztpraxen im Vergleich 18. bis 20. Jahrhundert* (Innsbruck/Wien/Bozen: StudienVerlag): 23–61.

Dittmar, Katharina / Araújo, Adauto / Reinhardt, Karl J. (2016) „The study of parasites through time: Archaeoparasitology and palaeoparasitology" in Grauer, Anne L. (Hrsg.), *A companion to palaeopathology* (Chichester: Wiley Blackwell): 170–190.

Doering, Oscar (1904) „Hainhofer, Philipp", *Allgemeine Deutsche Biographie* 49: 719–721.

Dörr, Frank (2016) *Mit der Kelle vom Winkel zum Zirkel. Symbole der Freimaurer* (Leipzig: Salier).

Drews, Gerhart (2010) *Mikrobiologie – Die Entdeckung der unsichtbaren Welt* (Berlin, Heidelberg: Springer).

Dülmen, Richard van (2005) *Kultur und Alltag in der Frühen Neuzeit. Erster Band: Das Haus und seine Menschen, 16.–18. Jahrhundert* (München: Beck).

Dürr, Renate (1995) *Mägde in der Stadt. Das Beispiel Schwäbisch Hall in der Frühen Neuzeit* (Frankfurt am Main: Campus).

Eckart Wolfgang U. (2013) *Geschichte Theorie und Ethik der Medizin* (Berlin, Heidelberg: Springer).

Egmont, Florike (Hrsg.) (2018) *Conrad Gessners „Thierbuch". Die Originalzeichnungen* (Darmstadt: WBG).

Endter, J.M.F. von (Hrsg.) (1980) *Das Tagebuch des Meister Franz, Scharfrichter zu Nürnberg. Nachdruck der Ausgabe Nürnberg 1801* (Dortmund: Harenberg).

Erdel, Andreas/Specker, Hans Eugen / Winckelmann, Hans-Joachim (1986) „Ansteckende Krankheiten in der freien Reichsstadt Ulm im 18. Jahrhundert", *Medizinische Welt* 20: 668–671.

Erdel, Andreas / Specker, Hans Eugen / Winckelmann, Hans-Joachim (1986) „Ulm und die Pest. Maßnahmen zur Verhütung der Pest in der freien Reichsstadt Ulm im 17. und 18. Jahrhundert", *Apotheker-Journal* 9: 94–97.

Erler, Georg (Hrsg.) (1909) *Die jüngere Matrikel der Universität Leipzig 1559–1809. Bd. 2* (Leipzig: Giesecke und Devrient).

Fabri, Felix O. P. (2012) *Tractatus de civitate Ulmensis. Traktat über die Stadt Ulm. Herausgegeben, übersetzt und kommentiert von Folker Reichert* (Bibliotheca Suevica 35) (Konstanz/Eggingen: Edition Isele).

Fangerau, Heiner (2010) „Zu Paläopathologie und Geschichte der Medizin. Das Beispiel der Influenzapandemie", *Der Urologe* 49: 1406–1410.

Fangerau, Heiner / Müller, Irmgard (2017) „Forensische Begutachtung in der Frühen Neuzeit. Das Diarium von Michael Alberti (1862–1757)", in Geisthövel, Alexa / Hess, Volker (Hrsg.), *Medizinisches Gutachten. Geschichte einer neuzeitlichen Praxis* (Göttingen: Wallstein): 271–295.

Fink, G. W. (1832), „Friedrich Hoffmann" in Ersch, Johann Samuel / Gruber, Johann Gottfried (Hrsg.), Allgemeine Encyclopädie der Wissenschaften und Künste (Leipzig: Brockhaus): 260.

Franc, Johann (1683) *Bericht vom Schnur-Ziehen. Warumb selbige zu ziehen und wie sich darbey zu verhalten. Augsburg 1683.* Annex in: Schorer, Christoph: *Bericht von Nutzen und Gebrauch der Fontanelle* (Augsburg: Göbel).

Franc, Johann (1686) „Mercurius vivus in hernia lethalis", in *Decuriae Annorum Secundae Miscellaneorum Medico-Physicorum sive Ephemeridum Germanicarum Annus Quintus* (Nürnberg: Endter): 461 f. (https://www.biodiversitylibrary.org/item/163144#page/547/mode/1up [Zugriff: 22.12.2018]).

Franc, Johann (1688) *Observationis medicae miscellaneis* (Nördlingen: Hilbrand).

Franc, Johann (1695) *Die preißwürdige Veronica oder europäischer Thee: wie selbige an statt der indianischen Thee mit Fug gebraucht werden kann, auch worinnen derer wie auch der Coffi Nutz und Eigenschaft bestehe* (Lübeck: Wiedemeyer).

Franc, Johann (1700) *Veronica Theezans id est Collatio Veronicae Europaeae cum Theé Chinitico* (Leipzig: Pfotenhauer).

Franc, Johann (1701) *Trifolii Fibrini Historia. Selectis observationibus & perspicuis exempli illustrata* (Frankfurt: Kroniger).

Franc, Johann (1709) *De Herba alleluja. Botanica considerata [...] imprimis propria praxi in nupera 1703 et 1704 febre epidemica Ulmae observata* (Ulm: Gassenmaier).

Franc, Johann (1709) *Nachricht von dem sehr berühmten und unweit Ulm gelegenen Gesund-Bad zu Ober-Thalfingen* (Ulm: Wagner).

Franc, Johann (1710) *Hydriatria Ulmana. Das ist: Natürliche Beschreibung deß Welt-berühmten Saur-Bronnen zu Überkingen, Nächst der Stadt Geißlingen Ulmischer Herrschafft, an dem Rötel-Bach gelegen; Desses hohes Alterthum, lustige Gelegenheit, vermuthlilche Berg Säffte, heylsame Würckung und ordentlicher Gebrauch. Männiglich zur Nachricht, in offenen Druck verfertiget* (Ulm) (digitalisiert: http://idb.ub.uni-tuebingen.de/opendigi/LXII27b#p=1 [Zugriff: 08.01.2020]).

Franc, Johann (1717) „Von den Ulmischen Stein-Erbsen", *Zufällige Relationen* 4: 371.

Franc, Johann (1718) *Das verschmächte und wieder erhöhte Flachs-Seiden-Kraut oder Bericht von den heylsamen und vielen Menschen verborgenen Nutzen dieses Gewächses* (Ulm: Schumacher).

Franc, Johann (1720) *Thappuah Jeruschalmi seu Mormodicae Descriptio Medico-Chirurgico-Pharmaceutica* (Ulm: Bartholomaeus).

Franc, Johann (1723) *Tractatus singularis de Urtica urente* (Dillingen: Libertus).

Franc, Johann (1725) *Gründliche Untersuchung der unvergleichlichen Sonnen-Blume oder sogenannten Heliotropii magni von Peru* (Ulm: Wagner).

Freitag, Gerd (2016) „Auf den Spuren des Räubers Nicol List (1654–1699)", *Sächsische Heimatblätter* 62: 66–73.

Fries, Florian Georg (2018) *Geschlechts- und Männerkrankheiten im Tagebuch des Dr. Johann Franc (1649–1725): Transkription, Übersetzung und Diskussion ausgewählter Kapitel* (Open Access Repositorium der Universität Ulm. Dissertation. http://dx.doi.org/10.18725/OPARU-10256).

Georges, K. E. (1918) *Ausführliches lateinisch-deutsches Handwörterbuch, Band 1 und 2* (Hannover: Hahnsche Buchhandlung).

Georgiević, Bartholomej (1588) *De Turcarum moribus epitome* (Lyon: Tornaesius).

Glaser, Christoph (1677) *Novum laboratorium medico-chymicum* (Nürnberg: Endter).

Gräf, Holger / Pröve, Ralf (2001) *Wege ins Ungewisse. Eine Kulturgeschichte des Reisens* (Frankfurt am Main: Fischer).

Grees, Hermann (2000) „Die geschlossene Vererbung des landwirtschaftlichen Grundbesitzes am Beispiel der Grundherrschaft des Klosters Ochsenhausen", *Ulm und Oberschwaben* 51: 84–109.

Greiner, Johannes (1907) „Geschichte des Ulmer Spitals im Mittelalter", *Württembergische Vierteljahreshefte für Landesgeschichte, N. F.* 16: 78–156.

Greiner, Johannes (1917) „Ulms Bibliothekswesen", *Württembergische Vierteljahreshefte für Landesgeschichte, N. F.* 26: 64–120.

Griemmert, Maria (2019) *Comoedien, Curen, Correctionen: Ulms Fundenkinder in der Frühen Neuzeit* (Open Access Repositorium der Universität Ulm. Dissertation. http://dx.doi.org/10.18725/OPARU-14568).

Grob, Alexa (2007) *Das Collegium Medicum zu Ulm* (Ulm: Diss. med.).

Grob, Alexandra / Winckelmann, Hans-Joachim (2014) „Das Collegium Medicum zu Ulm", Sudhoffs Archiv 98(1): 109–123.

Habermann, Johann (1588) *Sefer ha-shorashim: Hoc Est, Liber Radicum Seu Lexicon Ebraicum, In Quo Omnium Vocabulorum Biblicorum Propriæ ac certæ redduntur significationes, cum vera & dilucida multorum locorum scripturæ sacræ explicatione. Adiecta est plerisq[ue] Radicibus Symphoniacarum linguarum derivatio* (Wittenberg: Krafft).

Hahnemann, Samuel (1793–1799) *Apothekerlexikon.* Vier Teile in 2 Bänden (Leipzig: Crusius).

Haid, Johann Herkules (1786) *Ulm mit seinem Gebiete* (Ulm: Wagnersche Druckerei).

Haller, Rudolf (2018) „De famosis libellis", in *Codex Justinianus. Das Gesetzeswerk des römischen Zivilrechts. Vollständig ins Deutsche übertragen. Die Constitutionen des Corpus Iuris Civilis. Deutsch mit lateinischen Titeln* (Marktgröningen: Edition Opera Platonis): Kapitel 9.36 (http://opera-platonis.de/CI/Codex_Iustiniani.pdf) (Zugriff: 19.12.2018).

Harrington, Joel F. (2019) *Der Scharfrichter. Ein Henkersleben im Nürnberg des 16. Jahrhunderts: das Tagebuch des Henkers Frantz Schmidt, der über 700 Menschen hingerichtet, gefoltert oder verstümmelt hat* (München: Bassermann).

Hartung, Wolfgang (2003) *Die Spielleute im Mittelalter. Gaukler, Dichter, Musikanten* (Düsseldorf: Artemis und Winkler).

Herder Karl und Benjamin (2005) *Herders Conversations-Lexikon. 1. Aufl., Neusatz und Faks., 1854–1857* (Berlin: Directmedia Publ.).

Herkle, Senta (2014) *Reichsstädtisches Zunfthandwerk. Sozioökonomische Strukturen und kulturelle Praxis der Ulmer Weberzunft, 1600–1800* (Stuttgart: Kohlhammer).

Hermelink, Heinrich (Hrsg.) (1953) *Die Matrikel der Universität Tübingen. Bd. 2* (Stuttgart: Kohlhammer).

Herzog, Markwart (1994) „Scharfrichterliche Medizin. Zu den Beziehungen zwischen Henker und Arzt, Schafott und Medizin", *Medizinhistorisches Journal* 29(4): 309–332.

Hess, Volker / Mendelsohn, Andrew (2013) „Fallgeschichte, Historia, Klassifikation. François Boissier de Sauvages bei der Schreibarbeit", *NTM. Zeitschrift für Geschichte der Wissenschaften, Technik und Medizin* 21: 61–92.

Hess, Volker / Schlegelmilch, Sabine (2016) „Cornucopia Officinae Medicae: Medical practice records and their origin", in Dinges, Martin / Jankrift, Kay Peter / Schlegelmilch, Sabine / Stolberg, Michael (Hrsg.), *Medical practice, 1600–1900. Physicians and their patients* (Leiden/Boston: Brill) [Clio Medica. Perspectives in medical humanities 96]: 11–38.

Heydenreuter, Reinhard (2001) „Pappenheim, von", in *Neue Deutsche Biographie* 20: 48–50.

Hickel, Erika (1988) „Arzneimittel in Apotheke und Haushalt des 16. und 17. Jahrhunderts" in Telle, Joachim (Hrsg.), *Pharmazie und der gemeine Mann* 3. Aufl. (Weinheim: VCH): 22.

Hildanus, Fabricius (1619) *Oberservationum Et Curationum Chirurgicarum Centuria* (Oppenheim: de Bry & Galler).

Hirsch, August (1885) „Minderer, Raymund", in *Allgemeine Deutsche Biographie* 21: 766.

Hirsching, Friedrich Carl Gottlob (1807) *Historisch-literarisches Handbuch berühmter und denkwürdiger Personen, welche im 18. Jahrhundert gelebt haben. Bd. 10,1.* (Leipzig: Schwickertscher Verlag): 190–191.

Holweger, Christoph (2010) *Das Tagebuch des Dr. Franc (1649-1725) – Transkription, Übersetzung und Diskussion ausgewählter urologischer Kapitel* (Open Access Repositorium der Universität Ulm. Dissertation. http://dx.doi.org/10.18725/OPARU-2105).

Holweger, Tobias (2015) *Dr. Johannes Franc (1649-1725) und seine Praxis – Transkription, Übersetzung und Diskussion ausgewählter Kapitel aus der Augen-, Hals-, Nasen-, Ohren- und Zahnheilkunde* (Open Access Repositorium der Universität Ulm. Dissertation. http://dx.doi.org/10.18725/OPARU-3716).

Hopp, Detlef / Schneider, Elke (2008) „Vom Schuhmacher zum Flickschuster. Lederfunde von der Rheinischen Straße", in Hopp, Detlef (Hrsg.), *Ans Tageslicht gebracht. Archäologie in der Essener City* (Essen: Klartext): 100–102.

Husemann, Theodor (1889) „Raymund Minderer und die Augsburger Pharmakopöen von 1613–1629", *Pharmaceutische Zeitung* 44: 702–705.

Irsigler, Franz / Lassotta, Arnold (2010) *Bettler und Gaukler, Dirnen und Henker. Außenseiter in einer mittelalterlichen Stadt. Köln 1300–1600* (München: DTV).

Jankrift, Kay Peter (2002) „Das Leben und den Leib verwirkt. Medizinische Aspekte des Umgangs mit Straftätern im spätmittelalterlich-frühneuzeitlichen Rechtswesen", in Borck, Heinz-Günther (Hrsg.), *Unrecht und Recht. Kriminalität und Gesellschaft im Wandel von 1500–2000. Gemeinsame Landesausstellung der rheinland-pfälzischen und saarländischen Archive. Wissenschaftlicher Begleitband* (Koblenz: Landeshauptarchiv): 652–661.

Jankrift, Kay Peter (2004) „Jüdische Ärzte in Westfalen bis zum Ende des 16. Jahrhunderts", in Manheim, Ron (Hrsg.), *Pflanzenkunde im Mittelalter. Das Kräuterbuch der Wasserburgen Anholt und Moyland* (Bedburg-Hau: Stiftung Museum Schloß Moyland): 95–96.

Jankrift, Kay Peter (2005) *Mit Gott und Schwarzer Magie. Medizin im Mittelalter* (Darmstadt: WBG).

Jankrift, Kay Peter (2008) *Henker, Huren, Handelsherren. Alltag in einer mittelalterlichen Stadt* (Stuttgart: Klett-Cotta).

Jankrift, Kay Peter (2012) *Krankheit und Heilkunde im Mittelalter* (Darmstadt: WBG).

Jankrift, Kay Peter / Kinzelbach, Annemarie / Ruisinger, Marion (2012) „Arztpraxis im Frühneuzeitlichen Nürnberg. Johann Christoph Götz (1688–1733)", *Jahrbuch für fränkische Landesforschung* 72: 123–150.

Jankrift, Kay Peter / Kinzelbach, Annemarie / Ruisinger, Marion (2012) „Ernst von Metternich (1656–1727). Ein patientenzentrierter Einblick in den medizinischen Markt um 1720", in Gafner, Lina / Ritzmann, Iris / Weikl, Katharina (Hrsg.), *Penning patients histories. Doctors' records and the medical market in the 18th and 19th century* (Basel: Schwabe): 12–35.

Jankrift, Kay Peter (2013) „Die Journale des Johann Christoph Götz (1688–1733). Eindrücke aus dem Alltag einer Nürnberger Arztpraxis in der ersten Hälfte des 18. Jahrhunderts", in Groß, Dominik / Karenberg, Axel (Hrsg.), *Forschungen zur Medizingeschichte. Schriften des Rheinischen Kreises der Medizinhistoriker* 3 (Kassel: Kassel University Press): 95–102.

Jankrift, Kay Peter (2014) „Johann Christoph Götz (1688–1733). Ein Nürnberger Arzt, seine Patienten, das gelehrte Publikum und die Sprache der Wissenschaft", in Mulsow, Martin / Rexroth, Frank (Hrsg.), *Was als wissenschaftlich gelten darf. Praktiken der Grenzziehung in Gelehrtenmilieus der Vormoderne* (Frankfurt am Main: Campus): 279–292.

Jauernig, Reinhold (1977) *Die Matrikel der Universität Jena. Bd. 2* (Weimar: Böhlau).

Jochner, [N.] (1850) „Rückblicke", *Medicinisches Correspondenz-Blatt bayerischer Aerzte* 11: 66–778.

Jöcher, Christian Gottlieb (1751) *Allgemeines Gelehrtenlexicon, darinne die Gelehrten aller Staende … in alphabetischer Ordnung beschrieben werden. Vierter Theil, S-Z* (Leipzig: Gleditsch).

Jütte, Robert (1987) „Die medizinische Versorgung einer Stadtbevölkerung im 16. und 17. Jahrhundert am Beispiel der Reichsstadt Köln", *Medizinhistorisches Journal* 22: 173–184.

Jütte, Robert (1991) *Ärzte, Heiler und Patienten. Medizinischer Alltag in der Frühen Neuzeit* (München/Zürich: Artemis und Winkler).

Jütte, Robert (1994) „Bader, Barbiere und Hebammen. Heilkundige als Randgruppen", in Hergemöller, Bernd-Ulrich (Hrsg.), *Randgruppen der spätmittelalterlichen Gesellschaft* (Warendorf: Fahlbusch): 89–121.

Jütte, Robert (2008) „Die Arzt-Patienten-Beziehung im Spiegel der Krankenjournale Samuel Hahnemanns", in Dietrich-Daum, Elisabeth / Dinges, Martin / Jütte, Robert / Roilo, Christine (Hrsg.), *Arztpraxen im Vergleich: 18.–20. Jahrhundert* (Innsbruck/Wien/Bozen: Studien Verlag): 109–127.

Jütte, Robert (2008) „Ärztehaushalt im 16. Jahrhundert. Einkünfte, Status und Praktiken der Repräsentation", *Medizin, Gesellschaft und Geschichte* 27: 159–167.

Kaltschmied, Carl Friedrich (1735) *De vulnere hepatis curato* (Jena: Müller).

Kaltschmied, Carl Friedrich (1736) *Antwort auf die von Alethophilo herausgegebene Schmäh-Schrifft wieder die Dissertation de vulnere hepatis curato* (Cahla: Dieten).

Kappler, Friedrich (1838) *Handbuch der Literatur des Criminalrechts und dessen philosophischer und medizinischer Hülfswissenschaften; für Rechtsgelehrte, Psychologen und gerichtliche Ärzte* (Stuttgart: Scheible).

Karl V. (1559) „Straff schriftlicher unrechtlicher peinlicher Schmähung", in *Die peinliche Gerichtsordnung Kaiser Karls des Fünften (Constitutio criminalis Carolina)* (Frankfurt am Main: Raschen zum Bock): Artikel 110.

Kassel, Lauren (1999) „How to read Simon Foreman's casebooks. Medicine, astrology and gender in Elizabethan London", *Social History of Medicine* 12: 3–18.

Kassel, Lauren (2011) „Simon Foreman. The Astrologer's Table", *History Today* 61: 18–25.

Keil, Gundolf (2004) „Art. Kardobenediktenkraut" in Keil, Gundolf / Wachinger, Burghart / Ruh, Kurt / Schröder, Werner / Worstbrock, Franz Josef (Hrsg.) (2011-) *Die deutsche Literatur des Mittelalters. Verfasserlexikon, 2., völlig neu bearb. Aufl., 14 Bde* (Berlin/New York: de Gruyter) hier: Bd. 11 S. 826–829 (online Ressource: https://www.degruyter.com/view/serial/15996) (Zugriff:08.01.2020).

King, Steven / Weaver, Alan (2000) „Lives in Many Hands. The Medical Landscape in Lancashire, 1700–1820", *History* 44(2): 173–200.

Kinzelbach, Annemarie (1994) „Zur Sozial- und Alltagsgeschichte eines Handwerks in Der Frühen Neuzeit. „Wundärzte" und ihre Patienten in Ulm", *Ulm und Oberschwaben* 49: 111–144.

Kinzelbach, Annemarie (1995) *Gesundbleiben, Krankwerden, Armsein in der Frühneuzeitlichen Gesellschaft. Gesunde und Kranke in den Reichsstädten Überlingen und Ulm, 1500–1700* [Heidelberg: Diss. phil. 1994] (Stuttgart: Steiner).

Kinzelbach, Annemarie (2016) *Chirurgen und Chirurgiepraktiken. Wundärzte als Reichsstadtbürger, 16. bis 18. Jahrhundert* (Mainz: Verlag Donata Kinzelbach).

Kinzelbach, Annemarie / Grosser, Susanne / Jankrift, Kay Peter / Ruisinger, Marion (2016) „Observationes et Curationes Nurimbergenses. The medical practice of Johann Christoph Götz (1688–1733)", in Dinges, Martin / Jankrift, Kay Peter / Schlegelmilch, Sabine / Stolberg, Michael (Hrsg.), *Medical practice, 1600–1900. Physicians and their patients* (Clio Medica. Perspectives in medical humanities 96) (Leiden/Boston: Brill): 169–187.

Kinzelbach, Annemarie / Neuner, Stephanie / Nolte, Karen (2016) "Medicine in practice. Knowledge, diagnosis and therapy", in Dinges, Martin / Jankrift / Schlegelmilch, Sabine / Stolberg, Michael (Hrsg.), *Medical practice, 1600–1900. Physicians and their patients* (Leiden/Boston: Brill) [Clio Medica. Perspectives in medical humanities 96]: 99–130.

Kiss, Farkas Gábor (2014) "Alchemy and the Jesuits: Communication Patterns between Hungary and Rome in the International Intellectual Community of the Seventeenth Century", in: Almási, Gábor u. a. (Hrsg.), *A divided Hungary in Europe. Exchanges, Networks and Representations, 1541–1699* (Newcastle upon Tyne: Cambridge Scholars Publishing): 175–180.

Klaas, Philipp / Steinke, Hubert / Unterkircher, Alois (2016) "Daily business. The organisation and finances of doctors' practices", in Dinges / Jankrift / Schlegelmilch / Stolberg (Hrsg.), *Medical practice, 1600–1900. Physicians and their patients* (Leiden/Boston: Brill) [Clio Medica. Perspectives in medical humanities 96]: 71–98.

Klein, Wolf Peter (2011) "Deutsch als Sprache der Naturwissenschaften im Ostseeraum. Ausgewählte Beispiele aus dem 18. und 19. Jahrhundert", in: Prinz, Michael (Hrsg.), *Deutsch als Wissenschaftssprache im Ostseeraum – Geschichte und Gegenwart. Akten zum Humboldt Kolleg an der Universität Helsinki, 27. bis 29. Mai 2010* (Frankfurt am Main: Lang): 99–110.

Klemm, Hermann (1929) "Die rechtliche und sociale Stellung der Ärzte in der Reichsstadt Ulm", *Ulm und Oberschwaben. Mitteilungen* 26: 3–23.

Koloch, Sabine (2011) *Kommunikation, Macht, Bildung. Frauen im Kulturprozess der frühen Neuzeit* (Berlin: Akademie Verlag).

Koptev, Alexandr (2005 -) "De famosis libellis", in Koptev, Alexandr / Lassard, Yves (Hrsg.), *The Roman law library – Imperatorii Theodosiani Codex* (https://droitromain.univ-grenoble-alpes.fr) (Zugriff: 19.12.2018).

Kremeier, Jarl (2015) "Balthasar Neumann (1687–1753) und seine Bibliothek. Einblicke in einen barocken Bücher- und Grafikschatz", in Tiller, Elisabeth (Hrsg.), *Bücherwelten-Raumwelten. Zirkulation von Wissen und Macht im Zeitalter des Barock* (Köln/Weimar/Wien: Böhlau): 187–218.

Kurz, Eugen (1929) "Das Funden- und Waisenhaus der Reichsstadt Ulm", *Ulm und Oberschwaben. Mitteilungen* 26: 24–31.

Lachmund, Jens / Stollberg, Gunnar (1992) "The doctor, his audience and the meaning of illness. The drama of medical practice in the late 18th and 19th centuries", in Lachmund, Jens / Stollberg, Gunnar (Hrsg.), *The social construction of illness* (Stuttgart: Steiner): 53–66.

Lang, Stefan (2010) Vom Ulmer Heilig-Geist-Spital zur Hospitalstiftung. 770 Jahre Hospitalstiftung Ulm 1240–2010 (Ulm: Klemm & Oelschläger).

Lennhoff, Eugen / Posner, Oskar / Binder, Dieter A. (2006) *Internationales Freimaurerlexikon* (München: Herbig).

Leven, Karl-Heinz (2007) *"Mit Laien soll man nicht viel schwätzen, sondern nur das Notwendige. Arzt und Patient in der hippokratischen Medizin"*, in Reinhard, Wolfgang (Hrsg.), *Krumme Touren. Anthropologie kommunikativer Umwege* (Köln/Weimar/Wien: Böhlau): 47–62.

Lötscher, Valentin (Hrsg.) (1976) *Felix Platters Tagebuch (Lebensbeschreibung), 1536–1567* (Basel 1976: Schwabe).

Maier, Christoph Cornelius (2018) *Dr. Johannes Franc (1649–1725): Transkription, Übersetzung,*

Diskussion und Interpretation ausgewählter Kapitel aus dem Bereich der Dermatologie und der Inneren Medizin des Praxisjournals des Ulmer Arztes Dr. Johannes Franc (1649–1725) (Open Access Repositorium der Universität Ulm. Dissertation. https://oparu.uni-ulm.de/xmlui/handle/123456789/8362).

Maier, Sonja (2019) *Das Tagebuch des Dr. Johann Franc (1649–1725): Transkription, Übersetzung und Diskussion ausgewählter Kapitel der Frauenheilkunde* (Open Access Repositorium der Universität Ulm. Dissertation. https://oparu.uni-ulm.de/xmlui/handle/123456789/13606).

Marius, Johannes / Francke, Johann (1685) *J. F. Castorologia explicans Castoris animalis naturam & usum medico-chemicum* (Augsburg: Göbel) (http://dfg-viewer.de/show/cache.off?tx_dlf%5Bpage%5D=106&tx_dlf%5Bid%5D=https%3A%2F%2Fdigital.ub.uni-duesseldorf.de%2Foai%2F%3Fverb%3DGetRecord%26metadataPrefix%3Dmets%26identifier%3D1886215&tx_dlf%5Bdouble%5D=0&cHash=309496b903774f51209b9a70fa2f6898 (Zugriff: 08.01.2020)).

Marquardt, Hans / Schäfer, Siegfried (Hrsg.) (2004) *Lehrbuch der Toxikologie, 2. völlig neu bearb. Aufl.* (Stuttgart: Wiss. Verl.-Gesell.).

Marschalck, Peter (1984) *Bevölkerungsgeschichte Deutschlands im 19. und 20. Jahrhundert* (Frankfurt am Main: Suhrkamp).

Mayer, Maximilian (2012) *Verständnis und Darstellung des Skorbuts im 17. Jahrhundert. Mit einer Edition und Übersetzung der Fallgeschichten zu „Skorbut" bei Johannes Franc* (Würzburg: Diss. med.).

Mercklin, Georg Abraham (1679; ²1715) *Tractatio de ortu et occasu transfusionis sanguinis. Qua haec, quae fit è bruto in brutum, à foro Medico penitus eliminatur; illa, quae è bruto in hominem peragitur, refutatur; et ista, quae ex homine in hominem exercetur, ad experientiae examen relegatur* (Nürnberg: Zieger).

Mesgnien Meninski, Francisek a (1680) *Thesaurus Linguarum Orientalium Turcicae, Arabicae, Persicae, Praecipuas earum opes a Turcis peculiariter usurpatas continens. Nimirum Lexicon Turcico-Arabico-Persicum … & Grammaticam Turcicam Cum adiectis ad singula eius capita Praeceptis Grammaticis Arabicae & Persicae Linguae …, 2 Bde.* (Wien: Franciscus a Mesgnien Meninski) (http://mdz-nbn-resolving.de/urn:nbn:de:bvb:12-bsb10635929–4 (Zugriff:08.01.2020)).

Minderer, Raymund (1620) *Medicina militaris seu libellus castrensis. Euporista ac facile parabilia medicamenta comprehens. Id est: Gemaine Handstücklei zur Kriegs Artzney gehörig. Mit wolgegründeten Experimenta gezieret und den gemainen Soldaten, Rittern und Knechten zum Nutzen an Tag gegeben* (Augsburg: Aperger).

Minderer, Raymund (1667) *Neu-verbesserte Kriegs-Artzney. Sammlung; Welche in behender Kriegs-Begebung, allen und jeden Rittern, und Officiren, wie auch gemeinen Soldaten und Knechten zu sonderbahrem Nutz an Tag gegeben; Consilium, oder Rähtliches Gutachten, Die jetzt schwebende und unter den Soldaten mehrenteils grassirende Sucht betreffend* (Nürnberg: Endter).

Müller, Franz (1930/ND 2010) *Die Gastronomie in Ulm-Donau von den Anfängen bis zum Zweiten Weltkrieg* (Ulm).

Müller, Friedrich (1671) *Umbra Rezidivivi Zwelferi* (Nürnberg: Endter).

Müller, Friedrich / Nasturtius, Philo (1673) *Eilfertiges Gutachten Philonis Nasturtii, Zwelferischen Bundesgenossen Uber Die hochbedenckliche Attentata, Tieff-ersinnte, unbesonnene und ärgerliche Defensions-Schrifft Eines Raphaël Schmuz von Poystorff […] so er aufgerichtet Zu unsterblichen Lob und ewigwehrenden Siegs-Preiß des Augspurgischen Dispensatorii* (o. O.) (https://digital.slub-dresden.de/werkansicht/dlf/89870/1/ [Zugriff: 08.01.2020]).

Müller-Jahncke, Wolf-Dieter / Friedrich, Christoph (1996) *Geschichte der Arzneimitteltherapie* (Stuttgart: Deutscher Apotheker-Verlag).

Müller-Kasper, Ulrike (Hrsg.) (1999) *Handbuch des Aberglaubens* (Wien 1999: Tosa).

Münch, Paul (1995) „Tiere, Teufel oder Menschen? Zur gesellschaftlichen Einschätzung der „dienenden Klassen" während der frühen Neuzeit", in Frühsorge, Gotthardt / Gruenter, Rainer / Freifrau Wolff Metternich, Beatrix (Hrsg), *Gesinde im 18. Jahrhundert* (Hamburg: Meiner): 83–108.

Multhammer, Michael (2015) *Verteidigung als Angriff. Apologie und Vindicatio als Möglichkeiten der Positionierung im gelehrten Diskurs* (Berlin/Boston: De Gruyter).

Nance, Brian K. (2001) *Turquet de Mayerne as Baroque physician. The art of medical portraiture* (Amsterdam: Rodopi).

Netzel, Lothar (2013) *Der Ulmer Stadtarzt Dr. Johann Franc (1649–1725) – Herkunft, Werdegang, sein Verhältnis zu den Ulmer Ärztekollegen und seine Behandlungsmethoden am Beispiel der Tuberkulose* (Open Access Repositorium der Universität Ulm. Dissertation. http://dx.doi. org/10.18725/OPARU-2994).

Nowosadtko, Jutta (1994) *Scharfrichter und Abdecker. Der Alltag zweier „unehrlicher Berufe" in der Frühen Neuzeit* (Paderborn: Ferdinand Schöningh).

Occo, Adolf (1564) *Pharmacopoeia, seu medicamentarium pro Rep. Augustana: cui accessere simplicial omnia officinis nostris usitata, & annotationes in eadem et composita* (Augsburg: Willer).

Ohrt, Lore (1967) „Grundlegende Veränderungen im Bereich der bäuerlichen Familie und des Dorfverbandes und ihre Beziehungen zur Stadt-Land-Polarität", in Gagel, Walter / Deutsche Vereinigung für Politische Bildung (Hrsg.), *Politische Bildung heute. Unterrichtsbeispiele aus der Schulpraxis* (Opladen: Leske): 56–89.

Panaroli, Domenico (1654) *Iatrologismorum, Seu Medicinalium Observationum Pentecostae Quinque. Utilibus Praeceptis, Singularibus Medelis, Reconditis Speculationibus, Portentosis Casibus Refertae* (Hannover: Aubry).

Paré, Ambroise (1963) *Rechtfertigung und Bericht über meine Reisen in verschiedene Orte. Aus dem Französischen übersetzt und eingeleitet von Erwin H. Ackerknecht* (Bern: Huber).

Pharmacopoeia Augustana (1684) renovata et aucta (Augsburg: Johann Jacob Schönigh).

Pierer, Heinrich (1857–1865) *Universallexikon der Gegenwart und Vergangenheit oder neuestes encyclopädisches Wörterbuch der Wissenschaften, Künste und Gewerbe. 4. Aufl. 19 Bde.* (Altenburg: Pierer).

Pomata, Gianna (2010) „Sharing cases. The Observationes in early modern medicine", *Early Science and Medicine 15*: 193–236.

Purmann, Matthäus Gottfried (1680; ⁶1705) *Der rechte und wahrhafftige Feldscher, Oder, Die rechte und wahrhafftige Feldschers-Kunst. Worinnen kürtzlich doch grundrichtig angewiesen wird, wie man alle Verletzungen des gantzen menschlichen Cörpers … Vollkömmlich erkennen … und in kurtzer Zeit glücklich curiren könne …, in 4. Theile abgetheilet* (Halberstadt: Hynitzsch; 6. bearb. Aufl. Frankfurt/Leipzig: Rohrlach).

Reichard, Carl Ludwig Georg (1825) *Beiträge zur Geschichte der Apotheken unter vorzüglicher Berücksichtigung der Apotheker und Apotheken zu Ulm* (Ulm: Stettinsche Buchhandlung).

Ressel, Magnus (2016) „Eine Rezeptionsskizze der atlantischen Sklaverei im frühneuzeitlichen protestantischen Deutschland" in Priesching, Nicole / Grieser, Heike (Hrsg.), *Theologie und Sklaverei von der Antike bis in die frühe Neuzeit* (Hildesheim: Georg Olms Verlag): 165–206.

Rieder, Philip (2010) *La figure du patient Au XVIIIe siècle* (Bibliothèque Des Lumières 76) (Genf: Droz).

Rinnab, Ludwig J. (2000) *Die Entwicklung des Ulmer Krankenhauswesens und der Behandlungsmöglichkeiten von 1810 bis 1918 unter besonderer Berücksichtigung der Chirurgie* (Ulm: Diss. med.).

Röder, Annemarie (2009) „Türkenkrieg und Auswanderung. Historische Erinnerungsorte in Südwestdeutschland", in Fata, Márta (Hrsg.), *„Die Schiff' stehn schon bereit." Ulm und die Aus-*

wanderung nach Ungarn im 18. Jahrhundert (Forschungen zur Geschichte der Stadt Ulm. Reihe Dokumentation 13) (Stuttgart: Kohlhammer): 119–134.

Roeck, Bernd (1991) *Als wollt die Welt schier brechen. Eine Stadt im Zeitalter des Dreißigjährigen Krieges* (München: Beck).

Rossiaud, Jacques (1994) *Dame Venus. Prostitution im Mittelalter* (München: Beck).

Rublack, Ulinka (1995) „Anschläge auf die Ehre. Schmähschriften und -zeichen in der städtischen Kultur des Ancien regimes", in: Schreiner, Klaus (Hrsg.), Verletzte Ehre. Ehrkonflikte in Gesellschaften des Mittelalters und der frühen Neuzeit (Köln/Weimar/Wien: Böhlau): 381–411.

Rudowski, Werner H. (2017) „Michael Scheffelt. Leben und Lehre", in Prinz, Ina (Hrsg.), *300 Jahre logarithmisches Rechnen in deutschen Landen* (Bonn: Arithmeum): 76–79.

Ruff, Margarethe (2003) *Zauberpraktiken als Lebenshilfe. Magie im Alltag vom Mittelalter bis heute* (Frankfurt am Main: Campus).

Ruisinger, Marion Maria (2008) „Briefpraxis versus Besuchspraxis. Das Beispiel Lorenz Heister (1683–1758)", in Dietrich-Daum/Dinges/Jütte/Roilo (Hrsg.), *Arztpraxen im Vergleich: 18.–20. Jahrhundert* (Innsbruck/Wien/Bozen: Studien Verlag): 65–77.

Ruisinger, Marion Maria (2008) *Patientenwege. Die Konsiliarkorrespondenz Lorenz Heisters (1683–1758) in der Trew-Sammlung Erlangen* (Stuttgart: Steiner).

Saß, Maurice (2016) *Physiologien der Bilder. Naturmagische Felder frühneuzeitlichen Verstehens von Kunst* (Berlin: De Gruyter).

Schaefer, Viktoria (2018) *Das Tagebuch des Dr. Johannes Franc (1649–1725). Transkription, Übersetzung und Diskussion der Fieberkapitel* (Open Access Repositorium der Universität Ulm. Dissertation. http://dx.doi.org/10.18725/OPARU-5394).

Schäfer, Daniel (2004) *Alter und Krankheit in der frühen Neuzeit. Der ärztliche Blick auf die letzte Lebensphase* (Frankfurt am Main: Campus).

Schäfer, Daniel (2015) „Was ist Alter(n)? Konzepte im frühneuzeitlichen Diskurs der gelehrten Medizin" in Hülsen-Esch, Andrea von (Hrsg.), *Alter(n) neu denken. Konzepte für eine neue Alter(n)skultur* (Bielefeld: transcript): 17–40.

Schattenhofer, Michael (1984) „Henker, Hexen und Huren im alten München", *Oberbayerisches Archiv* 109: 113–142.

Schilling, Ruth (2012) „Raum und medizinischer Markt. Die Praxis des Stadt- und Amtsarztes Johann Friedrich Glaser (1707–1789) in Suhl", in Ritzmann/Gafner/Weikl (Hrsg.), *Penning Patient's Histories. Doctors' Records and the Medical Market in the 18th and 19th century* (Special Issue: Gesnerus 69[1]) (Basel:Schwabe): 36–53.

Schilling, Ruth (2016) „Social mobility and medical practice. Johann Friedrich Glaser (1707–1789)" in Dinges, Martin / Jankrift, Kay Peter / Schlegelmilch, Sabine / Stolberg, Michael (Hrsg.), *Medical practice, 1600–1900. Physicians and their patients* (Leiden/Boston: Brill) [Clio Medica. Perspectives in medical humanities 96]: 188–206.

Schilling, Ruth / Jankrift, Kay Peter (2016) „Medical practice in context. Religion, family, politics and scientific networks", in Dinges, Martin / Jankrift, Kay Peter / Schlegelmilch, Sabine / Stolberg, Michael (Hrsg.), *Medical practice 1600–1900. Physicians and their patients* (Leiden/Boston: Brill) [Clio Medica. Perspectives in medical humanities 96]: 131–151.

Schilling, Ruth / Schlegelmilch, Sabine / Splinter, Susan (2011) „Stadtarzt oder Arzt in der Stadt? Drei Ärzte in der Frühen Neuzeit und ihr Verständnis des städtischen Amtes", *Medizinhistorisches Journal* 46: 99–133.

Schlegelmilch, Sabine (2011) „Johannes Magirus. Stadtarzt in Zerbst (1651–1656)", *Mitteilungen des Vereins für Anhaltische Geschichte* 20: 9–30.

Schlegelmilch, Sabine (2016) „‚What a magnificent work a good physician is'. The medical practice of Johannes Magirus (1615–1697)", in Dinges, Martin / Jankrift, Kay Peter / Schlegelmilch,

Sabine / Stolberg, Michael (Hrsg.), *Medical practice, 1600–1900. Physicians and their patients* (Leiden/Boston: Brill) [Clio Medica. Perspectives in medical humanities 96]: 151–168.

Schmid, Johann Christoph von (1801) *Kurzgefaßte Beschreibung der Stadt Ulm. Aus dem geographischen Lexikon von Schwaben besonders abgedruckt* (Ulm: Stettin).

Schmidt, Günter (1985) *Libelli famosi. Zur Bedeutung der Schmähschriften, Scheltbriefe, Schandgemälde und Pasquille in der deutschen Rechtsgeschichte* (Köln: Diss. phil.).

Schmitz, Rudolf / Kuhlen, Franz-Josef / Friedrich, Christoph et.al. (Hrsg.) (1998) *Geschichte der Pharmazie, 1: Von den Anfängen bis zum Ausgang des Mittelalters* (Eschborn: Govi).

Schmuz, Michael Raphael (1671) *Apologia contra Ioannem Zwelferum* (Neuburg a. d. Donau: Strasser).

Schmuz, Michael Raphael (1672) *Ius Retorquendi seu Apologiae Schmuzianae. Pars altera Germanica* (o. O.).

Schmuz, Michael Raphael (1673) *Exorcismus Medicus Manium, Larvarum & Maleferiatorum Spirituum Zwelferianorum, sub personati Friderici Müller a Lewenstein, Pharmacopaei Viennensis, Redivivi Zwelferi, ad symbolum aurei Cervi, Enthusiasmo, seu phantasmate furiose excitatorum & oberrantium. Qui Invito Fato, Exegesi Philosophicae, Doctoris Schmuzen ... exorcizandi & abominandi missi & commissi sunt* (o. O.).

Schmuz, Michael Raphael (1674) *Antithesis oder Gegensatz einem abtrünnigen der Hippo. Galenischen Medicin ... Philo Nasturtius genant, an statt eines Recipisse seiner unerhörten ... Scartecken, Claturen und Maculaturen, die er ann daß löbl. Augspurgische Medicorum Collegium, und mich a. 1673 d. 1. Aprilis sub dato Grain, auff der Eselspost, ablauffen lassen* (o. O.).

Schnalke, Thomas (1997) *Medizin im Brief. Der städtische Arzt des 18. Jahrhunderts im Spiegel seiner Korrespondenz* (Stuttgart: Steiner).

Schön, Theodor (1897) „Das Medicinalwesen der Reichsstadt Ulm", *Medicinisches Correspondenz-Blatt* 67: 253–257, 288–291, 295–298, 303–306.

Schneider, Karin (2009) *Paläographie/Handschriftenkunde* (Tübingen: Max Niemeyer).

Schneider, W. (1986) *Lexikon zur Arzneimittelgeschichte, I–VII* (Frankfurt am Main: Govi).

Schütte, Jana Madlen (2017) *Medizin im Konflikt. Märkte und Experten in deutschen Universitätsstädten des 14. bis 16. Jahrhunderts* (Boston/Leiden: Brill).

Schultes, David August (1937) *Chronik von Ulm von den Zeiten Karls des Großen bis auf die Gegenwart, 7., unveränderte Auflage* (Ulm: Höhn).

Schwackenhofer, Hans (2002) *Die Reichserbmarschälle, Grafen und Herren von und zu Pappenheim* (Treuchtlingen: Keller).

Scully, Terence (1995) „Tempering Medieval Food", in: Adamson, Melitta Weiss (Hrsg.), *Food in the Middle Ages. A book of essays* (New York et.al.: Garland).

Seelentag, Miriam Bianca (2019) *„Empirica" aus Tirol – die volksmedizinischen Heilverfahren bei Dr. Johann Franc (1649–1725). Transkription, Übersetzung und Kommentierung* (Ulm: Diss. med.) (http://dx.doi.org/10.18725/OPARU-14127 [Zugriff: 08.01.2020]).

Seidel, Sonja (2006) *Todesursachen in Ulmer Leichenpredigten des 17. Jahrhunderts* (Ulm: Diss. med.).

Seiz, Anneliese (1972) „Der Stadtarzt, Forscher und Sammler Johann Franck", *Schwäbische Zeitung* 115:20. Mai 1972 (Ulmer Kulturleben).

Seiz, Anneliese (1974) „Johannes Scultetus und sein Werk. Biographie und Glossar", in *Wund-Artzneyisches Zeug-Hauß. Faksimile-Druck Der Scultetus-Ausgabe von 1666* (Forschungen zur Geschichte der Stadt Ulm 14) (Stuttgart: Kohlhammer): 11–78.

Seiz, Anneliese (1992) *Vom Mittelalterlichen Spital zum modernen Krankenhaus. Ein Beitrag zur Geschichte des Kommunalen und des privaten Krankenhauswesens in Ulm vom Mittelalter bis zum*

Zweiten Weltkrieg; als Beilage zum Geschäftsbericht 1991 (Ulmer Stadtgeschichte 25) (Ulm: Ulmer Volksbank).

Seyferth, Sebastian (2011) „Lateinisch-volkssprachliche Koexistenzen. Begrifflichkeiten in medizinischen Fachtexten der Frühen Neuzeit", in Prinz, Michael (Hrsg.), *Deutsch als Wissenschaftssprache im Ostseeraum – Geschichte und Gegenwart. Akten zum Humboldt Kolleg an der Universität Helsinki, 27. Bis 29. Mai 2010* (Frankfurt am Main: Lang): 167–185.

Simon-Murscheid, Katharina (2004) *Die Dinge im Schnittpunkt sozialer Beziehungsnetze. Reden und Objekte im Alltag (Oberrhein, 14. bis 16. Jahrhundert)* (Göttingen: Vandenhoeck und Ruprecht).

Sommer-Mathis, Andrea (2014) „Alla turca. Türkische Elemente in Theater und Fest an den Habsburgerhöfen im 16. und 17. Jahrhundert", in Karner, Herbert / Ciulisová, Ingrid / García García, Bernardo J. (Hrsg.), *The Habsburgs and their courts in Europe, 1400–1700. Between Cosmopolitism and Regionalism* (PALATIUM e-Publication, Bd. 1): 303–335. (https://doi.org/10.11588/arthistoricum.86.81) (Zugriff: 08.01.2020).

Specker, Hans Eugen (1977) *Ulm. Stadtgeschichte* (Ulm: Süddeutsche Verlagsgesellschaft).

Splinter, Susan (2011) „Der Aufrichtige Medicus, eine Zeitschrift des Nürnberger Arztes Johann Christoph Götz (1688–1733) als Vorläufer des Commercium Litterarium", *Jahrbuch für Kommunikationsforschung* 13: 3–15.

Steidel, Annemarie (2003) *„Auf nach Wien! Die Mobilität des mitteleuropäischen Handwerks im 18. und 19. Jahrhundert am Beispiel der Haupt- und Residenzstadt* (Wien: Verlag für Geschichte und Politik).

Steuerwald, Christian (2016) *Die Sozialstruktur Deutschlands im internationalen Vergleich* (Wiesbaden: Springer).

Stolberg, Michael (1996) „„Mein äskulapisches Orakel!'. Patientenbriefe als Quelle einer Kulturgeschichte der Krankheitserfahrung im 18. Jahrhundert", *Österreichische Zeitschrift für Geschichtswissenschaften* 7: 385–404.

Stolberg, Michael (2003) *Homo Patiens. Krankheits- und Körpererfahrung in der Frühen Neuzeit* (Köln: Böhlau).

Stolberg, Michael (2007) „Patientenbriefe" in Dinges, Martin / Barras, Vincent (Hrsg.), *Krankheit in Briefen im deutschen und französischen Sprachraum 17.–21. Jahrhundert* (Medizin, Gesellschaft und Geschichte, Beiheft 29) (Stuttgart: Steiner): 23–33.

Stolberg, Michael (2007) „Formen und Funktionen medizinischer Fallberichte in der Frühen Neuzeit (1500–1800)" in Süßmann, Johannes / Scholz, Susanne, Enel, Gisela (Hrsg.), *Fallstudien. Theorie-Geschichte-Methode* (Berlin: Trafo-Verlag): 81–95.

Stolberg, Michael (2009) *Die Harnschau. Eine Kultur- und Alltagsgeschichte* (Köln/Weimar: Böhlau).

Stolberg, Michael (2012) „Möglichkeiten und Grenzen einer retrospektiven Diagnostik" in Pulz, Waltraud (Hrsg.), *Zwischen Himmel und Erde. Körperliche Zeichen der Heiligkeit* (Stuttgart: Steiner): 209–227.

Stolberg, Michael (2013) „Medizinische *Loci communes*. Formen und Funktionen einer ärztlichen Aufzeichnungspraxis im 16. und 17. Jahrhundert", *NTM. Zeitschrift für Geschichte der Wissenschaften, Technik und Medizin* 21: 37–60.

Streim, Claudia (2018) *Historisierende Bühnenpraxis im 19. Jahrhundert. Inszenierungen von Schillers Wallenstein zwischen 1798 und 1914 (Goethe, Iffland, Brühl, die Meininger, Reinhardt)* (Tübingen: Narr Francke Attempto).

Vesalius, Andreas (1543) De humani corporis fabrica libri septem (Basel: Johannes Oporinus).

Vocelka, Karl (2017) *Frühe Neuzeit. 1500–1800* (Konstanz: UVK).

Vollrath, Hans-Joachim (2013) *Verborgene Ideen. Historische mathematische Instrumente* (Wiesbaden: Springer).

Wadauer, Sigrid (2005) *Die Tour der Gesellen. Mobilität und Biographie im Handwerk vom 18. bis zum 20. Jahrhundert* (Frankfurt am Main: Campus).

Wahl, Constantin Albert Christoph (1990) *Die zahnmedizinische Versorgung der Ulmer Bevölkerung vom ausgehenden Mittelalter bis zum Ende der reichsstädtischen Zeit* (Ulm: Diss. med.).

Walter, Tilmann (2008) „Ärztehaushalt im 16. Jahrhundert. Einkünfte, Status und Praktiken der Repräsentation", *Medizin, Gesellschaft und Geschichte* 27: 31–74.

Warner, John Harley (1999) „The Uses of Patient Records by Historians. Patterns, Possibilities and Perplexities", *Health and History* 1(2/3): 101–111.

Weimert, Joseph (2017) *Das Tagebuch des Dr. Franc (1649–1725): Transkription, Übersetzung und Diskussion ausgewählter kardiologischer Kapitel* (Open Access Repositorium der Universität Ulm. Dissertation. http://dx.doi.org/10.18725/OPARU-4338).

Well, Benjamin van (2016) *Mir troumt hînaht ein troum. Untersuchungen zur Erzählweise in mittelhochdeutscher Epik* (Göttingen: Vandenheock und Ruprecht).

Wettengel, Michael / Weig, Gebhard (Hrsg.) (2004) Stadtmenschen. *1150 Jahre Ulm. Die Stadt und ihre Menschen* (Ulm: Ebner).

Weyermann, Albrecht (1798) *Nachrichten von Gelehrten, Künstlern und andern merkwürdigen Personen aus Ulm* (Ulm: Wagner).

Weyermann, Albrecht (1829) *Neue historisch-biographisch-artistische Nachrichten von Gelehrten und Künstlern, auch alten und neuen adelichen und bürgerlichen Familien aus der vormaligen Reichstadt Ulm. Fortsetzung der Nachrichten von Gelehrten, Künstlern und andern merkwürdigen Personen aus Ulm* (Ulm: Stettinische Buchhandlung).

Wilbertz, Gisela (1994) „Scharfrichter und Abdecker. Aspekte ihrer Sozialgeschichte vom 13. bis zum 17. Jahrhundert", in Hergemöller, Bernd-Ulrich (Hrsg.), *Randgruppen der spätmittelalterlichen Gesellschaft* (Warendorf: Fahlbusch): 121–156.

Winckelmann, Hans-Joachim / Schulthess, Kathrin / Kressing, Frank / Litz, Gudrun (Hrsg.) (2016) Medizinhistorischer Streifzug durch Ulm. 3. Aufl. (Ulm: Süddeutsche Verlagsgesellschaft Ulm im Jan Thorbecke Verlag).

Wittern, Renate (2004) „Die Gegner Andreas Vesals. Ein Beitrag zur Streitkultur des 16. Jahrhunderts", in Steger, Florian: Gesundheit – Krankheit (Köln/Wien: Böhlau): 167–199.

Zedler, Johann Heinrich (1732–1754) *Grosses vollständiges Universallexicon Aller Wissenschaften und Künste. Bde. 1–64 und 4 Supplementbände* (Halle/Leipzig: Zedler).

Zimmermann, Heinz (1974) *Arzneimittelwerbung in Deutschland* (Würzburg: Jal-Verlag).

Zwelfer, Johann (1657) *Animadversiones In Pharmacopoeiam Augustanam Et Annexam Eius Mantissam, Sive Pharmacopoeia Augustana Reformata* (Nürnberg: Endter).

Register

Ortsregister

Personenregister

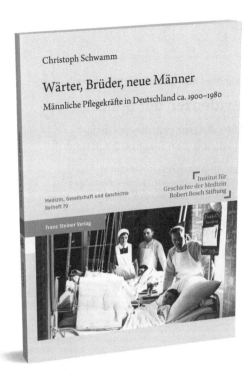

Christoph Schwamm

Wärter, Brüder, neue Männer

Männliche Pflegekräfte in Deutschland
ca. 1900–1980

MEDIZIN, GESELLSCHAFT UND GESCHICHTE –
BEIHEFT 79
2021. 160 Seiten mit 5 s/w-Abbildungen und 2 Tabellen
978-3-515-12790-5 KARTONIERT
978-3-515-12792-9 E-BOOK

Die Krankenpflege ist heute kein reiner Frauenberuf mehr. Aber ist sie je ein solcher gewesen? Zwar waren Männer ab dem späteren 19. Jahrhundert eine Minderheit in der Pflege, aber niemals eine Ausnahmeerscheinung. Wie also kam es dazu, dass pflegende Männer als Normabweichung wahrgenommen wurden? Dieser Frage geht Christoph Schwamm nach.

Lange Zeit dominierten in Deutschland Schwesternschaften und Mutterhäuser die Kliniken, eine rigide Geschlechtertrennung zwischen männlichen und weiblichen Pflegekräften war das Ergebnis. Dies änderte sich in Westdeutschland mit den großen strukturellen Reformen um 1970, in der DDR hatte dieser Prozess bereits 20 Jahre zuvor begonnen. Ab diesem Zeitpunkt wurden Männer in der Pflege gemeinsam mit den Frauen ausgebildet, sie engagierten sich in den gleichen Berufsorganisationen, absolvierten die gleichen Fort- und Weiterbildungen und hatten grundsätzlich die gleichen Karrierechancen. Das Ziel war es, aus dem „Liebesdienst" einen modernen und geschlechtsneutralen Angestelltenberuf zu machen. Stattdessen wurden weibliche Pflegekräfte zunehmend sexualisiert, während sich die pflegenden Männer von einer Selbstverständlichkeit zur gesellschaftlichen Anomalie wandelten.

DER AUTOR

Christoph Schwamm ist wissenschaftlicher Mitarbeiter am Institut für Geschichte der Medizin der Robert Bosch Stiftung. Seine Forschungsschwerpunkte sind die Patientengeschichte der Psychiatrie, die Geschlechtergeschichte, die Geschichte der Pflege und die Geschichte der ärztlichen Standesorganisationen.

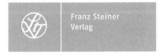

Hier bestellen:
service@steiner-verlag.de

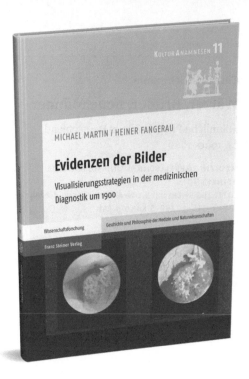

Michael Martin / Heiner Fangerau

Evidenzen der Bilder

Visualisierungsstrategien in der
medizinischen Diagnostik um 1900

KULTURANAMNESEN – BAND 11
2021. 182 Seiten mit 21 s/w-Abbildungen
978-3-515-10829-4 GEBUNDEN
978-3-515-12818-6 OPEN ACCESS E-BOOK

Evidenz beschreibt etwas, das unmittelbar einleuchtet. Wissenschaftliche Abbildungen erheben zwar den Anspruch, evident zu sein, aber ihre Evidenz ist nicht natürlich. Sie ist nur mittelbar für diejenigen einleuchtend, die sie lesen können. Das gilt auch für Bilder in der medizinischen Diagnostik: Im Visualisierungsprozess diagnostischer Abbildungen werden zum einen Strukturen und Zusammenhänge sichtbar gemacht, die zuvor unsichtbar waren. Zum anderen muss über Lese- und Denkprozesse die Evidenz in das Bild implementiert werden. Allerdings sind diese Bilder primär durch Mehrdeutigkeit und Unbestimmtheit geprägt, was Strategien der Evidenzproduktion erfordert. Hierzu gehören der Einsatz geschulter Zeichner am Mikroskop, die Produktion von Diagrammen auf Basis von Messwerten, der versierte Einsatz von Endoskopen sowie die physikalisch-chemische Erzeugung von Radiogrammen zur Sichtbarmachung des Körperinneren. Die Evidenz diagnostischer Abbildungen unterliegt also immer bestimmten Verfahren und Strategien der Evidenzzuschreibung. Sie bleibt eine nützliche Fiktion, die überaus vielfältig und immer kontextabhängig ist. Heiner Fangerau und Michael Martin sprechen deshalb statt von Evidenz im Singular von den Evidenzen diagnostischer Bilder im Plural.

DIE AUTOREN

Michael Martin ist wissenschaftlicher Mitarbeiter am Institut für Geschichte, Theorie und Ethik der Medizin der Heinrich-Heine-Universität Düsseldorf. Forschungsschwerpunkte: Geschichte der Medizintechnik, Neurowissenschaften im Nationalsozialismus, Digitalisierung im Gesundheitswesen.

Heiner Fangerau ist Direktor des Instituts für Geschichte, Theorie und Ethik der Medizin der Heinrich-Heine-Universität Düsseldorf. Forschungsschwerpunkte: Geschichte der Medizinischen Diagnostik, Historische Netzwerkanalysen, Medizin im Nationalsozialismus.

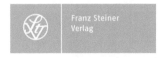

Franz Steiner
Verlag

Hier bestellen:
service@steiner-verlag.de